S3 Praxisleitlinien in Psychiatrie und Psychotherapie

Band 1   Behandlungsleitlinie **Schizophrenie**

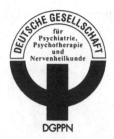

Deutsche Gesellschaft
für Psychiatrie,
Psychotherapie
und Nervenheilkunde
(Hrsg.)

DGPPN

S3 Praxisleitlinien in Psychiatrie und Psychotherapie

Redaktion: W. Gaebel, P. Falkai

BAND 1
Behandlungsleitlinie
Schizophrenie

Leitlinienprojektgruppe
W. Gaebel (federführend), P. Falkai,
S. Weinmann, T. Wobrock

Leitlinienexpertengruppe
G. Buchkremer, R. Engel, P. Falkai, W. Gaebel, H. Häfner,
W. Kissling, S. Klingberg, W. Maier, H.-J. Möller, D. Naber,
W. Rössler

Leitlinienkonsensusgruppe
M. Berger, P. Falkai, R. Fricke, J. Fritze, W. Gaebel, M. Gans,
H. Gosejacob-Rolf, H. Häfner, S. Klingberg, S. Lautenbacher,
H. Lepper, W. Maier, R. Palik, N. Pörksen, M. Riedel,
C. Roth-Sackenheim, G. Schliebener, F. Schwarz, M. Urban,
M. Wolfersdorf

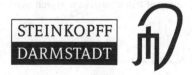

STEINKOPFF
DARMSTADT

Deutsche Gesellschaft für Psychiatrie, Psychotherapie
und Nervenheilkunde – DGPPN

ISBN 3-7985-1493-3

Bibliografische Information Der Deutschen Bibliothek
Die Deutsche Bibliothek verzeichnet diese Publikation in der Deutschen Nationalbibliografie;
detaillierte bibliografische Daten sind im Internet über <http://dnb.ddb.de> abrufbar.

Steinkopff Verlag Darmstadt
ein Unternehmen von Springer Science+Business Media

www.steinkopff.springer.de

© Steinkopff Verlag Darmstadt 2006

Redaktion: S. Ibkendanz   Herstellung: K. Schwind
Satz: K+V Fotosatz GmbH, Beerfelden

SPIN 11367765   85/7231-5 4 3 2 1 0 – Gedruckt auf säurefreiem Papier

Vorwort

Band 1 der Praxisleitlinien auf S1/S2-Niveau der Deutschen Gesellschaft für Psychiatrie, Psychotherapie und Nervenheilkunde (DGPPN) war dem Thema Schizophrenie gewidmet und erschien 1998. Sieben Jahre danach folgt nun der erste Band einer neuen Generation von S3-Leitlinien der DGPPN, der sich ebenfalls mit dem Krankheitsbild Schizophrenie befasst. S3-Leitlinie – das bedeutet höchstes methodisches Niveau durch systematische Evidenzbasierung und strukturierte Konsensfindung in einem repräsentativen Gremium von Experten, Anwendern und Betroffenen.

Ebenso wie die Vorläuferversion verfügt die neue Behandlungsleitlinie über Langversion, Kurzversion und Algorithmen. Vom Umfang her ist sie von einem schmalen Bändchen mit 64 Seiten auf ein Buch mit knapp 300 Seiten angewachsen. Darin spiegelt sich der methodische Aufwand, den die Erstellung einer Therapieleitlinie auf S3-Niveau erfordert. Der neu hinzugekommene Methodenteil gibt Auskunft über den Prozess der Leitlinienerstellung und führt alle daran beteiligten Personen, Institutionen und Organisationen auf. Grundlage für die Erstellung der Leitlinie war ein definierter Konsensprozess, der zunächst zur Formulierung von Statements führte, welche die wesentlichen Fragestellungen zu Diagnostik und Therapie der Schizophrenie umfassten. Diese waren Ausgangspunkt für eine systematische Literaturrecherche, die alle nach definierten Kriterien themenrelevanten Arbeiten bis Ende 2004 umfasst. Das darin konservierte Wissen wurde mit entsprechenden Evidenzgraden (I–IV) bewertet und entsprechend seiner Bedeutung für klinisches Handeln in Empfehlungsgrade (A–C) bzw. in Empfehlungen in Anlehnung an Good Clinical Practice (GCP) übersetzt. Der auf dieser Basis erstellte Leitlinientext wurde abschließend einem erneuten Konsensprozess unterzogen und nach nochmaliger redaktioneller Überarbeitung im Internet zur Diskussion gestellt.

In dieser Leitlinie wurde das gesamte Behandlungsspektrum berücksichtigt – von pharmakologischen und anderen somatischen, psychotherapeutischen und soziotherapeutischen bis hin zu rehabilitativen Interventionen, Behandlungsinstitutionen und Hilfesystemen. Berücksichtigt wurden ebenfalls Spezialaspekte, wie Komorbidität oder geschlechtsspezifische Fragestellungen. In der Kurzversion werden wesentliche Aspekte der Langversion in Kurzform zur raschen Orientierung zusammengefasst. Die Entscheidungsalgorithmen wurden zahlen- wie umfangmäßig erheblich erweitert und sind als Entscheidungshilfen Grundlage für die weitere Entwicklung von Behandlungsfragen.

Der Entwicklungsprozess von qualitativ hochstehenden Leitlinien ist zeitaufwendig sowie personal- und kostenintensiv. Er wird in der Fachöffentlichkeit mit erhöhter Aufmerksamkeit verfolgt, insbesondere was die Repräsentativität und Abgewogenheit der Empfehlungen anlangt. In diesem Zusammenhang kommt der erkennbaren Unabhängigkeit der Leitlinienempfehlungen eine besondere Bedeutung zu, die bereits durch die Systematik von Evidenzrecherche und Konsensprozess gewährleistet wird. Dem Vorstand der DGPPN als federführender Fachgesellschaft erschien es gleichwohl darüber hinaus erforderlich, zur Vermeidung des Vorwurfs von Interessenskonflikten auf eine externe Unterstützung der Entwicklung dieser Leitlinie zu verzichten und deren Finanzierung ausschließlich aus eigenen Mitteln sicherzustellen.

Weltweit finden mehr als 25 Schizophrenieleitlinien Verwendung, deren methodische Qualität als sehr unterschiedlich beurteilt werden muss. Die hier vorgelegte Behandlungsleitlinie Schizophrenie der DGPPN ist die erste S3-Leitlinie zur Schizophrenie im deutschsprachigen Raum und die erste Leitlinie auf S3-Niveau auf dem Gebiet der Psychiatrie und Psychotherapie in Deutschland. Überdies ist sie die erste S3-Leitlinie in Deutschland, die von der Arbeitsgemeinschaft der Wissenschaftlichen Medizinischen Fachgesellschaften (AWMF) unter Vorlage eines entsprechenden Methodenreports zertifiziert wurde. Ihr Anliegen ist, mit erheblich optimierter Methodik das heute verfügbare Wissen zur Diagnostik und Therapie der Schizophrenie in einem breiten Konsens für die Behandlungspraxis nutzbar zu machen und damit zur Optimierung der Behandlung und Versorgung an Schizophrenie erkrankter Personen beizutragen. Unser Dank gilt allen, die an diesem Entwicklungsprozess maßgeblich beteiligt waren.

Düsseldorf und Homburg,   *W. Gaebel*
im Oktober 2005   *P. Falkai*

Referat Leitlinien/Qualitätssicherung der DGPPN

Inhaltsverzeichnis

A. Methoden der Leitlinie

Projektgruppe 3

Expertengruppe 3

Konsensusgruppe 4

Ziele und Zielgruppen der Leitlinie 7

Methodik der Leitlinienerstellung 9

Evidenzkriterien und Empfehlungsgrade 14

Andere berücksichtigte Leitlinien 15

Finanzierung der vorliegenden Leitlinie 17

Validierung und Implementierung der Leitlinie 17

B. Langversion

1   Allgemeine Grundlagen 21

1.1 Einleitung 21
1.2 Epidemiologie 22
1.3 Verlauf und Prognose 24
1.4 Ätiopathogenetisches Konzept 27
1.5 Kosten der Erkrankung 30

2   Diagnostik und Klassifikation 31

3   Allgemeine Therapie 37
3.1 Allgemeine Behandlungsprinzipien 37
3.2 Krankheitsphasen
     und phasenspezifische Behandlungsziele 39
3.3 Behandlungssetting
     in den einzelnen Krankheitsphasen 40
3.3.1 Prodromalphase 41

3.3.2 Akutphase 41
3.3.3 Postakute Stabilisierungs- und Remissionsphase . 42

4   **Pharmakologische und andere**
      somatische Behandlungsverfahren 43
4.1 Pharmakotherapie 43
4.2 Andere somatische Verfahren 60
4.3 Phasenspezifische Pharmakotherapie 66
4.3.1 Behandlung in der Akutphase 66
4.3.2 Langzeitbehandlung/Rezidivprophylaxe 82
4.4 Medikamentöse Behandlungsresistenz 90
4.5 Nebenwirkungen und ihre Behandlung 93

5   **Psychotherapeutische Interventionen** 110
5.1 Allgemeines 110
5.2 Psychoedukation 112
5.3 Kognitive Verhaltenstherapie 115
5.4 Familieninterventionen und Zusammenarbeit
      mit Angehörigen 118
5.5 Training sozialer Fertigkeiten
      (social skills training, life skills training) 121
5.6 Rehabilitation kognitiver Funktionsdefizite
      und neuropsychologische Funktionstrainings 122
5.7 Psychodynamische oder psychoanalytische
      Therapien bei Schizophrenie 124
5.8 Klientenzentrierte Gesprächstherapie
      bei Schizophrenie 125
5.9 Ergotherapie 125
5.10 Weitere Therapieformen 126

6   **Hilfesysteme**
      und soziotherapeutische Interventionen 127
6.1 Einleitung 127
6.2 Integrierte gemeindenahe Versorgung 129
6.3 Facharztzentrierte ambulante Behandlung und
      Überweisungskriterien zum Facharzt/zur Klinik . 131
6.4 Tageskliniken, Nachtkliniken
      und andere Übergangseinrichtungen 133
6.5 Stationäre Behandlung 135
6.6 Kriseninterventionsteams im Gemeindeumfeld ... 136
6.7 Milieutherapeutisch orientierte Versorgungs-
      strukturen und Soteria 137
6.8 Rehabilitations- und Arbeitsförderungs-
      strukturen 138
6.9 Selbsthilfe 141

7   Behandlung unter besonderen Bedingungen ... 142
7.1   Behandlung in der initialen Prodromalphase ... 142
7.2   Therapie bei Erregungszuständen 151
7.3   Suizidalität 155
7.4   Psychiatrische Komorbidität 157
7.4.1 Depression und Angstsymptomatik 157
7.4.2 Substanzmissbrauch und Substanzabhängigkeit .. 159
7.5   Somatische Komorbidität 171
7.6   Schwangerschaft und Stillzeit 174
7.7   Geschlechtsspezifische Aspekte 176
7.8   Höheres Lebensalter 178

8   Kosten-Effektivität der Behandlung 180

C. Kurzversion

1   Allgemeine Grundlagen 185
2   Diagnostik und Klassifikation 187
3   Allgemeine Therapie 189
4   Pharmakologische und andere
      somatische Behandlungsverfahren 191
5   Psychotherapeutische Interventionen 206
6   Hilfesysteme und soziotherapeutische
      Interventionen 212
7   Behandlung unter besonderen Bedingungen ... 218
8   Kosten-Effektivität der Behandlung 233

D. Algorithmen

Algorithmus 1: Diffentialdiagnostik der Schizophrenie
      nach ICD 10 237
Algorithmus 2: Zusatzdiagnostik bei Schizophrenie ... 238
Algorithmus 3: Therapie in der Akutphase 239
Algorithmus 4: Pharmakotherapie bei Ersterkrankung 240
Algorithmus 5: Pharmakotherapie
      bei Mehrfacherkrankung (akute Exazerbation) 241
Algorithmus 6: Pharmakologische Behandlung
      bei medikamentöser Therapieresistenz 242
Algorithmus 7: Therapie bei psychotischen
      Erregungszuständen 243
Algorithmus 8: Pharmakotherapie von Nebenwirkungen
      – EPS 244

Algorithmus 9: Pharmakotherapie –
ausgewählte Nebenwirkungen 245
Algorithmus 10: Psychotherapeutische Intervention
zur Rückfallverhütung 246
Algorithmus 11: Einbeziehung der Angehörigen
mit dem Ziel der Rückfallverhütung 247
Algorithmus 12: Funktionsorientierte psychotherapeutische Behandlung 248
Algorithmus 13: Sozialtherapeutische Maßnahmen
und Rehabilitation 249

Literatur zur Langversion der Leitlinie 251

Glossar
methodischer Fachbegriffe

Doppelblinde Studie Eine Studie, bei der weder die Teilnehmer (z. B. die Patienten) noch die Behandler und Untersucher wissen, welche der verschiedenen Interventionen die Teilnehmer erhalten. Das Ziel der Verblindung der Teilnehmer und der Untersucher ist die Vermeidung der Verzerrung oder Verfälschung des Ergebnisses durch Voreingenommenheit (englisch: *bias*, z. B. *performance bias*). Zusätzlich erfolgt die Erhebung und Auswertung der Ergebnisse (Rating) durch einen „verblindeten" unabhängigen Untersucher, der nicht für die Behandlung zuständig war. Dies gilt insbesondere für Studien, bei denen der Behandler infolge der Behandlungsmethode (z. B. bei psychotherapeutischen Verfahren) nicht „blind" sein kann und somit kein doppelblindes Design möglich ist.

Effectiveness Das Ausmaß, in dem eine spezifische Intervention das angestrebte Ziel (Outcome) unter Alltagsbedingungen, d. h. außerhalb experimenteller Bedingungen, erreicht.

Effektstärke (Synonym: Wirkstärke) Differenzmaß in definierten Outcomeparametern (z. B. psychopathologischen Skalen) zwischen Interventions- und Kontrollgrupppe, dividiert durch die (gemeinsame) Standardabweichung. Die Effektstärke wird als Maß für die Wirksamkeit einer Intervention zwischen zwei oder mehreren Behandlungsgruppen verwendet.

Efficacy, experimentelle Wirksamkeit Das Ausmaß, in dem eine spezifische Intervention das angestrebte Ziel (Outcome) unter idealen (experimentellen) Bedingungen erreicht. Die randomisierte kontrollierte Studie (RCT) stellt den Goldstandard der Beurteilung der experimentellen Wirksamkeit (efficacy) einer Intervention dar.

Gewichteter mittlerer Unterschied → *weighted mean difference (WMD)* Ein bei Meta-Analysen angegebenes Differenzmaß, zu dessen Errechnung verschiedene Messergebnisse aus unterschiedlichen Studien mit bekanntem Mittelwert, Standardabweichung und Stichprobengröße gemittelt und nach deren Einfluss gewichtet werden. Das Gewicht, das jede individuelle Studie in der Meta-Analyse bekommt, hängt von der Genauigkeit des Ergebnisschätzwertes ab und korreliert mit der umgekehrten Varianz. Für die Darstellung der *weighted mean difference* müssen alle Studien das Behandlungsergebnis auf derselben Skala gemessen haben.

Good Clinical Practice Wörtlich übersetzt „gute klinische Praxis". Standard in der Behandlung, der von den Meinungsführern geteilt wird oder keiner experimentell-wissenschaftlichen Erforschung zugänglich ist.

Kohortenstudie Prospektive Studie, bei der eine definierte Gruppe von Menschen (die Kohorte) bezüglich bestimmter Ereignisse oder Ergebnisse über eine bestimmte Zeit verfolgt wird. Der Teil der Kohorte, der einem bestimmten Ereignis ausgesetzt ist, wird dem anderen Teil verglichen, der diese Exposition nicht (oder in unterschiedlichem Maß) aufwies. Wenn eine zufällige Zuordnung zu den verschiedenen Gruppen nicht erfolgt, muss eine statistische Angleichung oder ein Matching erfolgen, um die Gruppen vergleichbar zu machen.

Konfidenzintervall (CI) Der Bereich, innerhalb dessen ein wahrer Wert (bspw. die Effektstärke einer Intervention) bei einer Studienpopulation mit einer gewissen Wahrscheinlichkeit (etwa 95 oder 99%) liegt. Konfidenzintervalle geben die Wahrscheinlichkeit von Zufallsfehlern, nicht jedoch von systematischen Fehlern in Studien wider.

Kostenstudie Die einfachste ökonomische Studie (keine ökonomische Evaluation), in der die Kosten oder Aufwendungen einer Intervention angegeben werden. Die Kostenstudie eignet sich nicht für einen direkten Vergleich verschiedener Interventionen.

Meta-Analyse Verwendung statistischer Techniken im Rahmen eines systematischen Reviews, bei dem die Ergebnisse einzelner Studien integriert werden (*Pooling* der Ergebnisse der Einzelstudien).

Nominaler Gruppenprozess Der nominale Gruppenprozess dient der Entscheidungsfindung über einen bestimmten Sachverhalt in der Gruppe und ist eine Möglichkeit, ein formales Konsensusverfahren durchzuführen. Der nominale Gruppenprozess gestaltet sich nach folgendem Schema. Zunächst erfolgt die Planung und Festlegung von Zielen, der Vorgehensweisen, das Abstimmungsverfahren und des Tagungsorts. Danach werden die Teilnehmer eingeführt. Im Anschluss daran erfolgt die Führung des Nominalen Gruppenprozesses durch 1. schweigendes Niederschreiben von Ideen (verhindert vorzeitige Fokussierung auf einzelne Ideen, eliminiert Dominanzen von Mitgliedern mit hohem Status und dominantem Verhalten), 2. Veröffentlichung der Ideen (z.B. Anschreiben auf eine Tafel) nach dem „Round robin"-Muster, 3. Diskussion der Ideen in dieser Reihenfolge zur weiteren Klärung,

4. vorläufige Abstimmung über die Wichtigkeit der einzelnen Punkte, 5. Diskussion des vorläufigen Abstimmungsergebnisses unter Nutzung des Zeitlimits als Druckmittel für den Konsens und schließlich 6. die abschließende Abstimmung.

Number Needed To Treat (NNT) Statistisch berechnete Anzahl der Menschen, die behandelt werden müssen, um ein unerwünschtes krankheitsbedingtes Ereignis zu vermeiden bzw. ein erwünschtes Ergebnis zu erzielen. Je höher die NNT, desto geringer ist der Unterschied zwischen zwei Behandlungsverfahren (z.B. „Placebo" versus „Antipsychotikum") in einem (dichotomen) Ergebnisparameter (z.B. „Rückfall" versus „kein Rückfall"). Eine NNT von 3 bedeutet hier, dass 3 Menschen über den Beobachtungszeitraum behandelt werden müssen, damit bei 1 Menschen das Ereignis (z.B. „Rückfall") ausbleibt.

Number Needed To Harm (NNH) Statistisch berechnete Anzahl der Menschen, die behandelt werden müssen, um ein unerwünschtes (behandlungsbedingtes) Ergebnis zu bekommen. Je niedriger die NNH, desto höher die Wahrscheinlichkeit eines Schadens für den Patienten.

Odds ratio (OR) Ursprünglich epidemiologisches Maß für die Auftretenswahrscheinlichkeit von Ereignissen. Das Odds (a/b) bezeichnet das Verhältnis, wie häufig das Ereignis in einer Gruppe aufgetreten ist (a), geteilt durch die Häufigkeit des Nicht-Auftretens in der gleichen Gruppe (b). Die Odds von zwei Gruppen werden verglichen, in dem sie in Beziehung zueinander gesetzt werden ((a/b)/(c/d)). Die Odds Ratio kann Werte zwischen 0 und unendlich einnehmen. Der Wert 1 bedeutet, dass es bezüglich von Ereignissen oder Therapieeffekten keine Unterschiede zwischen zwei Gruppen gibt. In der Praxis wird oft die „Odds Ratio" anstelle das „relative Risiko" verwendet. Wenn die Ereignisrate oder das absolute Risiko in der Vergleichsgruppe niedrig ist (unter 20%), ist die Odds Ratio ähnlich dem relativen Risiko.

Outcome Behandlungsergebnis, gemessen mit definierten Messinstrumenten wie klinischen Skalen etc.

Qualitätsindikator Kriterium oder Maßstab, an dem sich die Qualität der Behandlung messen lässt z.B. Abnahme des Krankheitsschweregrades, Dauer der Wartezeit, Häufigkeit von Nebenwirkungen oder Therapieabbruch u.a. (Struktur-, Prozess- oder Ergebnisqualität).

Quality-Adjusted-Life-Years (QALY) Eine mögliche Art der Nutzenbewertung im Gesundheitswesen. QALYs werden berechnet, indem die gesamten durch eine Therapie gewonnenen Lebensjahre mit einem Lebensqualitäts-Sore gewichtet und damit in der Form von qualitätsgewichteten Lebensjahren zwischen verschiedenen Therapien vergleichbar gemacht werden.

Randomisierte kontrollierte Studie/randomised controlled trial (RCT) Experiment, bei dem die Untersucher die Teilnehmer per Zufallsauswahl (Randomisierung) in Behandlungs- und Kontrollgruppen zuweisen. Die Behandlungsergebnisse in den beiden Gruppen (Outcomes) werden verglichen. Die Randomisierung dient der Schaffung von Strukturgleichheit (d. h. in allen Charakteristika mit Ausnahme der Intervention) zwischen den Gruppen.

Relatives Risiko/relative risk/risk ratio (RR) -Das relative Risiko als Wahrscheinlichkeit ist der Anteil der Menschen in einer Gruppe, denen ein Ereignis widerfährt, geteilt durch die Gesamtzahl derjenigen, die unter dem Risiko stehen, dieses Ereignis zu bekommen. Ein relatives Risiko von 1 bezeichnet keinen Unterschied zwischen zwei Gruppen bezüglich eines Ereignisses oder Behandlungsergebnisses. Bei unerwünschten Ereignissen bedeutet ein RR von unter 1, dass die Intervention wirksam das Risiko dieses unerwünschten Ereignisses reduziert, also wirksam ist.

Systematischer Review Systematische Reviews sind Zusammenfassungen von wissenschaftlichen Primärstudien, bei denen spezifische methodische Strategien verwendet werden, um Verzerrungen (Bias) zu vermindern. Die systematische Identifikation, Zusammenstellung, kritische Bewertung und Synthese aller relevanten Studien für eine spezifische klinische Fragestellung muss klar und eindeutig beschrieben sein.

Weighted Mean Difference (WMD) → *Gewichteter mittlerer Unterschied*

Abkürzungen

ACT	*Assertive Community Treatment*
APA	*American Psychiatric Association*
ÄZQ	Ärztliche Zentralstelle für Qualitätssicherung
BApK	Bundesverband der Angehörigen psychisch Kranker
BAR	Bundesarbeitsgemeinschaft für Rehabilitation
BDI	Beck Depressions-Inventar
BPE	Bundesverband Psychiatrie-Erfahrener
BPRS	*Brief Psychiatric Rating Scale*
BtG	Betreuungsgesetz
BVDN	Berufsverband Deutscher Nervenärzte
CBT	Kognitive Verhaltenstherapie, *Cognitive Behaviour Therapy*
CGI	*Clinical Global Impression*
CI	Konfidenzintervall, *Confidence Interval*
CM	Case Management
CMHT	*Community Mental Health Team*, Gemeinde-psychiatrisches Team
CONSORT	*Consolidated Standards of Reporting Trials*
CT	Computertomogramm oder -tomografie
DGPPN	Deutsche Gesellschaft für Psychiatrie, Psychotherapie und Nervenheilkunde
DSM-IV	*Diagnostic and Statistical Manual of Mental Disorders of the American Psychiatric Association, 4th Revision*
DVE	Deutscher Verband der Ergotherapeuten
EKT	Elektrokrampftherapie
EMBASE	Excerpta Medica Database
EPS	Extrapyramidal-motorische Symptome/Störung, extrapyramidal-motorische Nebenwirkungen
GAF	*Global Assessment of Functioning*
GCP	*Good Clinical Practice*
HTA	*Health Technology Assessment*
i.m., IM	intramuskulär
i.v., IV	intravenös
ICH-GCP	*International Conference on Clinical Harmonisation – Good Clinical Practice*

ICD-10	*International Classification of Diseases, 10th Revision*
ICM	*Intensive Case Management*
MRT	Magnetresonanztomogramm oder -tomografie
NICE	*National Institute for Clinical Excellence*
NNH	*Number Needed to Harm*
NNT	*Number Needed to Treat*
OR	*Odds Ratio*
PANSS	*Positive and Negative Syndromes Scale*
PET	Positronen-Emissions-Tomographie
PORT	*Patient Outcomes Research Team*
PriSM	*Psychosis Research in Service Measurement*
PsychKG	Psychiatrie-Kranken-Gesetz
QALY	*Quality-Adjusted-Life-Years*
RCT	Randomisierte kontrollierte Studie, *Randomised Controlled Trial*
RPK	Rehabilitationseinrichtung für Psychisch Kranke
RR	Relatives Risiko, *Relative Risk*
SMD	*Standardized Mean Difference*
SIGN	*Scottish Intercollegiate Guidelines Network*
SPECT	Single-Photonen-Emmissions-Computer-Tomographie
SSRI	Selektiver Serotonin-Wiederaufnahme-Hemmer, *Selective Serotonin Reuptake Inhibitor*
UBG	Unterbringungsgesetz
WfB, WfbM	Werkstatt für behinderte Menschen
WMD	*Weighted Mean Difference*

A. Methoden der Leitlinie

Projektgruppe

Prof. Dr. Wolfgang Gaebel
(*Vorsitzender des Referats Qualitätssicherung der DGPPN, Projektleitung*)
Sprecher des Kompetenznetzes Schizophrenie (KNS)
Klinik und Poliklinik für Psychiatrie und Psychotherapie der Heinrich-Heine-Universität,
Rheinische Kliniken Düsseldorf
Düsseldorf

Prof. Dr. Peter Falkai
(*Referat Qualitätssicherung der DGPPN*)
Klinik für Psychiatrie und Psychotherapie
Universitätsklinikum des Saarlandes
Homburg/Saar

Dr. Dr. Stefan Weinmann
Abteilung Psychiatrie II der Uni Ulm
Bezirkskrankenhaus Günzburg
Ulm/Günzburg

Dr. Thomas Wobrock
Klinik für Psychiatrie und Psychotherapie
Universitätsklinikum des Saarlandes
Homburg/Saar

Evidenzrecherche

Dipl.-Psych. Roberto D'Amelio (Homburg/Saar)
Dr. Dr. Stefan Weinmann (Ulm, Günzburg)
Dr. Thomas Wobrock (Homburg/Saar)

Literaturbewertung und Textausarbeitung

Dr. Dr. Stefan Weinmann (Ulm/Günzburg)
Dr. Thomas Wobrock (Homburg/Saar)

Expertengruppe

Prof. Dr. Wolfgang Gaebel
Klinik und Poliklinik für Psychiatrie und Psychotherapie der Heinrich-Heine-Universität,
Rheinische Kliniken Düsseldorf
Düsseldorf

Prof. Dr. Peter Falkai
Klinik für Psychiatrie und Psychotherapie Universitätsklinikum des Saarlandes
Homburg/Saar

Prof. Dr. Gerhard Buchkremer, PD Dr. Dipl.-Psych. Stefan Klingberg
Klinik für Psychiatrie und Psychotherapie der Eberhard-Karls-Universität
Tübingen

Prof. Dr. Rolf Engel
Klinik für Psychiatrie und Psychotherapie
der Ludwig-Maximilians-Universität München
München

Prof. em. Dr. Dres mult. h.c. Heinz Häfner
Zentralinstitut für Seelische Gesundheit, Ruprecht-Karls-Universität Heidelberg
Mannheim

Dr. Werner Kissling
Psychiatrische Klinik und Poliklinik der Technischen Universität München
München

Prof. Dr. Wolfgang Maier
Klinik und Poliklinik für Psychiatrie und Psychotherapie,
Rheinische Friedrich-Wilhelms-Universität, Universitätsklinikum Bonn
Bonn

Prof. Dr. Dieter Naber
Klinik für Psychiatrie und Psychotherapie,
Universität Hamburg, Universitätsklinikum Hamburg-Eppendorf
Hamburg

Prof. Dr. Hans-Jürgen Möller, Dr. Michael Riedel
Klinik für Psychiatrie und Psychotherapie der Ludwig-Maximilians-Universität
München

Prof. Dr. Dipl.-Psych. Wulf Rössler
Psychiatrische Universitätsklinik Zürich
Zürich (Schweiz)

Konsensusgruppe

Mitglieder der Konsensusgruppe

Prof. Dr. Matthias Berger
Deutsche Gesellschaft für Psychiatrie, Psychotherapie und Nervenheilkunde
Freiburg

Prof. Dr. Peter Falkai
Klinik für Psychiatrie und Psychotherapie, Universitätsklinikum des Saarlandes
Homburg/Saar

Ruth Fricke
Bundesverband Psychiatrie-Erfahrener (BPE) e.V.
Bonn

Prof. Dr. Jürgen Fritze
Deutsche Gesellschaft für Psychiatrie, Psychotherapie und Nervenheilkunde
Pulheim

Prof. Dr. Wolfgang Gaebel
Klinik und Poliklinik für Psychiatrie und Psychotherapie
der Heinrich-Heine-Universität, Rheinische Kliniken Düsseldorf
Düsseldorf

Mathias Gans
Deutscher Verband der Ergotherapeuten (DVE)
Tübingen

Hille Gosejacob-Rolf
Deutscher Berufsverband für Sozialarbeit, Sozialpädagogik und Heilpädagogik e.V.
Essen

Prof. em. Dr. Dr. Dres h.c. Heinz Häfner
Zentralinstitut für Seelische Gesundheit, Ruprecht-Karls-Universität Heidelberg
Mannheim

PD Dr. Dipl.-Psych. Stefan Klingberg
Klinik für Psychiatrie und Psychotherapie der Eberhard-Karls-Universität
Tübingen

Prof. Dr. Stefan Lautenbacher
Gesellschaft für Neuropsychologie e.V.
Fulda

Heinz Lepper
Bundesfachverband Leitender Krankenpflege in der Psychiatrie (BFLK) e.V.
Bonn

Prof. Dr. Wolfgang Maier
Klinik und Poliklinik für Psychiatrie und Psychotherapie,
Rheinische Friedrich-Wilhelms-Universität, Universitätsklinikum Bonn
Bonn

Dr. Ruth Palik
Bundesarbeitsgemeinschaft für Rehabilitation (BAR)
Frankfurt am Main

Dr. Niels Pörksen
Aktion Psychisch Kranke e.V.
Bonn

Dr. Michael Riedel
Klinik für Psychiatrie und Psychotherapie der Ludwig-Maximilians-Universität
München

Gudrun Schliebener
Bundesverband der Angehörigen psychisch Kranker (BApK)
Bonn

Dr. Frank Schwarz
Deutsche Gesellschaft für Psychoanalyse,
Psychotherapie, Psychosomatik und Tiefenpsychologie e.V.
Saarbrücken

Dr. Martin Urban
Berufsverband Deutscher Psychologinnen und Psychologen (BDP) e.V.
Berlin

Prof. Dr. Manfred Wolfersdorf
Bundesdirektorenkonferenz Psychiatrischer Krankenhäuser
Bayreuth

Moderation des Konsensusprozesses

Prof. Dr. Wilfried Lorenz
Arbeitsgemeinschaft Wissenschaftlich-Medizinischer Fachgesellschaften
Marburg

PD Dr. Michael Koller
Arbeitsgemeinschaft Wissenschaftlich-Medizinischer Fachgesellschaften
Marburg

Gäste der Konsensuskonferenz ohne Teilnahme am Abstimmungsprozess

Prof. Dr. Dr. Dipl.-Psych. Frank Schneider
Klinik für Psychiatrie und Psychotherapie
der Rheinisch-Westfälischen Technischen Hochschule (RWTH)
Aachen

Dr. Birgit Janssen
Klinik und Poliklinik für Psychiatrie und Psychotherapie
der Heinrich-Heine-Universität, Rheinische Kliniken Düsseldorf
Düsseldorf

Zur Mitarbeit an der Konsensusrunde angefragte Institutionen

- Aktion Psychisch Kranke e.V.
- Arbeitsgemeinschaft Wissenschaftlich-Medizinischer Fachgesellschaften (AWMF)
- Berufsverband Deutscher Nervenärzte (BVDN)
- Berufsverband Deutscher Psychologinnen und Psychologen (BDP) e.V.
- Bundesarbeitsgemeinschaft überörtlicher Sozialhilfeträger
- Bundesarbeitsgemeinschaft für Rehabilitation (BAR)
- Bundesdirektorenkonferenz Psychiatrischer Krankenhäusern (BDK)
- Bundesfachverband Leitender Krankenpflege in der Psychiatrie (BFLK) e.V.
- Bundesverband der Angehörigen psychisch Kranker (BApK)
- Bundesverband Psychiatrie Erfahrener e.V. (BPE)
- Deutscher Berufsverband für Sozialarbeit, Sozialpädagogik und Heilpädagogik e.V.
- Deutsche Gesellschaft für Allgemeinmedizin und Familienmedizin (DEGAM) e.V.
- Deutsche Gesellschaft für Psychiatrie, Psychotherapie und Nervenheilkunde (DGPPN)
- Deutsche Gesellschaft für Psychoanalyse, Psychotherapie, Psychosomatik und Tiefenpsychologie e.V.
- Deutscher Verband der Ergotherapeuten (DVE)
- Gesellschaft für Neuropsychologie e.V.
- Verband der Krankenhausdirektoren Deutschlands (VKD) e.V., Fachgruppe Psychiatrische Krankenhäuser

Ziele und Zielgruppen der Leitlinie

Ziele der Leitlinie

Behandlungsleitlinien sind systematische entwickelte Empfehlungen, die dem klinisch tätigen medizinischen Personal und den Patienten bei Entscheidungen zur angemessenen Behandlung spezifischer medizinischer Probleme unterstützen. Leitlinien dienen der Qualitätssicherung in der Medizin und stellen für den behandelnden Arzt eine Orientierungshilfe für diagnostische und therapeutische Bemühungen dar.

Medizinische Qualität kann nur im Hinblick auf explizite Standards beurteilt werden. **Standards** werden anhand statistisch-quantitativer und/oder qualitativer Normen definiert. Dabei sind – soweit vorhanden – die Ergebnisse empirischer Therapie und Versorgungsevaluationen zu berücksichtigen. Standards geben demnach wissenschaftlich begründet vor, woran sich der Prozess der Qualitätssicherung orientieren sollte. Dabei ist zu beachten, dass ärztliche Standards keine rigiden Vorschriften sind, sondern ihre Grenze an der ärztlichen Ermessungs- und Therapiefreiheit finden, durch Risiko-/Nutzen- und Kostenabwägungen zu relativieren sowie im Behandlungsverlauf wechselnden Erfordernissen anzupassen sind.

Während im berufsrechtlichen Sinn unter **Richtlinien** die *verbindlichen* Regeln der ärztlichen Kunst verstanden werden, orientieren sich **Leitlinien** am Referenzbereich diagnostischer und therapeutischer Standards; **Empfehlungen** und **Stellungnahmen** stellen dagegen bloße Informationen und Handlungsvorschläge dar. Leitlinien sollten dem jeweiligen Stand des Wissens angepasst werden und sollten sich auf das Ausreichende und Zweckmäßige beschränken, an der Wirtschaftlichkeit orientieren und das Notwendige nicht überschreiten.

In Leitlinien werden häufig Behandlungsverfahren dargestellt, die sich im *Durchschnitt* anderer Therapien gegenüber bei derselben Indikation als überlegen erwiesen haben. Die Methodik und die Ergebnisse evidenzbasierter Forschung und in der Folge evidenzbasierter Leitlinien stellen einen gegenüber unsystematischen Literatur-Reviews oder Expertenmeinungen deutlichen Fortschritt dar. Die Empfehlungen können die eigenverantwortliche Entscheidung des behandelnden Therapeuten im Einzelfall sowie die individuelle Abwägung der zur Verfügung stehenden therapeutischen Optionen jedoch nicht ersetzen. Dies bedeutet, dass eine einzelne Empfehlung dieser Leitlinie nicht für sämtliche Betroffenen in der jeweiligen klinischen Entscheidungssituation gelten kann.

Diese Leitlinie soll nicht dazu dienen, eine verbindliche Richtlinie in der Behandlung von Menschen mit Schizophrenie festzulegen. Eine Behandlung entsprechend dieser Leitlinienempfehlungen kann nicht gewährleisten, dass eine erfolgreiche Therapie in jedem Fall erreicht wird. Klinische Entscheidungen müssen immer im Einzelfall vor dem Hintergrund der verfügbaren klinischen Daten und der verfügbaren therapeutischen Optionen getroffen werden.

Ziel dieser Behandlungsleitlinie ist es, Empfehlungen zur Diagnose und Therapie der Schizophrenie auf der Basis aktueller wissenschaftlicher Erkenntnisse und guter Versorgungspraxis zur Verfügung zu stellen.

Insbesondere werden folgende Bereiche behandelt:
▌ Diagnostik der Schizophrenie
▌ Allgemeine Behandlungsprinzipien der Schizophrenie
▌ Medikamentöse Behandlung der Schizophrenie in verschiedenen Erkrankungsphasen
▌ Psychotherapeutische Behandlung der Schizophrenie in verschiedenen Erkrankungsphasen
▌ Sozio- und ergotherapeutische Interventionen und Gestaltung des Versorgungssystems in der Schizophrenie-Behandlung

Die **wissenschaftlichen medizinischen Fachgesellschaften** spielen eine herausragende Rolle bei der Entwicklung und beim Praxistransfer qualitätssichernder Maßnahmen. Eine wesentliche Aufgabe ist es, fachliche Standards federführend – unter Einbezug einschlägiger Fachorganisationen, ausgewiesener Experten und Praktiker – zu formulieren und daraus Richtlinien, Leitlinien und Empfehlungen abzuleiten. Die Arbeitsgemeinschaft Wissenschaftlicher Medizinischer Fachgesellschaften (AWMF) als Dachorganisation medizinischer Fachgesellschaften fördert und begleitet seit längerem diesen Prozess, u. a. durch Bereitstellung von Praxisleitlinien im Internet.

Die **Deutsche Gesellschaft für Psychiatrie, Psychotherapie und Nervenheilkunde (DGPPN)** arbeitet seit längerem intensiv an der Entwicklung des konzeptuellen und instrumentellen Rüstzeugs für die Einführung qualitätssichernder Maßnahmen in Psychiatrie und Psychotherapie. Das 1993 gegründete Referat Qualitätssicherung bereitet wesentlich die Entwicklung von **Praxisleitlinien** zur Diagnostik und Therapie spezieller Erkrankungen, zur Durchführung spezieller Behandlungsformen sowie zur Indikation verschiedener Behandlungssettings vor.

Die AWMF unterscheidet methodisch 3 Stufen der Leitlinien-Entwicklung:
S1-Leitlinie: Informelle Experten-Konsensus-Leitlinie
S2-Leitlinie: Experten-Leitlinie mit formaler Konsensusfindung (nominaler Gruppenprozess, Delphimethode, Konsensuskonferenz)
S3-Leitlinie: Leitlinie mit allen Elemente systematischer Erstellung:
    – Evidenzbasierte Medizin
    – Klinischer Algorithmus (logische Analyse)
    – Formale Konsensusfindung
    – Entscheidungsanalyse, Outcome-Analyse (Gesundheitsziele)

Die erste Leitlinie zur Schizophrenie wurde seitens der DGPPN 1998 auf dem Niveau der S1-Stufe veröffentlicht.

Die hier vorliegende Leitlinie wurde als evidenzbasierte Konsensusleitlinie (Stufe S3) im Auftrag der Deutschen Gesellschaft für Psychiatrie, Psychotherapie und Nervenheilkunde erarbeitet. Sie ist Teil der Leitlinien der Arbeitsgemeinschaft Wissenschaftlich-Medizinischer Fachgesellschaften (AWMF).

Zielgruppen der Leitlinie

Zielgruppen der vorliegenden Leitlinie sind:

> ▌ Im psychiatrischen und psychotherapeutischen Umfeld Tätige (Psychiater, Nervenärzte, Neurologen, Allgemeinärzte, klinische Psychologen, ärztliche und psychologische Psychotherapeuten, Sozialarbeiter, Krankenpflegepersonal, Ergotherapeuten etc.)
> ▌ An Schizophrenie erkrankte Erwachsene und ihre Angehörigen

Darüber hinaus richtet sich diese Leitlinie an alle anderen Personen, die mit an Schizophrenie Erkrankten zu tun haben, sowie Entscheidungsträger im Gesundheitssystem.

Methodik der Leitlinienerstellung

Arbeitsweise der Leitlinien-Entwicklungsgruppe

Die Arbeit an der vorliegenden evidenzbasierten Konsensusleitlinie schloss die im Folgenden genannten Arbeitsschritte ein. Darüber hinaus gehende Details finden sich in der Anhangsversion der vorliegenden Leitlinie sowie im dazugehörigen Methodenreport (einsehbar im Internet unter der Homepage der DGPPN: www.dgppn.de).

▌ Bildung der Projektgruppe

Die Projektgruppe rekrutierte sich aus dem Referat Qualitätssicherung der DGPPN unter Hinzuziehung speziell ausgebildeter Mitarbeiter, welche für die methodische Aufarbeitung des vorhandenen Wissens und die Erarbeitung einer Textversion zuständig waren.

▌ Bildung der Expertengruppe

Experten auf dem Gebiet der Grundlagen, Diagnostik und Therapie der Schizophrenie wurden gebeten, einen Überblick über den Stand des Wissens zur Schizophrenie zu geben, auf dessen Grundlage von der Projektgruppe Statements zu den wesentlichen entscheidungsrelevanten Fragen für die weitere Abstimmung im nominalen Gruppenprozess formuliert wurden.

▌ Bildung einer Konsensusgruppe

Es wurde eine Konsensusgruppe zusammengestellt, die aus Vertretern aller für die Behandlung und Versorgung der Schizophrenie relevanten Berufsgruppen bestand und von der Erkrankung Betroffene und Vertreter der Angehörigen mit einschloss. Die Konsensusgruppe setzte sich somit aus klinisch tätigen Psychiatern, Allgemeinärzten, Psychologen, Sozialarbeitern, Ergotherapeuten, Pflegekräften, Vertretern psychiatrischer Klinikleitungen, Vertretern relevanter Fachverbände sowie Vertretern von Betroffenen und Angehörigen zusammen.

▌ Strukturierter Gruppenprozess

Im Rahmen eines nominalen Gruppenprozesses wurde in zwei Sitzungen jedes Statement vorgestellt, wobei jeder Teilnehmer dieser zwei Konsensusrunden die Möglichkeit hatte, einen spezifischen Änderungsvorschlag einzubringen. Über die Vorschläge zu jedem Statement wurde paritätisch abgestimmt, so dass ab einer Zustimmung von 50% der Konsensusgruppe der Vorschlag umgesetzt wurde.

Nach diesen zwei Konsensusrunden wurden die Statements von der Projektgruppe überarbeitet und daraus klinische Fragestellungen für die Evidenzrecherche abgeleitet.

▌ Systematische Literaturrecherche und -bewertung

Die klinischen Fragestellungen bildeten die Basis für die Evidenzrecherche. Der Evidenzrecherche und -bewertung lag eine hierarchische Strategie zugrunde. Zunächst wurde für jede klinische Fragestellung eine Recherchestrategie erarbeitet.

Im ersten Schritt wurde die Suche auf systematische Reviews bzw. Meta-Analysen beschränkt, die folgenden **Einschluss- und Qualitätskriterien** genügten:
Die Fragestellung ist klar operationalisiert
▌ Eine Beschreibung der Methodik liegt vor
▌ Eine systematische Literaturrecherche zur Identifikation der Studien wurde unternommen
▌ Die Studienqualität wurde explizit berücksichtigt

Mit Ausnahme von Cochrane-Reviews und anderen qualitativ hochwertigen Reviews wurden die in den systematischen Reviews evaluierten Studien extrahiert und erneut bewertet und mit dem Ergebnis des Reviews verglichen.

Wenn das Ergebnis der Projektgruppe mit dem Ergebnis der Reviews übereinstimmte, wurde die Suche nach weiteren randomisierten kontrollierten Studien auf den Zeitraum nach dem Studieneinschluss des Reviews beschränkt.

Einschlusskriterien für randomisierte kontrollierte Studien (RCTs) waren: Adäquate Randomisierung, adäquate Auswahl der Studienteilnehmer, adäquate Verblindung, ausreichende Follow-up-Zeit, Intent-To-Treat-Analyse, präzise Schätzung des Behandlungseffektes und adäquate und nachvollziehbare statistische Auswertung. Die Bewertung der Studienqualität erfolgte in Anlehnung an den Jadad-Score [1] und an die Kriterien der Cochrane-Gruppe bezüglich der Verdeckung der Zuweisung zu den Behandlungsgruppen (adäquates *Allocation Concealment*). Die Cochrane-Kriterien umfassen die Kategorien A (adäquate Verdeckung der Allokation, z.B durch zentrale Telefon-Randomisierung, hohe methodische Qualität und niedriges Risiko von Bias; B (Unsicherheit bezüglich der Art der Verdeckung der Allokation, mäßig gute methodische Qualität und mittleres Risiko von Bias); und C (definitiv keine adäquate Verdeckung der Allokation wie z. B. Zuweisung zu den Gruppen nach Krankenhaus, Geburtsdatum etc. und geringe sonstige methodische Qualität). Es wurden lediglich Studien der Kategorie A oder B eingeschlossen.

Lagen zu einer Fragestellung keine RCTs vor, so wurde zunächst nach kontrollierten nicht-randomisierten Studien gesucht, dann nach Korrelations- oder Vergleichsstudien. In Ausnahmefällen wurden die Ergebnisse von Fallserien herangezogen.

Die systematische Aufarbeitung der Literatur wird in der Übersicht zur Literaturrecherche, Evidenzbewertung und Textformulierung auf der nachfolgenden Seite dargestellt.

Die Auswertung der systematischen Reviews und der Studien basierte auf einheitlichen Checklisten (vgl. Anhang der elektronischen Version der Leitlinie: http/ www.dgppn.de). Die Checklisten wurden zur systematischen Qualitätsbeurteilung der Studien und Reviews und zur Darstellung der Ergebnisse verwendet. Im Anschluss wurden formale Evidenzkriterien vergeben.

Die Review- und Studienauswertungen wurden von einem zweiten Mitglied der Projektgruppe gegengelesen und gegebenenfalls nach erneuter Diskussion korrigiert.

▌ Erstellung der endgültigen Leitlinie

Auf der Basis der Evidenztabellen und der initialen Statements wurde eine erste Entwurfsversion der Leitlinie erstellt. Diese wurde von der Leitlinien-Projektgruppe auf dem Boden der recherchierten Evidenz und Bewertung der klinischen Relevanz sowie der praktischen Durchführbarkeit der Empfehlungen erarbeitet. Die in grauen Kästen hervorgehobenen Einzelempfehlungen mit Angabe der Empfehlungsgrade wurden direkt an die jeweiligen Abschnitte mit der Darstellung der Evidenzen für die betreffenden Interventionen angeschlossen. Damit sollte eine unmittelbare Verknüpfung zwischen Evidenz und Empfehlung erreicht werden. Die Empfehlungen wurden anschließend in einer 3. Konsensusrunde im Rahmen eines strukturierten Gruppenprozesses diskutiert und abgestimmt. Die daraus resultierende Version wurde den Mitgliedern der Konsensus- und Expertengruppe zugesendet und relevante Kommentare eingearbeitet.

▌ Externes Review der Leitlinie

Die Konsensusversion wurde temporär im Internet auf der Homepage der DGPPN veröffentlicht, um den Fachkreisen und der Öffentlichkeit zu ermöglichen, die Leitlinie zu kommentieren. Außerdem wurde die Leitlinie zwei nicht an der Entwicklung beteiligten Experten zum externen Peer Review gegeben [Prof. Dr. W. W. Fleischhacker, Universitätsklinik für Psychiatrie, Innsbruck (Österreich); Prof. Dr. F. Müller-Spahn, Universitäre Psychiatrische Kliniken, Basel (Schweiz)]. Die relevanten Kommentare wurden in die Leitlinie eingearbeitet. Die endgültige Version wurde nach mehreren Telefonkonferenzen von der Leitlinien-Projektgruppe formuliert, und als Langversion in Buchform und über die Homepage der DGPPN veröffentlicht.

▌ Übersicht zur Literaturrecherche, Evidenzbewertung und Textformulierung

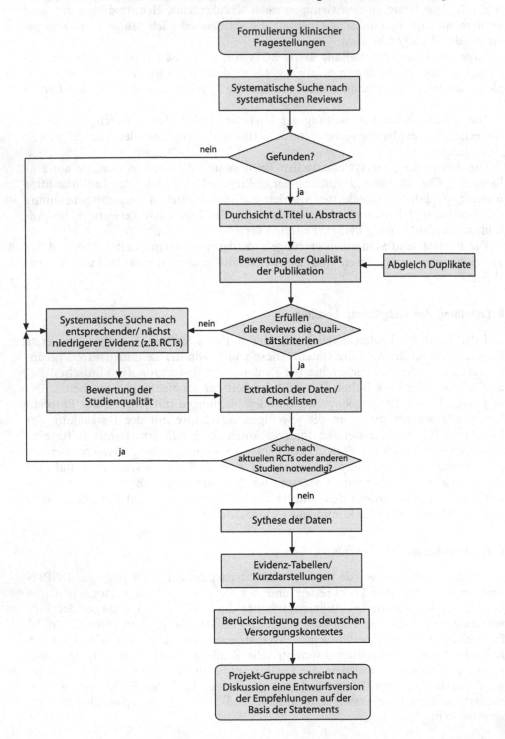

Qualitätssicherung der Leitlinie

Bei der Erarbeitung dieser Leitlinie wurde eine Reihe von Kriterien beachtet, die der Qualitätssicherung des Bearbeitungsprozesses selbst dienten. Die Berücksichtigung wesentlicher Qualitätsaspekte in der formalen Leitlinienentstehung dient der Erhöhung der Wahrscheinlichkeit, dass die Leitlinie im klinischen Gebrauch praktikabel und anwendbar ist, damit der Krankheits- und Behandlungsverlauf der Schizophrenie optimiert werden kann.

Die Leitlinienempfehlungen wurden nach folgenden Kriterien beurteilt:

▌ *Validität*: Ist die Empfehlung wissenschaftlich fundiert und valide? Sind positive Auswirkungen wahrscheinlich? Hierbei werden die Perspektiven der wissenschaftlichen Experten, der Kliniker und der Betroffenen mit ihren Angehörigen und Betreuern herangezogen.

▌ *Relevanz*: Hat das in der Empfehlung angesprochene Problem eine Bedeutung, und ist es gerechtfertigt, die Empfehlung zu beachten, um den Verlauf günstig zu beeinflussen?

▌ *Akzeptanz*: Ist der Entwicklungsprozess der Empfehlung nachvollziehbar, vertrauenswürdig und legitimiert? Nur wenn eine Leitlinie von Betroffenen und Anwendern als legitimiert und repräsentativ betrachtet werden kann, findet sie Eingang in die breite psychiatrische Versorgung.

Der Einbezug von Repräsentanten verschiedener Gruppierungen (insbesondere auch von Betroffenen und Angehörigen) in den Konsensusprozess als auch die Art der Evidenzrecherchen und Evidenzbewertung dienten dem Ziel einer Qualitätssicherung und möglichst hohen Objektivität der Leitlinie.

Interessenskonflikte

Alle Mitglieder der Projekt-, der Experten- und der Konsensusgruppe wurden angehalten, ihre Empfehlungen auf eine objektive Bewertung der verfügbaren Literatur und klinischer Kenntnisse zu gründen. Etwaige Interessenskonflikte wurden offengelegt, um der Gefahr von Verzerrungen entgegenzutreten. Vertreter der pharmazeutischen Industrie waren an der Erarbeitung dieser Leitlinie nicht beteiligt. Alle Empfehlungen dieser Leitlinien gründen sich auf die bestmögliche wissenschaftliche Evidenz und die Ergebnisse des Konsensusprozesses.

Gültigkeitsdauer der Leitlinie

Die Leitlinie ist bis Ende 2008 gültig. Eine Überarbeitung ist bis zu diesem Zeitpunkt vorgesehen und wird von den Koordinatoren initiiert.

Evidenzkriterien und Empfehlungsgrade

Die Gliederung der hier verwendeten verschiedenen Evidenzebenen oder Evidenzkriterien, wie sie anbei dargestellt sind, entspricht derjenigen des US-amerikanischen Agency for Health Care Policy and Research (AHCPR), früher Agency for
Healthcare Research and Quality (AHRQ), die als Teil des US-amerikanischen Ge-
sundheitsministeriums die führende Instanz zur Verbesserung der Behandlungsqualität und Erstellung von Behandlungsleitlinien ist. Diese Klassifikation wird
auch vom Ärztlichen Zentrum für Qualität in der Medizin (AeZQ) verwendet und
liegt der britischen Schizophrenie-Leitlinie des National Institute for Clinical Excellence (NICE) zugrunde.

▌ Evidenz-Ebenen

I a	**Meta-Analyse von mindestens 3 randomisierten kontrollierten Studien (Randomised Controlled Trials, RCTs)**
I b	**Mindestens 1 RCT oder Meta-Analyse von weniger als 3 RCTs**
II a	**Mindestens 1 kontrollierte nicht-randomisierte Studie mit methodisch hochwertigem Design**
II b	**Mindestens 1 quasi-experimentelle Studie mit methodisch hochwertigem Design**
III	**Mindestens 1 nicht-experimentelle deskriptive Studie (Vergleichsstudie, Korrelationsstudie, Fallserien)**
IV	**Berichte/Empfehlungen von Expertenkomitees, klinische Erfahrung anerkannter Autoritäten**

In Anlehnung an die obengenannten Institutionen wird eine Aufteilung in drei
Empfehlungsgrade vorgenommen. Diese drei Empfehlungsgrade sind aus der
Stärke der vorhandenen Evidenz abgeleitet.

▌ Grade der Empfehlung

A	**I a und I b**
B	**Evidenz-Ebene II a, II b, III oder Evidenz aus Ebene I, die sich jedoch nicht auf die spezifische Fragestellung bezieht und daher extrapoliert bzw. abgeleitet werden muss**
C	**Evidenz-Ebene IV oder Ableitungen aus II a, II b oder III**

GCP Good Clinical Practice: Standard in der Behandlung, der im Konsens erreicht wurde und bei dem keine experimentelle wissenschaftliche Erforschung möglich oder angestrebt ist.

Literatur

AHCPR. Acute Pain Management: Operative or Medical Procedures and Trauma Clinical Practice Guideline No. 1. AHCPR Publication No. 92-0032: February 1992. Rockville, MD: Agency for Health Care Policy and Research (AHCPR); 1992; und: http://www.leitlinien.de

Andere berücksichtigte Leitlinien

Im Rahmen einer systematischen Recherche wurde eine Reihe von Schizophrenie-Leitlinien identifiziert, von denen eine Auswahl getroffen wurde. Die Evidenz und die Empfehlungen zur vorliegenden Leitlinie wurden mit den Empfehlungen dieser ausgewählten Leitlinien verglichen. Bei unzureichender Studienlage wurden deren Empfehlungen kritisch bewertet und in den Entscheidungsprozess mit einbezogen.

Folgende Leitlinien wurden im Originaltext extrahiert und berücksichtigt:

▌ Australien

Royal Australian and New Zealand College of Psychiatrists (RANZCP). Australian and New Zealand clinical practice guideline for the treatment of schizophrenia. Australasian Psychiatry 11: 2, Juni 2003
Leitlinie des Royal Australian and New Zealand College of Psychiatrists. Finanzierung durch staatliche Institutionen.

▌ Canada

Canadian Clinical Practice Guidelines for the Treatment of Schizophrenia. Working Group for the Canadian Psychiatric Association and the Canadian Alliance for Research on Schizophrenia. Can J Psychiatry 43, Supplement 2 (Revised), November 1998
Leitlinie der Canadian Psychiatric Association. Erstellung durch eine Expertengruppe, Finanzierung durch fünf pharmazeutische Unternehmen, welche aber keinen Einfluss auf die Entwicklung der Leitlinie oder die Auswahl der Experten hatten.

▌ Großbritannien

National Institute for Clinical Excellence (NICE), Core Interventions in the Treatment of Schizophrenia. London 2003
Leitlinie des National Health Service (NHS), erstellt vom National Institute for Clinical Excellence. Finanzierung durch NHS.

Scottish Intercollegiate Guidelines Network (SIGN). Psychosocial Interventions in the Management of Schizophrenia. Scottish Intercollegiate Gudelines Network (SIGN), SIGN Publication Number 30, www.show.scot.nhs.uk/sign/index.html
Leitlinie des Scottish Intercollegiate Guidelines Network (SIGN). Staatliche Finanzierung.

■ International

Kissling W (Hrsg.). Guidelines for Neuroleptic Relapse Prevention in Schizophrenia, Springer Verlag, 1991
Leitlinie einer ausgewählten Expertenrunde. Finanzierung der Treffen und der Publikation durch ein pharmazeutisches Unternehmen (Janssen Research Foundation).

World Health Organization. WHO Guide to Mental Health in Primary Care, London 2000. http://www.royscomed.ac.uk
Handbuch und Leitlinie der World Health Organization, überarbeitet vom Institute of Psychiatry. Finanzierung durch WHO.

■ Österreich

Katschnig H, Donat H, Fleischhacker, WW, Meise U. 4 × 8 Empfehlungen zur Behandlung von Schizophrenie. Edition Pro Mente, Linz 2002
Leitlinie der österreichischen Fachgesellschaft für Psychiatrie.

■ USA

American Psychiatric Association. Practice guideline for the treatment of patients with schizophrenia. American Psychiatric Association. Am J Psychiatry 1997; 154 (4 Suppl):1–63

bzw. die aktualisierte Version:

Lehman AF, Lieberman JA, Dixon LB, McGlashan TH, Miller AL, Perkins DO, Kreyenbuhl J: Practice guideline for the treatment of patients with schizophrenia, second edition. Am J Psychiatry 2004; 161:1–56
Leitlinie der American Psychiatric Association. Finanzierung durch Mitgliedsbeiträge und durch educational grants mehrerer pharmazeutischer Unternehmen.

The Expert Consensus Guideline Series. Optimizing Pharmacologic Treatment of Psychotic Disorders. J Clin Psychiatry 2003; 63 (Suppl 12):1–100
Konsens von 47 ausgewählten Experten anhand eines semiquantitativen Ratings in der Beantwortung schriftlicher standardisierter Fragen zu spezifischen Behandlungssituationen, organisiert von Comprehensive Neuroscience Inc., der finanziell von der Firma Janssen-Cilag unterstützt wurde (ebenso die CME-Aktivität).

Patient Outcomes Research Team (PORT) Translating research into practice: the schizophrenia Patient Outcomes Research Team (PORT). Schizophr Bull 1998, 24:1–10
Finanzierung durch das staatliche US-amerikanische Agency for Health Care Policy and Research und das National Institute for Mental Health, zusammen mit zwei US-amerikanischen Universitäten.

Miller AL, Chiles JA, Chiles JK, Crismon ML, Rush AJ, Shon SP. The Texas Medication Algorithm Project (TMAP) schizophrenia algorithms. J Clin Psychiatry 1999; 60:649–657
Universitäres Projekt, Finanzierung durch eine Gruppe pharmazeutischer Unternehmen und regionale Gesundheitsbehörden

Marder SR, Essock SM, Miller AL, Buchanan RW, Davis JM, Kane JM, Lieberman J, Schooler NR. The Mount Sinai conference on the pharmacotherapy of schizophrenia. Schizophr Bull 2002; 28:5–16
Konsensusgruppe. Finanzierung ausschließlich durch die New York State Office of Mental Health, die Psychiatrische Abteilung der Mount Sinai School of Medicine, die Mental Illness Research, Education, and Clinical Centers der VISNs 3 und 22, und die Veterans Affairs Mental Health Quality Research Initiative

Finanzierung der vorliegenden Leitlinie

Die Finanzierung der vorliegenden Leitlinie erfolgte vollständig durch die Deutsche Gesellschaft für Psychiatric, Psychotherapie und Nervenheilkunde (DGPPN).

Validierung und Implementierung der Leitlinie

Aufgrund der Veröffentlichung der Langversion der Leitlinie in Buchform ist diese der Fachöffentlichkeit zugänglich und kann direkt für die klinische Praxis verwendet werden. Außerdem wird die Leitlinie über die Homepage der DGPPN und die Homepage der AWMF im Internet zugänglich gemacht.

Zur Implementation von Leitlinien in der Schizophrenie-Behandlung kann auf umfangreiche Vorarbeiten im Rahmen des Kompetenznetzes Schizophrenie zurückgegriffen werden. Es existieren Verfahren zur Messung der Leitlinienkonformität und Instrumente zum leitliniengestützten Qualitätsmanagement. Zudem wird ein verfügbares elektronisches Modul zur leitlinienorientierten Schizophrenie-Therapie an die vorliegende Leitlinie angepasst.

Nach Veröffentlichung der Leitlinie wird der psychopharmakologische Teil der Leitlinie in mehreren psychiatrischen Universitätskliniken für die akutpsychiatrische Behandlung der Schizophrenie im Rahmen von kontrollierten Untersuchungen implementiert. Hierzu werden Leitlinienpräsentationen und -diskussionen stattfinden, Kurzversionen den Ärzten ausgewählter Stationen zur Verfügung gestellt und im Rahmen von Qualitätszirkeln die wesentlichen Empfehlungen diskutiert. Im Rahmen mehrerer Soll-Ist-Qualitätszirkel sollen die Empfehlungen der Leitlinie umgesetzt werden. Die Prozess- und Ergebnisqualität der Behandlung nach Implementation der Leitlinie wird anhand der Verschreibungsdaten und einer strukturierten Erhebung der Aufnahme- und Entlasspsychopathologie im Vergleich zu den Daten vor Implementation der Leitlinie dargestellt.

Auf der Basis einzelner Leitlinienempfehlungen für wichtige Behandlungsbereiche wurden außerdem Prozessindikatoren erarbeitet, die wesentliche Kriterien für die Messung der Leitlinienkonformität zur Verfügung stellen. Diese Prozessindikatoren bestehen aus dem Anteil derjenigen Patienten der Zielpopulation, die entsprechend einer Leitlinienempfehlung eine indizierte Intervention erhalten.

B. Langversion

1 Allgemeine Grundlagen

1.1 | Einleitung

Inhalt dieser evidenz- und konsensbasierten Praxis-Leitlinie ist die Diagnostik und Therapie der Schizophrenie (ICD-10: F20). Ziel ist es, den mit der Schizophrenie-Behandlung befassten Ärzten, Psychologen, Pflegekräften, Sozialarbeitern, Ergotherapeuten und sonstigen im medizinisch-psychiatrischen Umfeld Tätigen eine systematisch entwickelte Hilfe zur Entscheidungsfindung in bestimmten Situationen zu bieten und hierzu die wissenschaftlich fundierten Behandlungsverfahren darzustellen und zu bewerten. Durch Empfehlungen für eine optimierte phasenspezifische Therapie sollen die Behandlungsqualität verbessert, die Anwendung von wirksamen Verfahren gefördert und die von kaum oder nicht wirksamen Verfahren verringert werden. Leitlinien können den Behandler allerdings nicht davon entbinden, seine Entscheidung in der Diagnostik und Therapie unter spezieller Berücksichtigung der beim individuellen Patienten vorliegenden Gegebenheiten und der verfügbaren Ressourcen im Einzelfall zu treffen.

Thema und Ziel der Leitlinie

In der internationalen Klassifikation psychischer Störungen der Weltgesundheitsorganisation (ICD-10 Kapitel V (F)) wird die **Schizophrenie (F20)** als das häufigste und wichtigste Krankheitsbild der in der Gruppe **F20–F29** (Schizophrenie, schizotype und wahnhafte Störungen) zusammengefassten Erkrankungen (siehe Tabelle 1.1) bezeichnet. Sie ist durch ein charakteristisches Störungsmuster verschiedener psychischer Bereiche wie Wahrnehmung, Denken, Ichfunktionen, Affektivität, Antrieb und Psychomotorik gekennzeichnet. Bezeichnend sind einerseits episodisch auftretende akute psychotische Zustände und andererseits chronische Beeinträchtigungen mit persistierenden psychotischen und/oder negativen Symptomen. Zumeist verdeutlichen sich bei chronischen Krankheitsverläufen kognitive und soziale Beeinträchtigungen, die jedoch auch schon zu Beginn der Erkrankung nachweisbar sein können.

Tabelle 1.1. Schizophrenie, schizotype und wahnhafte Störungen nach ICD-10

F20 Schizophrenie
F21 Schizotype Störung
F22 Anhaltende wahnhafte Störung
F23 Vorübergehende psychotische Störung
F24 Induzierte wahnhafte Störung
F25 Schizoaffektive Störung
F28 Andere nichtorganische psychotische Störung
F29 Nicht näher bezeichnete nichtorganische Psychose

Eine einheitliche oder sichere Ursache für den Ausbruch oder den Verlauf der Erkrankung ist nicht bekannt, es wird von einer multifaktoriellen Genese ausgegangen.

1.2 | Epidemiologie

Prävalenz der Schizophrenie

▎ **Prävalenz.** Die **Punktprävalenz** oder Anzahl der zu einem bestimmten Zeitpunkt in einer bestimmten Bevölkerung als krank angetroffenen Personen und die **Periodenprävalenz** (Anzahl Erkrankter während einer bestimmten Periode, meist eines Jahres) der Schizophrenie liegt weltweit zwischen 1,4 und 6,4 Betroffenen pro 1000 Einwohnern.

Die **Lebenszeitprävalenz**, d.h. das Risiko einer bestimmten Person, im Laufe des Lebens mindestens einmal an Schizophrenie zu erkranken, liegt abhängig von der Enge oder Weite der Definition der Krankheitsdiagnose, aber auch von der Lebenserwartung der Bevölkerung weltweit zwischen 0,5 bis 1,6%. Dies bedeutet, dass im Durchschnitt etwa 1 von 100 Personen in irgendeiner Lebensphase eine schizophrene Episode erlebt [2].

Jahresinzidenz der Schizophrenie

▎ **Inzidenz.** Die Anzahl neuer Erkrankungsfälle innerhalb eines Jahres, die so genannte Jahresinzidenz, liegt bei einer engen Schizophrenie-Definition bei 0,1 pro 1000. Dies bedeutet, dass das alterskorrigierte jährliche Risiko, das Kernsyndrom aus Wahn, Halluzinationen, Denkstörungen und in unterschiedlichem Anteil auch Negativsymptomatik zu entwickeln, bei etwa 0,01% liegt. Unter Zugrundelegung einer erweiterten Schizophrenie-Diagnose fanden sich in allen Kulturen mit 0,016 bis 0,042% größere Schwankungen der Jahresinzidenzraten [3]. Das Morbiditätsrisiko ist in städtischen Regionen im Vergleich zu ländlichen in allen bisher untersuchten europäischen Ländern zum Zeitpunkt der Geburt signifikant höher.

▮ **Altersverteilung.** Die Erkrankung tritt bevorzugt zwischen dem 15. und dem 35. Lebensjahr, bei ca. 65% der Erkrankten bereits vor dem 30. Lebensjahr auf. Ein Krankheitsbeginn vor dem 12. oder nach dem 40. Lebensjahr (Spätschizophrenie) ist selten.

Alter

▮ **Geschlechtsverteilung.** Das Lebenszeitrisiko zwischen den Geschlechtern ist gleich. Männer erkranken etwa 3–4 Jahre früher als Frauen. Frauen weisen etwa im Menopausenalter einen zweiten niedrigeren Erkrankungsgipfel auf.

Geschlecht

▮ **Sozioökonomischer Status.** Unter Personen mit niedrigem Bildungsabschluss und niedrigem sozioökonomischem Status ist die Krankheit gehäuft zu finden. Vor dem Hintergrund der starken sozialen Beeinträchtigung von Menschen mit Schizophrenie bleibt noch unklar, ob das gehäufte Auftreten der Erkrankung in benachteiligten sozialen Schichten auf eine soziale Mitverursachung oder einen sozialen Abstieg der Betroffenen (social selection oder social drift) zurückzuführen ist. Epidemiologische Studien weisen darauf hin, dass es bei vergleichbarem Morbiditätsrisiko in allen Schichten bei den Betroffenen bereits im Vorstadium der Krankheit zu einer Beeinträchtigung des sozialen Aufstiegs und/oder zu Einbußen im sozialen Status kommt. Unter Nichtsesshaften findet sich ein hoher Anteil an chronischen Schizophrenieerkrankungen.

Sozioökonomie

▮ **Mortalität und Komorbidität.** Menschen mit einer schizophrenen Erkrankung haben eine etwa doppelt so hohe altersstandardisierte Mortalität im Vergleich zur Gesamtbevölkerung. Die Lebenserwartung ist um etwa 15 Jahre geringer. Zu der niedrigeren Lebenserwartung tragen eine erhöhte Rate an Suiziden und Unfällen mit Todesfolge sowie eine erhöhte Rate an körperlichen Krankheiten wie z.B. an kardiovaskulären und respiratorischen Erkrankungen bei [4].

Höhere Mortalität

Eine erhöhte Rate an Suiziden und Suizidversuchen bei Menschen mit Schizophrenie ist nachgewiesen [5, 6]. Etwas mehr als 10% der an Schizophrenie Ersterkrankten unternehmen innerhalb eines Jahres einen Suizidversuch, wobei Halluzinationen und vorheriges suizidales Verhalten die stärksten Risikofaktoren darstellen.

Höhere Suizidrate

50 bis 80% der stationär und 20 bis 40% der ambulant behandelten Patienten mit Schizophrenie leiden an zusätzlichen somatischen oder psychiatrischen Erkrankungen. Bei den komorbiden psychiatrischen Erkrankungen handelt es sich in erster Linie um einen erhöhten Konsum legaler (Koffein, Tabak, Alkohol) oder illegaler Substanzen (z.B. Cannabis, Kokain, Amphetamine, Halluzinogene) im Sinne eines Substanzmissbrauches oder einer Substanzabhängigkeit. Die Lebenszeitprävalenz für Substanzmiss-

Höhere Komorbidität

Körperliche Erkrankungen

brauch ist bei schizophren Erkrankten etwa doppelt bis vierfach so hoch wie in der Normalbevölkerung.

Körperliche Erkrankungen wie kardiovaskuläre Störungen, respiratorische Krankheiten oder Infektionserkrankungen treten bei schizophren Erkrankten ebenfalls häufiger auf als in der Normalbevölkerung. Erkrankungen wie rheumatoide Arthritis und maligne Tumore dagegen treten bei an Schizophrenie Erkrankten seltener auf. Die körperlichen Begleiterkrankungen bei Schizophrenie verschlechtern bei etwa 50% der Kranken den psychischen Zustand, bei 7% werden sie als vital bedrohlich angegeben.

Therapie

▌ **Behandlungsprävalenz.** Unter Patienten in psychiatrischen Krankenhäusern finden sich ca. 30% Patienten mit Schizophrenie, in der nervenärztlichen Praxis ca. 10%. Etwa 80% aller Kranken mit Schizophrenie befinden sich in nicht-stationärer Behandlung.

1.3 | Verlauf und Prognose

▌ **Krankheitsbeginn.** Die Schizophrenie tritt bevorzugt in der Adoleszenz und dem frühen Erwachsenenalter auf, wobei der Krankheitsbeginn relativ plötzlich oder schleichend erfolgen kann.

Prodromalphase

Dem Vollbild der Erkrankung geht in rund drei Viertel aller Erkrankungsfälle ein bis zu mehreren Jahre dauerndes Vorstadium (initiale Prodromalphase) voraus, welches durch uncharakteristische Störungen im Bereich von Kognition, Affekt und sozialem Verhalten gekennzeichnet ist. Die Abgrenzung dieser Störungen gegenüber Besonderheiten der prämorbiden Persönlichkeitsstruktur ist schwierig. Häufig ist in der Prodromalphase bereits ein sozialer Rückzug, eine Beeinträchtigung der Rollenfunktion, eine Verringerung der Kommunikation mit anderen, die Ausprägung ungewöhnlicher Ideen und Erlebnisse und eine Verringerung der Interessen, der Energie und persönlicher Initiativen erkennbar. Die Dauer dieser Prodromalphase variiert erheblich.

▌ **Weiterer Verlauf.** Der Verlauf zeigt trotz hoher inter- wie intraindividueller Variabilität eine typische Gestalt. Nach mehr oder weniger akutem Krankheitsbeginn (Auftreten psychotischer Symptome) kommt es – unter der Therapie – zunächst zum Abklingen der ersten Krankheitsepisode mit unterschiedlicher Remissionsqualität. Bei etwa 20% der Erkrankten ist damit eine volle Wiederherstellung der seelischen Gesundheit verbunden. Bei den übrigen 80% kommt es zu einer Remission von unterschiedlicher Qualität, von Symptomfreiheit bis zu einem erheblichen Maß an kognitiver und sozialer Beeinträchtigung. Der Anteil schwererer, progredienter Verläufe liegt mit den heute üblichen Behandlungsformen bei 5 bis 10%.

Der Verlauf der Schizophrenie kann nach der Akuität des Beginns (akut, schleichend, primär chronisch), dem Ablauf akuter Episoden (phasisch-remittierend, episodenhaft mit Residuum) und dem langfristigen Verlaufsausgang (Remission, chronische Positivsymptomatik, persistierende Negativsymptomatik, psychosoziale Behinderung) differenziert werden.

Bei der Betrachtung des Verlaufsausganges ist für die Therapieplanung grundsätzlich deren Mehrdimensionalität zu beachten. Neben klinischer Symptomatik und psychosozialem Funktionsniveau sind vor allem auch subjektive und objektive Lebensqualität, aber auch die Beeinträchtigung beispielsweise durch Medikamentenebenwirkungen zu berücksichtigen.

▌ **Soziokulturelle Faktoren.** Die Schizophrenie kommt in allen bisher untersuchten Ländern, Kulturen und Klimazonen vor. Hierbei können kulturelle und religiöse Wertesysteme zu unterschiedlichen Weltanschauungen und zu einer unterschiedlichen Ausprägung von Krankheitssymptomen beitragen. Bei der Behandlung von Menschen mit Schizophrenie aus anderen Kulturkreisen sollte dies beachtet werden. Verständnis für das Krankheitserklärungsmodell des Betroffenen kann zu einer Verbesserung des Behandlungserfolgs führen. Es erleichtert ein therapeutisches Bündnis und kann die Akzeptanz der Therapie verbessern. Obwohl die Kernsymptome der Krankheit in allen Ländern und Kulturen gleich sind, ist der Verlauf in Entwicklungsländern akuter und insgesamt etwas günstiger als in den entwickelten Ländern. Eine befriedigende Erklärung für diese Unterschiede ist noch nicht gelungen.

> Eine Berücksichtigung des kulturellen Kontextes kann verhindern, dass kulturelle Besonderheiten als pathologisch fehlinterpretiert werden oder Krankheitsverhalten fälschlicherweise als kulturelle Besonderheit verkannt wird. Die Einbindung von Übersetzern und fremdsprachigen Informationsbroschüren bei ausländischen Patienten zur Klärung dieser Fragen ist sinnvoll.

▌ **Prognose.** Ein sehr frühes Erkrankungsalter und männliches Geschlecht sind (bis zum Alter von 30 bis 40 Jahren) Risikofaktoren für ungünstige Verläufe und erhebliche soziale Folgen der Erkrankung. Jenseits des Klimakteriums ist der Krankheitsverlauf bei Frauen deutlich ungünstiger als bei Männern. Männer erkranken in dieser Lebensphase nicht nur seltener, sondern auch milder an Schizophrenie und wahnhaften Erkrankungen.

> Eine lange Dauer der Prodromalphase und ein schleichender chronischer Krankheitsbeginn mit zunehmender kognitiver und sozialer Behinderung und schwerer Negativsymptomatik sind Indikatoren für einen ungünstigen Krankheitsverlauf. Ein akuter Beginn nach kurzem Vorstadium bei belastenden Lebensereignissen als Auslöser, das Fehlen von prämorbiden Persönlichkeitsabweichungen und eine gute prämorbide soziale Anpassung lassen einen eher günstigen Krankheitsverlauf erwarten.

Es gilt als befriedigend geklärt, dass eine längere Dauer der medikamentös unbehandelten initialen Psychose ein ungünstiger prognostischer Faktor ist. Es liegen auch deutliche Hinweise dafür vor, dass eine Verzögerung der psychosozialen Behandlung einen Prädiktor ungünstiger Behandlungsverläufe darstellt [9].

In der Familienforschung hat sich vor allem das Konzept der Expressed Emotions (EE) etabliert. In Untersuchungen konnte nachgewiesen werden, dass die Rückfallhäufigkeit in Familien mit emotionalem Überengagement oder vermehrter Kritik und Feindseligkeit gegenüber dem Erkrankten (so genanntes High-EE) mehr als doppelt so hoch ist wie in Familien ohne dieses Verhalten (Low-EE).

Prognostische Faktoren

Prognostische Faktoren, die den Verlauf der Schizophrenie ungünstig beeinflussen, sind:

▮ Familiäre Vorbelastung, d.h. psychische Erkrankungen in der Familie [10, 11]

▮ Männliches Geschlecht

▮ Lange Prodromalphase bzw. verzögerter Krankheitsbeginn

▮ Kognitive Dysfunktion, niedrige prämorbide Intelligenz (IQ) und Negativsymptomatik [12]

▮ Prämorbide soziale Fehlanpassung, fehlende stabile Partnerschaft [13]

▮ Psychosozialer Stress und ein belastendes familiäres Klima (High-EE) [14]

▮ Geburtskomplikationen sowie

▮ Ethnischer Minderheitenstatus oder -ursprung [15].

Stigmatisierung

▮ **Stigmatisierung.** Die Erkrankung Schizophrenie ist immer noch mit einem erheblichen Ausmaß an Stigmatisierung und Diskriminierung behaftet, was die Last für die Betroffenen und Angehörigen zusätzlich zur Erkrankung verstärken kann. Stigmatisierung ist eine Folge von Vorurteilen, die mit einer bestimmten Diagnose bzw. Erkrankung verbunden sind. Derartige Vorurteile entsprechen ungeprüften negativen Einstellungen und abwertenden Meinungen über Menschen mit Schizophrenie, die zu unberechtigten negativen Verhaltensweisen gegenüber den Betroffenen führen. Menschen mit Schizophrenie sehen sich häufig mit sozialer Isolation und Diskriminierung in den Bereichen Wohnung, Ausbildung, Arbeit und anderen Lebensfeldern konfrontiert. Diese Stigmatisierung kann sich auch auf die Familienangehörigen und diejenigen ausdehnen, die die Betroffenen behandeln und betreuen. Die Behandlung der Schizophrenie selbst kann jedoch auch zur Stigmatisierung beitragen, insbesondere, wenn Nebenwirkungen der Therapie wie beispielsweise extrapyramidale Symptome äußerlich sichtbar sind oder das soziale Leben anderweitig beeinträchtigen. Die Verringerung von Stigma durch eine gemeindenahe Behandlung und entsprechende Öffentlichkeitsarbeit ist daher wünschenswert. Durch eine Entstigmatisierung kann wiederum die Reintegration in soziale Bezüge gefördert, die Lebensqualität gesteigert und die Wirksamkeit psychosozialer und medikamentöser Verfahren verbessert werden.

▌ **Fremdaggressivität.** Obgleich die Erkrankung Schizophrenie in der öffentlichen Wahrnehmung häufig mit Fremdaggressivität verbunden wird, kommt es nur selten zu Gewalttätigkeit. Der Anteil schizophren Erkrankter an erfassten Gewalttaten ist im Vergleich zu anderen Bevölkerungsgruppen (etwa Alkoholkranken) eher gering. Dennoch ist das Risiko für Fremdaggressivität bei Vorliegen einer Schizophrenie im Vergleich zur Allgemeinbevölkerung erhöht, wobei zumeist Angehörige von diesen aggressiven und impulsiven Handlungen betroffen sind [16]. Die Kombination unbehandelter oder schlecht behandelter psychotischer Symptome mit Drogenmissbrauch oder -abhängigkeit stellt allerdings einen wichtigen Risikofaktor für Fremdaggressivität dar. Diese Subgruppe der Erkrankten sind oft für eine kontinuierliche Behandlung nur schwer erreichbar.

Fremd-
aggressivität

1.4 | Ätiopathogenetisches Konzept

Das „Vulnerabilitäts-Stress-Coping-Modell" ist das zurzeit am besten akzeptierte ätiopathogenetische Modell der Schizophrenie, welches neurobiologische, psychologische und soziale Faktoren berücksichtigt [17]. Es geht von einer permanent, d.h. auch im interepisodischen Intervall vorhandenen subklinischen – neuropsychologisch und psychophysiologisch nachweisbaren – Vulnerabilität i.S. einer Disposition für die Manifestation einer Schizophrenie aus, deren Ursache in genetischen und/oder nicht-genetischen Einflüssen (z.B. Geburtskomplikationen) gesehen wird. Hypothetische endogene und exogene Stressoren biologischer und psychosozialer Natur, die mit dem in seiner Verarbeitungskapazität reduzierten System interagieren, führen bei nicht ausreichenden Bewältigungsmöglichkeiten (Coping) zu dessen passagerem Funktionsversagen mit der klinischen Konsequenz akuter psychotischer Symptomatik [18]. Neurobiochemisch findet dieser Zustand seinen Ausdruck u. a. in einer Überaktivität des mesolimbischen dopaminergen Systems.

Familien-, Adoptions- und Zwillingsstudien weisen darauf hin, dass ca. 50% des Risikos, eine Schizophrenie zu entwickeln, genetisch (i. S. eines polygenen Erbgangs) bedingt sein kann, so liegt die Erkrankungswahrscheinlichkeit monozygoter Zwillinge bei 45–50%. Das Risiko für die Entwicklung einer Schizophrenie ist bei Angehörigen schizophren Erkrankter in Abhängigkeit vom Verwandtschaftsgrad gegenüber der Normalbevölkerung erhöht (Tabelle 1.2). Mittlerweile konnten Varianten verschiedener Risikogene, welche in Entwicklungs- und Regulationsprozesse des Gehirns eingreifen, identifiziert werden.

Etwa 50% der Vulnerabilität wird durch umweltbedingte Faktoren wie Schwangerschafts- und Geburtskomplikationen, Geburtsort, Geburtsmonat, Drogenkonsum und Virusinfektion der Mutter und psychosoziale Faktoren teilweise erklärt.

Die morphologische Grundlage der Vulnerabilität sind vermutlich strukturelle Veränderungen des Gehirns [20], welche funktionell mit einer reduzierten Informationsverarbeitungskapazität einhergehen. Diese Veränderungen konnten histologisch und mit Hilfe bildgebender Verfahren wie z. B. der strukturellen Magnetresonanz-Tomographie (Hirnsubstanzminderung besonders in fronto-temporalen Regionen, Erweiterung der Ventrikelräume)

Tabelle 1.2. Schizophrenie-Risiko (Lebenszeitrisiko) der Angehörigen schizophren Erkrankter [19]

Verwandtschaftsgrad	Morbiditätsrisiko (%)
Angehörige ersten Grades	
▌ Eltern	5,6
▌ Geschwister	10,1
▌ Geschwister und zusätzlich ein betroffenes Elternteil	16,7
▌ Kinder	12,9
▌ Kinder bei zwei betroffenen Elternteilen	46,3
Angehörige zweiten Grades	
▌ Halbgeschwister	4,2
▌ Onkel/Tanten	2,4
▌ Neffen/Nichten	3,0
▌ Enkel	3,7
Angehörige dritten Grades	
▌ Cousins	2,4

oder der funktionellen Magnetresonanz-Tomographie sowie der Positronen-Emissions-Tomographie (funktionelle Dysregulationen in spezifischen Regionen des Gehirns) identifiziert werden [21].

Die strukturellen und funktionellen Anomalien werden derzeit vor allem als Ergebnis einer (pränatalen) Hirnentwicklungsstörung und überwiegend nicht als Ausdruck eines progressiven neuropathologischen Prozesses gewertet.

Das **Vulnerabilitäts-Stress-Coping-Modell** ist eine häufig verwendete und für therapeutische Entscheidungen relevante ätiopathogenetische Rahmenhypothese. Sie geht davon aus, dass bei individuell unterschiedlich ausgeprägter Vulnerabilität unter dem Einfluss überschwelliger Stressoren eine Erst- bzw. Remanifestation der Erkrankung auftreten kann.

Zu den **Vulnerabilitätsfaktoren** rechnet man:
▮ dopaminerge Funktionsstörungen und andere Dysfunktionen der Neurotransmission (serotonerges, noradrenerges und cholinerges System, Glutamat, Neuropeptide und neurohormonelle Systeme)
▮ funktionelle Folgen hirnstruktureller Veränderungen, insbesondere in limbischen Strukturen
▮ verminderte Verarbeitungskapazität mit Störungen der Aufmerksamkeit und Informationsverarbeitung
▮ schizotype Persönlichkeitsmerkmale und
▮ emotional-behaviorale Defizite bei Hoch-Risiko-Kindern.

Zu den **Stressoren** zählen:
▮ ein kritikbetontes oder emotional überengagiertes Familienklima
▮ eine überstimulierende soziale Umgebung
▮ stressbetonte Lebensereignisse und
▮ Cannabis-Missbrauch.

Zu den **protektiven Faktoren** gehören:
▮ sinnvolle Bewältigungs- und Selbstmanagementstrategien
▮ adäquates Problemlösungsverhalten in der Familie
▮ unterstützende psychosoziale Interventionen und
▮ antipsychotische Medikation.

Vulnerabilitäts-Stress-Coping-Modell der Schizophrenie

1.5 │ Kosten der Erkrankung

Jährliche
Gesamtkos-
ten der Schi-
zophrenie

Die Schizophrenie ist die teuerste psychiatrische Erkrankung in
Deutschland. In Querschnittuntersuchungen und zeitlich eng begrenzten Längsschnittstudien errechneten sich durchschnittliche
direkte Gesamtkosten der Schizophrenie in den 90er Jahren des
20. Jahrhunderts von etwa 14 000 EUR pro Jahr [22, 23]. Für primär stationär versorgte Patienten ergaben sich um ein Vielfaches
höhere Behandlungskosten als für überwiegend ambulant betreute. Die in Geldwert umgerechneten Folgen der Schizophrenie (so
genannte indirekte Kosten) sind nochmals um mindestens das
Doppelte höher. Hochrechnungen auf die Gesamtkosten, die in
Deutschland für die medizinische und soziale Versorgung aller an
Schizophrenie Erkrankten entstehen, sind problematisch, da die
Verteilung auf die jeweiligen Versorgungseinrichtungen unklar ist,
keine guten Längsschnittuntersuchungen vorliegen und in den
letzten Jahren eine starke Reduktion der Verweildauern kostenträchtiger Krankenhausaufnahmen stattfand. Mit Krankheitskostenstudien können keine Aussagen gemacht werden über eine
sinnvolle Verwendung vorhandener Behandlungsressourcen.

Die indirekten Kosten der Schizophrenie werden als bis zu
fünfmal höher als die direkten Behandlungskosten geschätzt, wobei etwa 30% der Kosten bereits im ersten Jahr entstehen. Die
direkten und indirekten Kosten sind denen somatischer Volkskrankheiten vergleichbar oder liegen sogar noch darüber.

Hohe Unter-
schiede in
den Kosten
der Versor-
gung

Im europäischen Vergleich gibt es deutliche Unterschiede der
Behandlungskosten für die Schizophrenie. Insgesamt zeigt sich,
dass männliche Patienten höhere Versorgungskosten aufweisen,
außerdem sind ein niedriges soziales Funktionsniveau und eine
hohe Zahl psychiatrischer Voraufenthalte Prädiktoren für hohe
Behandlungsausgaben [24]. Die Kosten bei Enthospitalisierung
und dezentraler gemeindepsychiatrischer Versorgung von Menschen mit Schizophrenie entsprechen etwa der Hälfte derjenigen
einer Dauerunterbringung in einem psychiatrischen Krankenhaus, wobei in den letzten 30 Jahren die Ausgaben für Krankenhausaufenthalte abgenommen und diejenigen für betreute Wohnformen und ambulante Versorgung zugenommen haben [25].

2 Diagnostik und Klassifikation

Die klinische Symptomatik der Schizophrenie ist heterogen. Fast alle psychischen Funktionen sind bei einer Schizophrenie mitbetroffen. Bewusstsein und Orientierung sind hingegen in der Regel klinisch nicht beeinträchtigt. Bei voller Symptomausprägung stehen Störungen der folgenden Funktionen im Vordergrund:
1. Konzentration und Aufmerksamkeit,
2. Inhaltliches und formales Denken,
3. Ichfunktionen,
4. Wahrnehmung,
5. Intentionalität und Antrieb,
6. Affektivität und Psychomotorik.

Störungen der Funktionen 2–4 werden heute auch als **Positiv-Symptomatik**, der Funktionen 5–6 vorwiegend als **Negativ-Symptomatik** bezeichnet, während Funktionsstörungen der Gruppe 1 uneinheitlich, aber bei überdauerndem Charakter häufig der Negativsymptomatik (kognitive Dysfunktion) zugeordnet werden.

(1) Good Clinical Practice

Die Diagnose Schizophrenie sollte anhand operationalisierter Kriterien erfolgen. International anerkannte diagnostische Definitionen liegen operationalisiert in zwei Diagnosemanualen vor (DSM IV oder ICD-10). In Deutschland ist in der medizinischen Versorgung die ICD-10 verbindlich.

Die **Leitsymptome nach ICD-10** für Schizophrenie sind:
1. Gedankenlautwerden, -eingebung, -entzug, -ausbreitung.
2. Kontroll- oder Beeinflussungswahn; Gefühl des Gemachten bzgl. Körperbewegungen, Gedanken, Tätigkeiten oder Empfindungen; Wahnwahrnehmungen.
3. Kommentierende oder dialogische Stimmen.
4. Anhaltender, kulturell unangemessener oder völlig unrealistischer Wahn (bizarrer Wahn).
5. Anhaltende Halluzinationen jeder Sinnesmodalität.
6. Gedankenabreißen oder -einschiebungen in den Gedankenfluss.

Good Clinical Practice

Klinische Diagnostik

7. Katatone Symptome wie Erregung, Haltungsstereotypien, Negativismus oder Stupor.
8. Negative Symptome wie auffällige Apathie, Sprachverarmung, verflachter oder inadäquater Affekt.

Erforderlich für die Diagnose Schizophrenie ist **mindestens ein eindeutiges Symptom** (zwei oder mehr, wenn weniger eindeutig) der **Gruppen 1–4** oder **mindestens zwei Symptome** der **Gruppen 5–8**. Diese Symptome müssen fast ständig während **eines Monats oder länger** deutlich vorhanden gewesen sein. Bei eindeutiger Gehirnerkrankung, während einer Intoxikation oder während eines Entzuges soll keine Schizophrenie diagnostiziert werden.

Es wurde versucht, die Einzelsymptome zu verschiedenen Faktoren oder Syndromclustern im Sinne eines dimensionalen Ansatzes zusammenzufassen. Die nachfolgend aufgeführten Dimensionen fungieren häufig als klinische Zielsyndrome, insbesondere für pharmakotherapeutische Interventionen:

▌ Positivsymptome (häufig an akute Episoden gebunden)
▌ Negativsymptome (häufig überdauernd)
▌ andere Symptomenkomplexe wie z. B. das Desorganisationssyndrom, aber auch Dimensionen wie affektive Symptomatik oder kognitive Beeinträchtigungen (häufig überdauernd).

▌ **Diagnostische Unterformen.** Die klassischen Unterformen der paranoiden, hebephrenen und katatonen Schizophrenie sowie der Schizophrenia simplex finden sich in unterschiedlicher Häufigkeit; die paranoide Form überwiegt mit über 65% der Fälle. Die verschiedenen Formen stellen klinische Prägnanztypen dar, die sich am psychopathologischen Querschnittsbefund und an Verlaufsbesonderheiten orientieren, ohne dass ihnen eine sichere ätiologische Eigenständigkeit oder Verlaufsspezifität zuzuschreiben wäre. Allerdings finden sich Hinweise auf eine intrafamiliäre Häufung des jeweiligen Prägnanztyps.

Unterformen der Schizophrenie

Nach **ICD-10** werden folgende **Unterformen der Schizophrenie** unterschieden:

F 20.0 paranoide Schizophrenie
F 20.1 hebephrene Schizophrenie
F 20.2 katatone Schizophrenie
F 20.3 undifferenzierte Schizophrenie
F 20.4 postschizophrene Depression
F 20.5 schizophrenes Residuum
F 20.6 Schizophrenia simplex
F 20.8 andere
F 20.9 nicht näher bezeichnete

Die **paranoide Schizophrenie** ist durch Wahnvorstellungen verschiedenster Art und vorwiegend akustische Halluzinationen (Phoneme, Akoasmen) gekennzeichnet, während Störungen des formalen Denkens, der Stimmung, des Antriebs, der Sprache sowie katatone Phänomene nicht im Vordergrund stehen. Es werden alle Verlaufsformen beobachtet.

Paranoide
Unterform

Bei der **hebephrenen Schizophrenie** stehen Affekt-, Antriebs- und formale Denkstörungen im Vordergrund, der Krankheitsbeginn liegt zwischen dem 15. und 25. Lebensjahr, die Verlaufsprognose ist eher ungünstig.

Hebephrenie

Charakteristikum **katatoner Schizophrenien** sind psychomotorische Störungen, die zwischen Erregung und Stupor wechseln können. Die Diagnose ist nur zu stellen, wenn die allgemeinen diagnostischen Kriterien der Schizophrenie erfüllt und entsprechende katatone Symptome nachweisbar sind. Eine „perniziöse" Form der Katatonie liegt vor, wenn ein extremer Stupor mit Hyperthermie und vegetativer Dysregulation einhergeht. Differentialdiagnostisch müssen bei allen katatonen Formen primäre Gehirnerkrankungen, Stoffwechselstörungen oder Intoxikationen sowie ein malignes neuroleptisches Syndrom ausgeschlossen werden. Die Verlaufsprognose ist eher günstig.

Katatonie

Die **Schizophrenia simplex** ist durch einen blanden Verlauf mit progredienter Negativsymptomatik, zunehmenden Verhaltensauffälligkeiten und sozialer Desintegration bis zur Nichtsesshaftigkeit gekennzeichnet. Die Diagnose ist schwer zu stellen, weil spezifische Symptome fehlen.

Schizophrenia simplex

Darüber hinaus können nach ICD-10 weitere Unterformen abgegrenzt werden.

Die **undifferenzierte (atypische) Form** der Schizophrenie wird diagnostiziert, wenn keine der vorgeschriebenen Unterformen zutreffen oder Merkmale verschiedener Unterformen vorliegen.

Undifferenzierte Form

Eine **postschizophrene Depression** liegt vor, wenn sich im Anschluss an eine akute Schizophrenie eine depressive Episode entwickelt, in der die Positivsymptome zurücktreten, aber noch vorhanden sind. An der Entstehung dieser postremissiven „Erschöpfungsdepression" können morbogene, psychogene und pharmakogene Faktoren beteiligt sein. Eine Abgrenzung von depressiver Symptomatik, schizophrener Negativsymptomatik und medikamentös induzierter Hypokinese ist erforderlich. Bei einer postpsychotischen Depression muss mit einem erhöhten Suizidrisiko gerechnet werden.

Postschizophrene Depression

Ein **schizophrenes Residuum** wird diagnostiziert, wenn sich nach mindestens einer früheren akuten Episode ein chronisches Bild mit ausgeprägter Negativsymptomatik entwickelt.

Residuum

▌ **Differentialdiagnose.** Die Differentialdiagnose einer schizophrenen Psychose muss zu nicht organischen psychotischen Störun-

Differentialdiagnose

gen (schizotype Störungen, induzierte wahnhafte Störung, anhaltende wahnhafte Störung, vorübergehende akute psychotische Störung oder schizoaffektive Störung) sowie organisch bedingten bzw. substanzbedingten psychischen Störungen erfolgen (als Hilfestellung für eine strukturierte Vorgehensweise siehe *Abschnitt D → Algorithmus 1*).

Etwa 2 bis 5% aller akuten Schizophrenien liegt eine andersartige primäre oder sekundäre Gehirnerkrankung zugrunde.

▌ Abgrenzung zu anderen nicht-organischen psychotischen Störungen

Die Abgrenzung zu akuten psychotischen Störungen (ICD-10: F23.0 – F23.3) erfolgt vorrangig auf Grundlage der Zeitspanne, während der psychotische Symptome vorlagen. Die schizotype Störung (ICD-10: F21) ist durch das Fehlen eindeutiger und längerdauernder psychotischer Symptome gekennzeichnet. Eindeutige Grenzen zu schizoiden oder paranoiden Persönlichkeitsstörungen existieren nicht. Die anhaltenden wahnhaften Störungen (ICD-10: F22) sind vor allem durch eine chronische Verlaufstendenz gekennzeichnet, ohne dass die ICD-10-Kriterien der Schizophrenie erfüllt sind. Zudem müssen schizoaffektive Psychosen (ICD-10: F25.0 – F25.2) bei gleichzeitigem Vorkommen von schizophrenen und affektiven Symptomen (depressive oder manische) von Unruhezuständen und/oder affektiven Symptomen bei Schizophrenie und schließlich von affektiven Störungen mit psychotischen Symptomen abgegrenzt werden (ICD-10: F30.2, F31.2, F31.5, F32.3, F33.3).

▌ Differentialdiagnostische Abgrenzung zu organischen psychotischen Störungen

Bei Vorliegen organischer Erkrankungen, die mit hoher Wahrscheinlichkeit für die psychotische Symptomatik verantwortlich sind, darf die Diagnose einer Schizophrenie nicht gestellt werden. Bei etwa 5–8% aller Psychosen mit Symptomen wie bei einer Schizophrenie findet sich ein klinisch fassbarer neurologischer Befund. Daher sollte insbesondere differentialdiagnostisch an folgende **primäre ZNS-Erkrankungen** gedacht werden, die sich auch mit psychotischen Symptomen manifestieren können:
- Epilepsien
- Zerebrale Traumata
- Zerebrale Tumore
- Infektionen des ZNS
- Zerebrovaskuläre Erkrankungen
- Degenerative Erkrankungen.

In etwa 3% aller Psychosen, welche Symptome einer Schizophrenie aufweisen, finden sich **Störungen, die sekundär über eine Beeinträchtigung der Hirnfunktionen zu psychotischen Sympto-**

men führen können. Hierzu zählen internistische Erkrankungen oder toxisch-metabolische Funktionsstörungen wie:
- Metabolische Störungen
- Autoimmunerkrankungen
- Hypo-/Hyperthyreoidismus
- Vitamin-B12-Mangel
- Drogenbedingte Störungen
- Medikamentös bedingte Störungen.

Deswegen empfiehlt sich zum Ausschluss einer organischen Grund-erkrankung, welche Symptome wie bei einer Schizophrenie her-vorrufen kann, eine umfassende Zusatzdiagnostik vor Stellung der Diagnose Schizophrenie. Eine erneute gründliche Organdiag-nostik sollte immer dann erfolgen, wenn sich Zweifel an der ursprünglichen Diagnose ergeben oder Anhaltspunkte für eine komorbide körperliche Erkrankung auftreten.

Erforderliche Kontrolluntersuchungen zu Beginn und während einer medikamentösen antipsychotischen Therapie sind im Ab-schnitt über die Nebenwirkungen der antipsychotischen Pharma-kotherapie aufgeführt.

▮ Zusatzdiagnostik

(2) Good Clinical Practice

Bei einer **Erstmanifestation der Schizophrenie** sollte in jedem Fall mindestens durchgeführt werden:

▮ Eine komplette körperliche und neurologische Untersuchung, ggf. mit testpsychologischer Untersuchung in den Bereichen Exekutivfunktionen, Gedächtnisleistungen und Aufmerksam-keit
▮ ein Blutbild und Differentialblutbild
▮ die Bestimmung des C-reaktiven Proteins
▮ Leberwerte
▮ Nierenwerte
▮ TSH
▮ Drogen-Screening
▮ eine orientierende strukturelle Bildgebung des Gehirns (CT/MRT).

Ein raumfordernder oder entzündlicher Prozess muss ausge-schlossen werden.

Bei entsprechendem Verdacht sollte ein HIV-Test, eine Lues-Se-rologie, eine Untersuchung des Liquor cerebrospinalis, ein EEG, ein EKG, eine Röntgen-Thorax-Untersuchung oder eine spezielle weiterführende bildgebende Diagnostik mittels zerebralem CT oder MRT erfolgen.

Good Clinical Practice

Zusatz-Diagnostik

Bei einer **Wiedererkrankung** sollten
- neben der Erhebung eines gründlichen körperlichen Untersuchungsbefundes einschließlich des Körpergewichtes und
- eines Routinelabors
- alle pathologischen Vorbefunde
überprüft werden.

Darüber hinaus kann sowohl bei Erst- als auch Mehrfacherkrankung die Durchführung einer neuropsychologischen Untersuchung nach Remission (zur Verifizierung kognitiver Defizite, zur Verlaufsbeurteilung von kognitiven Trainingsprogrammen oder zur Erfassung kognitiver Beeinträchtigungen vor und nach EKT indiziert sein. Ein Routinelabor sollte zumindest die Bestimmung des Differentialblutbildes, des CRP, der Leberwerte, der Nierenwerte und des Nüchternblutzuckers umfassen. Fakultativ können die Blutfette und bei pathologischem Nüchternblutzucker das HbA1 bestimmt werden.

Eine strukturierte Vorgehensweise zur Diagnosestellung wird nochmals in einem Algorithmus dargestellt (siehe *Abschnitt D →
Algorithmus 2*).

3 Allgemeine Therapie

3.1 | Allgemeine Behandlungsprinzipien

Das allgemeine **Behandlungsziel** ist der von Krankheitssymptomen weitgehend freie, zu selbstbestimmter Lebensführung fähige, therapeutische Maßnahmen in Kenntnis von Nutzen und Risiken abwägende Patient. Diese Zielsetzung erfordert eine am gesicherten Kenntnisstand orientierte, möglichst wenig restriktive Therapie im Rahmen einer empathisch-humanen, kooperativen und rationalen Therapeut-Patienten-Beziehung. Dies umfasst auch, dass bei fehlender Krankheitseinsicht und **Selbst- oder Fremdgefährdung**, die anderweitig nicht abgewendet werden kann, die stationäre Behandlung im Rahmen einer Unterbringung nach Maßgabe der länderspezifischen Unterbringungsgesetze (PsychKG bzw. UBG) erfolgt oder von der Einrichtung einer Betreuung (BtG) zum Wohl und Schutz des Betroffenen Gebrauch gemacht wird.

Die Therapie der Schizophrenie ist grundsätzlich **mehrdimensional** orientiert. Dies bedeutet, dass in allen Therapie- und Versorgungsangeboten biologisch-somatische, psychologisch-psychotherapeutische und soziotherapeutisch-rehabilitative Aspekte gleichermaßen – wenngleich phasenspezifisch mit unterschiedlichem Akzent – berücksichtigt werden müssen.

Alle Behandlungsschritte sind in einen **Gesamtbehandlungsplan** zu integrieren sowie individuell und phasenspezifisch abzustimmen. Hierbei übernimmt der Psychiater immer mehr die Rolle auch desjenigen, der die Durchführung des Gesamtbehandlungsplanes koordiniert. Aufgrund des langfristigen und fluktuierenden Krankheitsverlaufes mit wechselnden Behandlungsbedürfnissen ist ein vernetztes Arbeiten der verschiedenen Behandlungsinstitutionen mit ihren unterschiedlichen Behandlungsangeboten erforderlich, um über die verschiedenen Krankheitsphasen hinweg ein Mindestmaß an **therapeutischer Kontinuität** aufrechtzuerhalten.

Fachliche und menschliche Qualität der Erstbehandlung sind besonders entscheidend für Behandlung, Akzeptanz, Erfolg und langfristige Therapiecompliance. Prinzipiell kommen in der Behandlung symptomreduzierende, vulnerabilitätsmindernde, stressreduzierende und bewältigungsfördernde therapeutische Interventionen in Betracht.

Im Vordergrund stehen neben der **Akutbehandlung** einer Erstmanifestation bzw. eines Rezidivs – sekundäre (**Rückfallprophylaxe**) und tertiäre Präventions- und Rehabilitationsmaßnahmen (**soziale Wiedereingliederung** und **Vermeidung von Chronifizierung**).

Komponenten der psychiatrisch-psychotherapeutischen Behandlung der Schizophrenie umfassen unter anderem:

▌ Herstellen und Aufrechterhalten einer therapeutischen Beziehung unter Einschluss der Bezugspersonen und des Umfeldes
▌ Diagnostik und Verlaufsbeurteilung
▌ Informationsvermittlung und Beratung im Hinblick auf die Erkrankung und ihre Behandlung
▌ Indikationsstellung zur Medikation, zu psychotherapeutischen, ergotherapeutischen, psychosozialen und anderen spezifischen Behandlungen im Rahmen eines Gesamtbehandlungsplans
▌ Unterstützung bei der Umsetzung des Behandlungsplans
▌ Wecken von Verständnis für die psychosozialen Konsequenzen der Erkrankung und ihre Überwindung
▌ Früherkennung und Frühbehandlung neuer Krankheitsepisoden einschließlich der Berücksichtigung auslösender oder unterhaltender Faktoren
▌ Stressreduzierende Maßnahmen, Unterstützung der Angehörigen und Schaffung eines günstigen Familienklimas
▌ berufliche und soziale Reintegration der Betroffenen.

Good Clinical Practice

Gesamtbehandlungsplan und multiprofessionelle Therapie

(3) Good Clinical Practice

Behandlungsziel ist der von Krankheitssymptomen weitgehend freie, zu selbstbestimmter Lebensführung fähige, therapeutische Maßnahmen in Kenntnis von Nutzen und Risiken abwägende Patient. Hierfür ist die Erstellung eines Gesamtbehandlungsplanes unter Partizipation der Betroffenen und aller am Behandlungsprozess Beteiligten, eine Zusammenarbeit mit Angehörigen, die Koordination und Kooperation der Behandlungsinstitutionen und der Einbezug des nicht-professionellen Hilfe- und Selbsthilfesystems notwendig. Alle Behandlungsschritte sollten in diesen Gesamtbehandlungsplan integriert werden sowie individuell und phasenspezifisch im Rahmen einer multiprofessionellen und möglichst wohnortnahen Behandlung abgestimmt werden.

Eine Erleichterung des Zugangs zum Hilfesystem für die Betroffenen sowie eine Ressourcenkoordination im psychiatrisch-psychotherapeutischen und allgemeinen Gesundheitswesen ist notwendig.

3.2 | Krankheitsphasen und phasenspezifische Behandlungsziele

Prinzipiell werden im Anschluss an die Prodromalphase drei verschiedene Krankheitsphasen und Verlaufsstadien mit unterschiedlichem therapeutischem Schwerpunkt unterschieden:

▪ Akutphase (Wochen bis Monate)
▪ postakute Stabilisierungsphase (etwa 3 bis 6 Monate)
▪ stabile (partielle) Remissionsphase (Monate bis Jahre).

Dementsprechend besteht der **phasenspezifische Gesamtbehandlungsplan** aus:

▪ Akutbehandlung
▪ Langzeitbehandlung einschließlich Rückfallprophylaxe sowie
▪ tertiären Präventions- bzw. Rehabilitationsmaßnahmen.

Pharmakotherapeutische (ggf. andere somatische) Interventionen bilden den Schwerpunkt der Akutbehandlung. In der anschließenden postakuten Stabilisierungsphase sowie in der Remissionsphase kommen zusätzlich psychoedukative, psychotherapeutisch supportive, rehabilitative, familientherapeutische und andere Verfahren zur Anwendung.

(4) Good Clinical Practice	Good Clinical Practice
Die **Therapieziele in der Akutphase** sind:	Phasenspezifische Behandlungsziele

Die **Therapieziele in der Akutphase** sind:
▪ Etablierung einer therapeutischen Beziehung
▪ Aufklärung über Krankheits- und Behandlungskonzepte
▪ Beseitigung oder Verminderung der Krankheitserscheinungen und der krankheitsbedingten Beeinträchtigung
▪ Verhinderung und Behandlung von Selbst- und Fremdgefährdung
▪ Einbeziehung von Angehörigen, Bezugspersonen und anderen Beteiligten im Einvernehmen mit den Betroffenen
▪ Verhinderung oder Verminderung sozialer Folgen der Erkrankung
▪ Motivation zur Selbsthilfe
▪ Vorbereitung der postakuten Stabilisierungsphase durch Einleitung rehabilitativer Maßnahmen

Die **Therapieziele in der postakuten Stabilisierungsphase** sind:
▪ Festigung der therapeutischen Beziehung
▪ Stabilisierung bei Remission und Abklingen der psychischen Symptome
▪ Behandlung kognitiver und sozialer Defizite sowie weiterer Negativsymptomatik
▪ Förderung von Partizipation, Krankheitseinsicht und Compliance

▌ Intensivierte Aufklärung über Krankheits- und Behandlungs-
konzepte
▌ Verstärkte Einbeziehung der Angehörigen und Bezugsper-
sonen in Aufklärung, Rückfallprävention und Behandlung im
Einvernehmen mit den Betroffenen
▌ Früherkennung drohender Rückfälle
▌ Entwicklung individueller Coping-Strategien
▌ Harmonisierung von Konflikten in der Familie und Umwelt
▌ Verständniserarbeitung der individuellen Bedeutung der Er-
krankung (Sinngebung)
▌ Stabilisierung und Erweiterung sozialer Kontakte
▌ Vorbereitung und Weiterführung rehabilitativer Maßnahmen
▌ Motivation zur Selbsthilfe

Die **Therapieziele in der Remissionsphase** sind:
▌ Aufrechthaltung der therapeutischen Beziehung
▌ Ggf. Symptomsuppression
▌ Förderung sozialer Integration
▌ Rückfallprophylaxe, -früherkennung und -frühintervention
▌ Suizidprophylaxe
▌ Verbesserung der Lebensqualität
▌ Berufliche Rehabilitation
▌ Motivation zur Selbsthilfe

3.3 │ Behandlungssetting in den einzelnen Krankheitsphasen

Der Einsatz der jeweiligen Therapieverfahren erfolgt im Rahmen
eines bestimmten therapeutischen Settings. Die Wahl **stationärer**
(psychiatrische Abteilungen, Fachkrankenhäuser, Universitätskliniken), **teilstationärer** (Tages- und Nachtkliniken), **ambulanter**
(niedergelassene Allgemeinärzte, Psychiater und Nervenärzte, Institutsambulanzen, Polikliniken) und **komplementärer** (beschüt-
zende Wohngruppen, Übergangswohnheime, Dauerwohnheime,
Rehabilitationseinrichtungen) Behandlungsangebote ist je nach
Krankheitsphase, Verlaufsstadium und -charakteristik unterschiedlich indiziert. Schutznotwendigkeit des Patienten oder ggf.
seines Umfeldes, erforderliche Tagesstrukturierung, spezielle Behandlungsbedürfnissen (z. B. bei komorbider Suchtproblematik),
verfügbarer sozialer Support sowie persönliche Präferenzen sind
weitere Entscheidungskriterien für die Wahl des Behandlungssettings.

3.3.1 Prodromalphase

Bei vielen Menschen, die im Verlauf psychotische Symptome im Sinne einer Schizophrenie entwickeln, sind im Vorfeld kürzer oder länger dauernde Perioden mit anfangs unspezifischen, späterhin hinweisenderen Auffälligkeiten nachweisbar. Derzeit werden Anstrengungen zur Früherkennung unternommen und Frühinterventionen entwickelt, welche das Risiko des Übergangs in eine voll ausgeprägte Psychose zu verringern suchen und spätere Beeinträchtigungen verhindern sollen. Die Früherkennung und -behandlung findet zunehmend in besonderen Früherkennungs- und Frühbehandlungszentren (zumeist spezielle Ambulanzen an Universitätskliniken) oder in damit vernetzten Einrichtungen in Kooperation mit niedergelassenen Fachärzten oder Hausärzten statt. Eine stationäre Behandlung ist in der Regel nur erforderlich, wenn bereits ausgeprägte Beeinträchtigungen bestehen oder Gefährdungsmomente (z. B. bei depressiver Verstimmung mit Suizidalität) erkennbar sind. In der Prodromalphase muss berücksichtigt werden, dass keine Stigmatisierung durch eine zu frühe Schizophrenie-Diagnose stattfindet, von den Betroffenen geschilderte Beschwerden spezifisch behandelt werden und dass eine kontinuierliche Betreuung gewährleistet ist, um eine Progredienz zu einer beginnenden Psychose zu erkennen. Hierbei ist der Einbezug des familiären Umfeldes hilfreich, wenn der Betroffene hierfür sein Einverständnis gibt.

3.3.2 Akutphase

Für schizophren Erkrankte sind ein regelmäßiger Kontakt zum psychiatrischen Hilfesystem und eine regelmäßige Beurteilung des psychischen und körperlichen Gesundheitszustandes sinnvoll. Generell sollte einer ambulanten Therapie, wenn möglich, der Vorzug vor einer stationären Behandlung gegeben werden. Im Fall einer akuten Exazerbation der Schizophrenie sollte, wenn möglich, eine ambulante Behandlung der stationären vorgezogen werden. Die ambulante Behandlung kann aber die stationäre nicht ersetzen. Insbesondere wenn eine Gefährdung des Patienten oder seiner Umgebung möglich ist, muss eine stationäre oder teilstationäre Aufnahme erfolgen. Kriterien zur Beurteilung einer stationären Aufnahmenotwendigkeit sind anderer Stelle dargestellt (siehe → *Abschnitt 6.3*). Niedergelassene Fachärzte für Psychiatrie oder Nervenärzte sind insbesondere für die ambulante medikamentöse Therapie verantwortlich. Eine zunehmende Zahl von Menschen mit Schizophrenie wird in Institutsambulanzen betreut, in denen neben Psychiatern auch Sozialarbeiter, Fachpflegepersonal, Psychologen und andere psychiatrisch Tätige wie Ergotherapeuten arbeiten.

3.3.3 Postakute Stabilisierungs- und Remissionsphase

Mit dem Übergang in die postakute Phase gewinnen neben der
kontinuierlichen medizinisch-psychiatrischen und allgemeinmedizinischen Behandlung komplementäre Dienste an Bedeutung.
Diese komplementären Dienste haben zum Ziel, soweit erforderlich, eine soziale und berufliche Rehabilitation bei an Schizophrenie Erkrankten zu fördern. Dies kann zunächst in Form von Tageskliniken, Freizeit- und Kontaktangeboten, Tagesstätten, betreutem Wohnen und beruflicher Wiedereingliederung oder Arbeit in
beschützter Umgebung erfolgen. Von großer Bedeutung sind die
Förderung von Compliance und die psychoedukative Betreuung
von Familienangehörigen. Im Hinblick auf die Wiedereingliederung sind, wenn möglich, lang andauernde stationäre Aufenthalte
zu vermeiden.

Die Rehabilitation bei Menschen mit leichteren Krankheitssymptomen findet, soweit erforderlich, durch niedergelassene
Psychiater oder Psychotherapeuten, Institutsambulanzen oder andere Einzeleinrichtungen statt. Die berufliche und soziale Wiedereingliederung schwer oder chronisch Erkrankter wird in der Regel in spezialisierten Einrichtungen durchgeführt werden, die neben der positiven Beeinflussung der krankheitsbedingten Schädigung (*impairment*) auch die Besserung oder Überwindung der
funktionellen Einschränkungen (*disability*) und der sozialen Beeinträchtigung (*handicap*) zum Ziel haben.

4 Pharmakologische und andere somatische Behandlungsverfahren

4.1 | Pharmakotherapie

Die Pharmakotherapie ist ein wichtiger Baustein in der Behandlung der Schizophrenie und kann gerade in der Akutphase häufig erst den Zugang zu weitergehenden psycho- und soziotherapeutischen Maßnahmen eröffnen. Dem Patienten sollte zu Beginn der Therapie das Gesamtbehandlungskonzept, welches den Rahmen für die Pharmakotherapie bildet, erläutert werden.

(5) Good Clinical Practice
Die Pharmakotherapie sollte in ein Gesamtbehandlungskonzept unter Einschluss allgemeiner und spezieller psychotherapeutischer, soziotherapeutischer und ergotherapeutischer Maßnahmen und psychiatrischer Behandlungspflege in Abhängigkeit von einer differentiellen Indikation eingebettet sein.

Good Clinical Practice

Gesamtbehandlungskonzept

Es ist grundsätzlich anzustreben, dass der über Wirkungen und Nebenwirkungen aufgeklärte Patient als gleichberechtigter Partner aktiv am therapeutischen Entscheidungsprozess teilnimmt (*„shared-decision-making"*).

In jedem Fall ist es hilfreich, die Angehörigen mit Einverständnis des Betroffenen in Therapieentscheidungen miteinzubeziehen. Oft gelingt es bei initialer ablehnender Haltung im Zeitverlauf nach der Schaffung eines Vertrauensverhältnisses, den Patienten dennoch von der Notwendigkeit der Pharmakotherapie zu überzeugen und die oft irrationalen Ängste davor zu nehmen.

Aufklärung über Wirkung und Nebenwirkungen

(6) Good Clinical Practice
Zu Beginn einer Pharmakotherapie muss eine Aufklärung des Patienten über Wirkungen sowie Nebenwirkungen der Medikamente erfolgen und der Patient sollte in den therapeutischen Entscheidungsprozess miteinbezogen werden.

Good Clinical Practice

Aufklärung des Patienten

Vor Beginn einer antipsychotischen Pharmakotherapie muss eine **laborchemische Routineuntersuchung** und wenn möglich auch

Laborunter-
suchungen

EKG-Untersuchung durchgeführt werden, falls diese nicht ohnehin im Rahmen des diagnostischen Prozesses bereits erfolgt ist. Die Laboruntersuchung (Blutentnahme) soll dazu dienen, individuelle Risiken der Pharmakotherapie abzuschätzen und muss obligat die Bestimmung der Leberenzyme, des Blutbildes, des Nüchternblutzuckers, der Blutfette und der Nierenretentionswerte enthalten. Weitere Kontrolluntersuchungen während der laufenden Therapie werden im Abschnitt über Nebenwirkungen dargestellt.

Bei der **Wahl der Medikation** ist zu empfehlen, das jeweilige Wirkungs- und Nebenwirkungsprofil mit dem **klinischen Zielsyndrom** abzustimmen und früheres Ansprechen auf Antipsychotika, Nebenwirkungserfahrungen, Applikationsform, Begleitmedikation, individuelles Risikoprofil und Patientenpräferenz zu berücksichtigen.

Good Clinical Practice

Abstimmung auf das klinische Zielsyndrom

---

(7) Good Clinical Practice

Bei Festlegung der Pharmakotherapie sollte diese auf das **klinische Zielsyndrom** abgestimmt werden. Dabei sollen auch folgende Faktoren Berücksichtigung finden:
▌ Früheres Ansprechen auf medikamentöse Therapie
▌ Nebenwirkungserfahrungen
▌ Applikationsform und Dosierung
▌ Begleitmedikation und medikamentöse Interaktionen
▌ Patientenpräferenzen
▌ Individuelles Risikoprofil

In der Therapie der Schizophrenie kommen Medikamente unterschiedlicher Substanzklassen zur Anwendung. Die Medikamente werden teilweise als Monotherapie und teilweise kombiniert eingesetzt. In den folgenden Abschnitten werden die wichtigsten bei der Therapie der Schizophrenie verwendeten pharmakologischen Substanzen, ihre Wirkungsweise und Wirksamkeit, ihre Applikationsformen und Dosierung sowie unerwünschte Arzneimittelwirkungen und deren Management dargestellt.

4.1.1 Antipsychotika

Antipsychotika, d. h. gegen psychotische Symptome wirksame Substanzen, werden in der vorliegenden Leitlinie synonym mit **Neuroleptika** verwandt, einem historisch geprägten Begriff. Sie stellen eine biochemisch heterogene Gruppe von Substanzen dar, welche zur Therapie vornehmlich psychotischer Symptome, aber auch anderer Beschwerden wie z. B. innere Unruhe, Insomnie oder andere eingesetzt werden. Ausgehend von der Entdeckung der antipsychotischen Eigenschaften von Chlorpromazin in den 50er Jahren des

20. Jahrhunderts, wurden seitdem eine Reihe von Wirkstoffen entwickelt, die nach der chemischen Struktur, nach ihrer antipsychotischen Potenz und nach dem Wirkungs- bzw. Nebenwirkungsspektrum eingeteilt werden können. Alle Antipsychotika können zerebrale Dopamin-D_2-Rezeptoren in unterschiedlichen Hirnregionen (allen gemeinsam im mesolimbischen System) mit unterschiedlicher Affinität und Dissoziationskonstante besetzen.

Dabei werden im ZNS vier wesentliche dopaminerge Systeme unterschieden. Eine Dys- bzw. Überfunktion im mesolimbischen dopaminergen System wird hauptsächlich für die schizophrenen Positivsymptome verantwortlich gemacht, so dass allen Antipsychotika eine Blockade der mesolimbischen Dopaminrezeptoren gemeinsam ist. Im mesokortikalen dopaminergen System, welches vornehmlich für komplexe kognitive und motivationale Prozesse zuständig ist, wird hingegen eine Hypoaktivität angenommen. Das nigrostriatäre dopaminerge System steuert die extrapyramidale Motorik, so dass die Blockade von Dopaminrezeptoren in diesem Bereich extrapyramidal-motorische Nebenwirkungen hervorrufen kann. Das tuberoinfundibuläe dopaminerge System ist u. a. für die Regelung der Prolaktinsekretion zuständig. Eine Blockade dieses hypophysären Systems kann somit zu einer Prolaktinerhöhung und damit assoziierten Nebenwirkungen führen.

Dopamin-
rezeptoren

4.1.1.1 Klassifikation der Antipsychotika als Gruppe und Einzelsubstanzen

Nach der **chemischen Struktur** können die Antipsychotika grob unterteilt werden in:
- ▌ **Trizyklische Antipsychotika:**
  - *Phenothiazine* mit verschieden substituierten Seitenketten wie Chlorpromazin, Fluphenazin, Levomepromazin, Perazin, Perphenazin, Promethazin und Thioridazin, *Azaphenothiazine* wie Prothipendyl
  - *Thioxanthene* wie Clopenthixol, Flupentixol, Zuclopenthixol und Chlorprothixen
  - *Dibenzodiazepine* wie Clozapin, *Dibenzothiazepine* wie Quetiapin, *Thienobenzodiazepine* wie Olanzapin, *Dibenzothiepine* wie Zotepin
- ▌ **Butyrophenone** wie Benperidol, Bromperidol, Haloperidol, Melperon, Pipamperon und Trifluperidol
- ▌ **Diphenylbutylpiperidine** wie Pimozid und Fluspirilen, **Benzisoxazolpiperidine** wie Risperidon, **Phenylindolpiperidine** wie Sertindol (*Zulassung ruht*),
- ▌ Substituierte **Benzamide** wie Amisulprid, Sulpirid und Tiaprid
- ▌ **Benzisothiazolderivate** wie Ziprasidon, **Dichlorphenyl-Piperazinyl-Quiloninon** wie Aripiprazol.

Chemische
Einteilung
der Anti-
psychotika

Nach ihrem **Wirkungs- und Nebenwirkungsprofil,** insbesondere im Hinblick auf unerwünschte extrapyramidal-motorische Störungen, können die Antipsychotika in ältere, **konventionelle,** klassische oder sogenannte **„typische"** Substanzen („Antipsychotika der ersten Generation") und **neuere,** sogenannte **„atypische"** Substanzen („Antipsychotika der zweiten Generation") unterteilt werden.

Die folgende Darstellung orientiert sich an gängigen deutschen Lehrbüchern [26, 27] und an der Schizophrenie-Leitlinie der American Psychiatric Association APA [28].

▌ Konventionelle Antipsychotika

Mit der Bezeichnung konventionell, klassisch oder „typisch" meint man die Kopplung der antipsychotischen Wirkung an das Auftreten von extrapyramidal-motorischen Nebenwirkungen (EPS).

Neuro-
leptische
Schwellen-
dosis

Unter der **neuroleptischen Schwelle** wurde bei aufsteigender Dosierung diejenige Dosis des konventionellen Antipsychotikums verstanden, bei der erstmals extrapyramidal-motorische Symptome auftreten. Die Schwellendosis wurde mit der niedrigsten wirksamen Dosis assoziiert [27].

Konventionelle Antipsychotika können nach ihrer **neuroleptischen** oder **antipsychotischen Potenz** unterteilt werden.

Es ist versucht worden, alle konventionellen Antipsychotika in einer fortlaufenden Reihe mit steigender neuroleptischer Wirksamkeit anzuordnen, wobei Chlorpromazin als Bezugspunkt genommen wurde und dessen „neuroleptische Potenz" gleich 1 gesetzt wurde. Unter der **relativen Potenz eines bestimmten Antipsychotikums** wird der Zahlenwert verstanden, mit dem 1 mg dieser Substanz multipliziert werden muss, um eine vergleichbare antipsychotische Wirksamkeit wie 100 mg Chlorpromazin hervorzurufen. Die antipsychotische Potenz korreliert mit der Bindungsstärke zum Dopamin-D_2-Rezeptor [29]. Die Dosierungen älterer typischer Antipsychotika können mit Hilfe der antipsychotischen Potenz in Chlorpromazin-Äquivalente (CPZ), also gleich antipsychotisch wirksame Dosen in mg Chlorpromazin ausgedrückt, umgerechnet werden. Bezogen auf 100 mg Chlorpromazin haben hochpotente Antipsychotika Chlorpromazin-Äquivalenzdosen von weniger als 5 mg und ein höheres EPS-Risiko (100 mg Chlorpromazin entsprechen etwa 2 mg Haloperidol). Niederpotente Antipsychotika haben Chlorpromazin-Äquivalenzdosen von mehr als 40 mg und ein höheres Risiko, Sedierung, Blutdrucksenkung und anticholinerge Nebenwirkungen hervorzurufen. Die Dosis-Äquivalente sind nicht mit vergleichbarer Verträglichkeit der Antipsychotika gleichzusetzen und sollten nicht als präzise Dosierungs-Richtlinie betrachtet werden. Sie können vielmehr Hinweise auf unbeabsichtigt hohe oder niedrige Dosierungen beim Wechsel zwischen verschiedenen Substanzen geben.

CPZ-Äquivalenzdosen einiger konventioneller Antipsychotika

Substanz	CPZ-Äquivalent (in mg, orale Dosierung)
▮ Benperidol	1
▮ Haloperidol	2
▮ Fluphenazin	2
▮ Flupentixol	2
▮ Perphenazin	10
▮ Chlorprothixen	30–150
▮ Levomepromazin	50–150
▮ Perazin	100
▮ Chlorpromazin	100
▮ Thioridazin	100

Zusammenfassend betrachtet wirken konventionelle hochpotente Antipsychotika somit bereits in niedriger bis mittlerer Dosierung (Anzahl der mg pro Tag) gut gegen produktive Symptome ohne wesentliche Sedierung, sind aber meist mit einem höheren Risiko für EPS verknüpft. Niederpotente Antipsychotika zeigen in niedriger bis mittlerer Dosierung eine geringe antipsychotische Wirkung, weisen aber eine deutliche bis ausgeprägte sedierende Komponente auf.

Typische eher hochpotente Antipsychotika sind etwa: *Benperidol, Bromperidol, Haloperidol, Flupentixol, Fluphenazin, Perphenazin, Pimozid, Zuclopentixol.*

Typische eher niederpotente Neuroleptika sind etwa: *Chlorpromazin, Chlorprothixen, Levomepromazin, Melperon, Perazin, Sulpirid* (Ausnahme: wenig sedierend), *Thioridazin.*

▮ Atypische Antipsychotika

Es gibt noch keinen abschließenden Konsens über die Kriterien **atypischer Antipsychotika**. Der Begriff „atypisch" meint zunächst, dass bei diesen Substanzen die bei typischen Antipsychotika enge Kopplung der antipsychotischen Wirkung an das Auftreten von extrapyramidal-motorischen Nebenwirkungen (EPS) stärker dissoziiert bis aufgehoben ist. Ein atypisches Antipsychotikum hat im Allgemeinen folgende Charakteristika [30, 31]:

Definition der atypischen Antipsychotika

- ein geringes Risiko, extrapyramidale Nebenwirkungen (EPS) und Spätdyskinesien hervorzurufen
- eine nur geringe Erhöhung der Prolaktin-Spiegel
- ein niedriges Potenzial in präklinischen Studien, Katalepsie hervorzurufen
- eine niedrigere Affinität zum Dopamin-D_2-Rezeptor und höhere Affinität zum Serotonin (5-HT)-Rezeptor, und

▌ ein breiteres psychopathologisches Wirkungsspektrum (z. B. auf kognitive und Negativsymptome).

Die atypischen Antipsychotika stellen keine homogene Gruppe von Psychopharmaka dar, sondern unterscheiden sich erheblich in ihrem rezeptorspezifischen Wirkungs- und Nebenwirkungsprofil.

Clozapin wird häufig als das erste „Atypikum" bezeichnet, da es bei antipsychotischer Wirksamkeit nicht zu nennenswerten extrapyramidal-motorischen Störungen führte. Clozapin wurde erstmals Mitter der 60er Jahre in klinischen Studien erprobt und 1972 in der Schweiz sowie in Österreich zuerst zugelassen. Aufgrund einer Häufung von Todesfällen 1975 in Finnland, die durch eine Agranulozytose bedingt waren, wurde Clozapin in einigen Ländern vom Markt zurückgezogen und in anderen Ländern die Anwendung nur unter der Auflage regelmäßiger Blutbildkontrollen („kontrollierte Anwendung") gestattet. Seither wird die Substanz hauptsächlich zur Behandlung bei medikamentöser Therapieresistenz der Schizophrenie eingesetzt [32]. In der Folge kamen eine Reihe von atypischen Antipsychotika auf den Markt, die ein jeweils unterschiedliches Rezeptorprofil besitzen.

Auch für atypische Antipsychotika wurde versucht, zu Vergleichszwecken minimal wirksame Dosierungen im Sinne von Chlorpromazin-Äquivalenten anzugeben (so sollen 100 CPZ-Äquivalente etwa 7,5 mg Aripiprazol, 2 mg Risperidon, 5 mg Olanzapin, 75 mg Quetiapin und 60 mg Ziprasidon entsprechen) [33]. Diese Umrechnungen beruhen auf den in den bisher vorliegenden Studien verwendeten Dosierungen und konnten sich aufgrund der schwierigen direkten Vergleichbarkeit der einzelnen Atypika nicht durchsetzen.

Verfügbare atypische Antipsychotika

In **Deutschland derzeit verfügbare atypische Antipsychotika** sind *Amisulprid, Aripiprazol, Clozapin, Olanzapin, Quetiapin, Risperidon, Ziprasidon* und *Zotepin*.

Trotz der Unschärfe des Begriffs „atypische Antipsychotika" wird er in den weiteren Ausführungen gebraucht, da sich bisher diese Bezeichnung im Sprachgebrauch am meisten durchgesetzt hat. Aufgrund der zunehmenden Bedeutung dieser Gruppe werden im Folgenden die einzelnen Substanzen ausführlicher beschrieben. Für eine detailliertere Darstellung der einzelnen konventionellen Antipsychotika in dieser Form wird auf gängige Lehrbücher der Psychiatrie und Psychopharmakologie verwiesen.

Amisulprid

▌ **Amisulprid.** Amisulprid blockiert selektiv D_2- sowie auch D_3-Dopaminrezeptoren mit überwiegender Anreicherung im mesolimbischen und tuberoinfundibulären, weniger im nigrostriatalen System und hat keine nachweisbare Affinität zu anderen dopaminergen oder nichtdopaminergen Rezeptoren. In niedriger Dosierung blockiert Amisulprid vornehmlich präsynaptische D_2-/D_3-Rezeptoren, was zunächst zu einer vermehrten Dopaminausschüttung führen kann. Die Halbwertszeit beträgt ca. 12–20 Stunden, die orale Bioverfügbarkeit liegt bei ca. 48%. Amisulprid wird vorwiegend über die Nieren in unveränderter Form ausgeschieden und nur gering über die Leber metabolisiert. Unter der Therapie mit Amisulprid sind vor allem auf erhöhte Prolaktinspiegel mit dem Risiko für hormonell induzierte Nebenwirkungen wie Amenorrhoe, Galaktorrhoe, sexuelle Funktionsstörungen usw. zu achten. Amisulprid kann zu einer Verlängerung des QT-Intervalls führen, deswegen sollte eine Anwendung in Kombination mit zusätzlichen QT-verlängernden Substanzen wie z. B. Antiarrhythmika der Klassen I und III nicht erfolgen.

▌ **Aripiprazol.** Das Antipsychotikum Aripiprazol unterscheidet sich von anderen Antipsychotika, da es eine partiell agonistische Wirkung am Dopamin- (D_2)- und am Serotonin (5-HT_{1A})-Rezeptor hat und zusätzlich agonistische Wirkung am Dopamin (D_3)- und an den Serotonin (5-HT_{2A}, 5-HT_{2c} und 5-HT_7)-, alpha$_1$-adrenergen und Histamin (H_1)-Rezeptoren. Zusätzlich hemmt es die neuronale Wiederaufnahme von Serotonin. Die Halbwertszeit liegt bei ca. 60–80 Stunden, die Eliminationshalbwertszeit bei schlechten Metabolisierern bei bis zu 146 Stunden. Die orale Bioverfügbarkeit beträgt ca. 87%. Die hepatische Metabolisierung erfolgt über CYP 3A4 und CYP 2D6.

Aripiprazol

▌ **Clozapin.** Clozapin hat eine antagonistische Wirkung an etlichen Neurotransmitter-Rezeptoren, wie Dopamin (D_4 mit hoher und D_1, D_2, D_3, D_5 mit niedriger Affinität), Serotonin (5-HT_{2A}, 5-HT_{2C} mit hoher und 5-HT_{1A}, 5-HT_3 mit niedriger Affinität), muskarinischen Rezeptoren (M_1, M_4 mit hoher und M_2 (M_3, M_5) mit niedriger Affinität), alpha$_1$- und alpha$_2$-adrenergen Rezeptoren und Histamin (H_1)-Rezeptoren. Die Halbwertszeit liegt bei 12–16 Stunden (Metaboliten bis ca. 23 Stunden), die Bioverfügbarkeit beträgt ca. 50–60%. Clozapin wird fast ausschließlich hepatisch über das Cytochrom P 450-System (CYP 1A2, 3A4 und gering 2D6) verstoffwechselt. Unter der Therapie mit Clozapin besteht ein erhöhtes Risiko für eine Agranulozytose (in 0,5–1% der Fälle), epileptische Anfälle (in etwa 2% der Fälle) und es kann selten zur Entwicklung einer Myokarditis und Kardiomyopathie kommen. Das Risiko für EPS ist hingegen gering.

Vor der Behandlung mit Clozapin muss ein vollständiges Differentialblutbild vorliegen. Dabei sollte die Gesamtleukozytenzahl mehr als 3500/µl betragen. Die Behandlung sollte mit einer niedrigen Dosis (12,5 bis 25 mg ein- oder zweimal pro Tag) beginnen und langsam schrittweise (in Stufen von 25 bis maximal 50 mg/Tag) bis zur Zieldosis erhöht werden. Die maximale Wirkung wird bei

Clozapin

Plasma-Spiegeln zwischen 200 und 400 ng/ml angenommen, die üblicherweise bei Dosierungen von 300–400 mg/Tag auftreten. Während der Aufdosierungsphase sollten kardiovaskuläre Nebenwirkungen, Anfallssymptome, subjektive Beschwerden besonders berücksichtigt werden und regelmäßige Blutbildkontrollen (wöchentlich in den ersten 18 Wochen, danach alle 4 Wochen) stattfinden. Clozapin muss abgesetzt werden, wenn die Gesamtleukozytenzahl auf unter 3000/µl und/oder die Zahl der neutrophilen Granulozyten auf unter 1500/µl abgesunken ist. Bei Eosinophilie über 3000/µl oder einer Thrombozytopenie unter 50000/µl ist ebenfalls ein Absetzen zu empfehlen. Zusätzlich sollte besonders auf Gewichtszunahme, Glukose-Stoffwechsel und Lipidveränderungen geachtet werden, da Clozapin mit einem erhöhten Risiko der Entwicklung eines metabolischen Syndroms verbunden ist.

Olanzapin

▌ **Olanzapin.** Olanzapin hat eine antagonistische Wirkung an Dopamin- (D_1, D_2, D_3, D_4, D_5), Serotonin- (5-HT_{2A} und 5-HT_{2C}), muskarinergen Rezeptoren (M_1, M_2, M_3, M_5), $alpha_{1(2)}$-adrenergen Rezeptoren und Histamin (H_1)-Rezeptoren. Die Substanz hat eine Halbwertszeit von 30–60 Stunden und eine Bioverfügbarkeit von ca. 80%. Sie wird vor allem über CYP 1A2 und CYP 2D6 metabolisiert. Eine abendliche Gabe kann die Verträglichkeit aufgrund der initial häufigen Sedierung verbessern. Die Behandlung mit Olanzapin ist mit einem gesteigerten Risiko für Glukose-Stoffwechselstörungen, Gewichtszunahme und Lipidveränderungen verbunden. Diese Nebenwirkungen sollten daher besonders beachtet und behandelt werden.

Quetiapin

▌ **Quetiapin.** Quetiapin hat eine antagonistische Wirkung an Dopamin- (D_1, D_2, D_3), Serotonin- (5-HT_{1A}, 5-HT_{2A} und 5-HT_{2C}), $alpha_1$- und $alpha_2$-adrenergen Rezeptoren und Histamin (H_1)-Rezeptoren. Die Halbwertszeit liegt bei ca. 7 Stunden, die orale Bioverfügbarkeit beträgt ca. 9%. Die Metabolisierung findet in der Leber über CYP 3A4 statt. Trotz der kurzen Halbwertszeit wird in der Regel eine Gabe von zweimal pro Tag als ausreichend erachtet. Auch bei höheren Dosierungen besteht, mit Ausnahme einer Akathisie, nur ein sehr geringes Risiko für extrapyramidale Nebenwirkungen. Während der Aufdosierungsphase sollte insbesondere auf Blutdruckschwankungen und Sedierung geachtet werden. Aufgrund des mäßig erhöhten Risikos für Glukose-Stoffwechselstörungen, Gewichtszunahme und Lipidveränderungen sollten regelmäßige Kontrollen stattfinden.

Risperidon

▌ **Risperidon.** Risperidon hat eine antagonistische Wirkung an Dopamin- (hauptsächlich D_2, aber auch D_1, D_3, D_4), Serotonin- (5-HT_{1A}, 5-HT_{2A}, 5-HT_{2C} und 5-HT_7), $alpha_1$- und $alpha_2$-adrenergen Rezeptoren und Histamin (H_1)-Rezeptoren. Risperidon hat eine Halbwertszeit von ca. 3–19 Stunden und eine orale Bioverfügbarkeit von ca. 66–80%. Risperidon wird zunächst hepatisch über CYP 2D6 und geringer CYP 3A4 metabolisiert. Risperidon ist mit einem eher niedrigen Risiko für Sedierung und anticholinerge Nebenwirkungen, einem eher mittleren Risiko für EPS, Gewichtszunahme, sexuelle Funktionsstörungen, Prolaktinerhöhung, orthostatische Hypotonie und Tachykardie verbunden.

■ **Ziprasidon.** Ziprasidon wirkt antagonistisch an Dopamin(D_2)-, Serotonin (5-HT_{2A}, 5-HT_{2C} und 5-$HT_{1B/1D}$)-, alpha$_1$-adrenergen Rezeptoren und Histamin (H_1)-Rezeptoren. Ziprasidon hat außerdem eine partiell agonistische Wirkung am Serotonin-5-HT_{1A}-Rezeptor und hemmt die neuronale Wiederaufnahme von Serotonin und Norepinephrin. Ziprasidon hat eine sehr hohe Affinität zu Serotoninrezeptoren, etwas geringer zu Dopaminrezeptoren und kaum eine Affinität zu cholinergen Rezeptoren. Die Halbwertszeit beträgt ca. 6–7 Stunden. Die orale Bioverfügbarkeit liegt etwa bei 60%. Die Metabolisierung erfolgt hauptsächlich über CYP 3A4 unter Beteiligung von CYP 1A2. Ziprasidon verursacht dosisabhängig eine leichte bis mäßige Verlängerung des QT-Intervalls (Anstieg von 30–60 ms bei 12,3% der Patienten). Bei einem QT$_c$-Intervall über 500 ms wird ein Absetzen der Therapie empfohlen. Ziprasidon sollte nicht in Kombination mit anderen das QT-Intervall verlängernden Arzneimitteln oder bei bekanntem QT-Syndrom gegeben werden. Vor Beginn einer Behandlung und bei relevanter Dosiserhöhung ist die Ableitung eines EKG zu empfehlen.

Ziprasidon

■ **Zotepin.** Zotepin wirkt gering antagonistisch an Dopamin(D_1, D_2)-, stärker an Serotonin (5-HT_{2A}, 5-HT_{2C} und 5-$HT_{6/7}$)-, alpha$_1$-adrenergen Rezeptoren und Histamin (H_1)-Rezeptoren sowie sehr gering an muskarinergen Acetylcholinrezeptoren. Zusätzlich bewirkt Zotepin eine Noradrenalin-Wiederaufnahmehemmung. Zotepin wird nach oraler Gabe rasch resorbiert, unterliegt einem ausgeprägten hepatischen First-pass-Effekt mit einer Bioverfügbarkeit von nur 10% und einer Halbwertszeit von ca. 14–16 Stunden. Die Metabolisierung erfolgt vermutlich hauptsächlich über CYP 3A4 zu teilweise pharmakologisch aktiven Metaboliten. Relevante Nebenwirkungen sind anticholinerge vegetative Effekte, orthostatische Hypotension und ein erhöhtes Risiko für zerebrale Krampfanfälle im Vergleich zu anderen Antipsychotika (mit Ausnahme des Clozapins).

Zotepin

4.1.1.2 Wirkung und Wirksamkeit

▍ Wirkung

Rezeptorbin-
dung und
Wirkung
von Anti-
psychotika

In in-vitro-Studien und Rezeptor-Bindungsstudien mittels Positronen-Emissions-Tomograph (PET) konnte gezeigt werden, dass Antipsychotika an eine Reihe von **Neurotransmitter-Rezeptoren** (z. B. Dopamin-, Serotonin-, Acetylcholin-, und Histaminrezeptoren) binden. Dabei werden Dopamin- und Serotoninrezeptoren überwiegend blockiert (Wirkung als Antagonisten), eine Ausnahme bildet z. B. Aripiprazol, welches als partieller Agonist am Dopamin-D_2-Rezeptor fungiert. Die Dopamin-D_2-antagonistische Aktivität der Antipsychotika scheint eine der hauptsächlichen Bedingungen für ihre Wirksamkeit zu sein [34, 35], obgleich die Blockade von Serotonin-Rezeptoren (wie 5-HT_2) und anderer Neurotransmitter-Rezeptoren wie cholinerger, histaminerger und alpha-adrenerger Rezeptoren im Wirksamkeits- und Nebenwirkungsspektrum ebenfalls eine Rolle spielen. Für die antipsychotische Wirkung können sowohl die direkte Blockade von Neurotransmitter-Rezeptoren als auch langfristige Anpassungsvorgänge der Neurotransmitter-Systeme wie eine Hochregulierung der Rezeptoren und andere Auswirkungen auf die zelluläre Signaltransduktion verantwortlich sein. Die genauen Wirkmechanismen der Antipsychotika sind im Einzelnen noch nicht geklärt und Gegenstand der weiteren Forschung.

▍ Wirksamkeit

Die Wirksamkeit der Antipsychotika sowohl in der Akut- als auch in der Langzeittherapie kann als gut belegt gelten und wird in den Abschnitten über die phasenspezifische Indikation ausführlich dargestellt (siehe Abschnitt 4.3).

> Die *kurzfristige* Wirksamkeit antipsychotischer Medikation wird anhand der Verbesserung der Psychopathologie (Positiv-, Negativ-, affektive, kognitive und allgemeine Symptome) im Rahmen einer 6- bis 12-wöchigen Medikationsphase beurteilt. Die *langfristige* Wirksamkeit wird anhand der Rezidivraten (gelegentlich auch der stationären Wiederaufnahmeraten) sowie der Persistenz von Symptomen, der sozialen Funktionsfähigkeit oder der Lebensqualität beurteilt.

Akuttherapie
mit typischen Antipsychotika

▍ Konventionelle Antipsychotika. In älteren Placebo-kontrollierten Studien konnte gezeigt werden, dass bei etwa 60% der mit konventionellen Antipsychotika (Phenothiazine) behandelten Schizophrenie-Patienten nach 6 Wochen eine deutliche Besserung im

Sinne einer Remission eintrat oder nur noch eine geringe Rest-Symptomatik vorhanden war [36]. Neuere Studien zeigen, dass mittlere Dosierungen von typischen Antipsychotika (bis zu 10 mg/Tag Haloperidol und einer Plasmakonzentration von weniger als 18 ng/ml) genauso wirksam oder wirksamer sind als höhere Dosierungen. Während mittlere Dosierungen eher komorbide depressive Symptome verbesserten, waren höhere mit einem ungleich größeren Risiko von extrapyramidalen Nebenwirkungen und Dysphorie verbunden.

Die Verwendung typischer Antipsychotika in der Langzeittherapie gründete auf der Beobachtung, dass bei einem Großteil der Patienten eine rasche Verschlechterung oder ein Rezidiv auftrat, wenn die Medikation abgesetzt wurde. In vielen Placebo-kontrollierten Studien konnte ein mindestens um 50–70% verringertes Rezidivrisiko durch regelmäßige Einnahme typischer Antipsychotika gezeigt werden. In großen Studien betrug die Therapie-Response, d. h. die Rückfallfreiheit nach 1 Jahr 60–80% unter typischen Antipsychotika und 20–30% unter Placebo [37, 38].

Langzeittherapie mit typischen Antipsychotika

█ **Atypische Antipsychotika.** Die Überlegenheit atypischer Antipsychotika im Vergleich zu Placebo in der Therapie akuter schizophrener Episoden ist für alle in Deutschland zugelassenen atypischen Präparate nachgewiesen (für Einzelheiten siehe Abschnitt 4.3). Ob *atypische Antipsychotika* den *konventionellen Antipsychotika* in der generellen Wirksamkeit überlegen sind, wird derzeit noch kontrovers beurteilt [39, 40].

In der Langzeittherapie und Rezidivprophylaxe konnte die Wirksamkeit für atypische Antipsychotika substanzabhängig zumindest über Zeiträume von 6 Monaten bis 2 Jahren belegt werden [41].

Akut- und Langzeittherapie mit atypischen Antipsychotika

4.1.1.3 Applikation und Dosierung

█ **Applikation.** Antipsychotika liegen als Tabletten, als Dragées, als Saft, als Lösungen für die intravenöse Gabe und als kurz- oder langwirkende Präparate für die intramuskuläre Applikation vor. Die intravenöse Gabe führt zu einer sofortigen maximalen Plasmakonzentration, während kurzwirkende intramuskulär verabreichte Präparate diese nach etwa 30–60 Minuten und oral verabreichte Präparate nach 2–3 Stunden erreichen. Daher kann die beruhigende, sedierende Wirkung parenteral verabreichter typischer Antipsychotika schneller eintreten als bei oraler Gabe. Diese beruhigende Wirkung unterscheidet sich jedoch von der eigentlichen antipsychotischen Wirkung, die mehrere Tage oder Wochen benötigen kann. Die Gabe eines oralen Antipsychotikums ein- oder zweimal am Tag führt zumeist nach 2–5 Tagen

Applikationsformen

zu einem Gleichgewicht (*steady state*) des Blutspiegels. Pharmakologisch ist ein Gleichgewicht zwischen Aufnahme und Elimina-
tion bei gleichbleibendem Dosierungsintervall nach Ablauf von
4–5 Halbwertszeiten erreicht.

Individuelle Reaktionsmuster und unerwünschte Begleitwirkungen der Antipsychotika erfordern ein hinsichtlich Substanzwahl, Kombination, Begleitmedikation, Applikation und Dosierung differenziertes Vorgehen. Monotherapie und die orale Applikationsform ist in der Regel zu bevorzugen. Intravenöse oder intramuskuläre Applikation ist in Wirksamkeit und Wirkungseintritt
nicht überlegen, aber u. a. indiziert, wenn in der Akutphase gegen
den Willen des Patienten auf entsprechender rechtlicher Basis intravenös oder intramuskulär behandelt werden muss oder langfristig eine Depotmedikation erfolgen soll.

Allgemeine Grundsätze der Dosierung

∎ **Dosierung.** Die **Dosierung** der Antipsychotika ist grundsätzlich
so niedrig wie möglich zu wählen. Hochdosierungen sind Standarddosierungen in Bezug auf die antipsychotische Wirkung
nicht überlegen. Eine **optimale Dosierung** ist dann anzunehmen,
wenn eine gute Wirkung auf das gesamte Spektrum der psychotischen Symptome mit differenziellem Schwerpunkt in der jeweiligen Krankheitsphase bei geringen Nebenwirkungen erreicht
wird. Durch die auch in Deutschland in den letzten Jahrzehnten
teilweise Verwendung hoher bis exzessiver Dosierungen typischer
Antipsychotika sowohl in der Akut- als auch der Langzeittherapie
standen häufig die Nebenwirkungen, insbesondere die extrapyramidal-motorischen Störungen, für den Patienten im Vordergrund.
Dies führte häufig zu einer Ablehnung der medikamentösen Therapie, war mit einer Verschlechterung der Behandlungsergebnisse
verbunden und trug zu einer Stigmatisierung der Betroffenen bei.

Für die **konventionellen Antipsychotika** liegt diese Dosierung
nach klinischer Erfahrung an der Schwellendosis, bei der extrapyramidal-motorische Symptome hervorgerufen werden. Pharmako-
biochemisch wird anhand von PET und SPECT-Untersuchungen
diskutiert, dass eine optimale antipsychotische Wirksamkeit bei
einer striatalen D_2-Rezeptorblockade ab 65–70% zu erzielen ist,
während eine Besetzung oberhalb von 80% bereits mit einem
hohen Risiko extrapyramidal-motorischer Nebenwirkungen verknüpft zu sein scheint [42, 43]. Diese Beziehung gilt in strengem
Sinne nur für konventionelle Antipsychotika. Bei der Wirkungsweise spielt neben der prozentualen Rezeptorbesetzung auch eine Rolle, ob eine starke Bindung zum Rezeptor (wie z. B. bei Haloperidol)
oder eher eine schwächere Bindung mit rascher Dissoziation (wie
z. B. bei den Atypika Clozapin und Quetiapin) vorliegt. Die D_2-Re-
zeptorbesetzung durch ein Pharmakon ist keine statische Größe,
sondern stellt ein dynamisches Phänomen dar und kann während
der Therapie bei gleicher Dosierung variieren (**IV**) [44].

Für die **atypischen Antipsychotika** liegt die optimale Dosis in der Regel unterhalb der EPS-Schwelle. Die bei konventionellen Antipsychotika enge Kopplung von antipsychotischer Wirksamkeit und extrapyramidal-motorischer Wirkung (EPS) ist nicht vorhanden, das Risiko später Dyskinesien ist vermindert, und die Prolaktinerhöhung fällt bis auf wenige Ausnahmen geringer aus. Neurokognitive Dysfunktionen, Negativsymptomatik sowie Lebensqualität scheinen – ebenso wie möglicherweise die Compliance – eher günstiger beeinflusst zu werden (III) [45].

4.1.1.4 Umstellung von Antipsychotika („Switching")

Eine Umsetzung eines Antipsychotikums auf ein anderes ist zum einen als plötzliches Absetzen der einen Substanz im Austausch gegen die andere („Stop-Start"), zum anderen als Überlappung beider Substanzen mit allmählichem Auf- bzw. Abdosieren („Crossover oder Crosstapering") möglich. Bei plötzlichem Absetzen von typischen Antipsychotika sind Entzugssymptome bzw. Absetzphänomene mit Unruhe, Unwohlsein, Schlaflosigkeit, Schweißausbrüchen etc. beschrieben [46–48], die in der Regel spätestens einige Tage nach dem Absetzen auftreten und nur bei der Depotformulierung eine längere Latenzzeit aufweisen. Einige der Absetzphänomene wurden als Folge einer cholinergen Überempfindlichkeit bei Langzeitbehandlung mit Antipsychotika erklärt [49]. Deswegen wurde beim Absetzen ein schrittweises Vorgehen empfohlen [50]. Bei der Umstellung auf ein anderes, z.B. atypisches Antipsychotikum können, vermutlich in Abhängigkeit des veränderten Rezeptorprofils, ebenfalls Absetzphänomene auftreten. Bisweilen kann es auch zu einer vorübergehend verstärkten extrapyramidal-motorischen Symptomatik kommen. Dies ist einer der Gründe, weshalb bei Abwägung des Risikos pharmakologischer Wechselwirkungen zumeist eine überlappende Behandlung präferiert wird [51]. Bei der Umstellung von Typika auf atypische Antipsychotika wird eine Crossover-Strategie mit Ausnahme des Wechsels auf Clozapin empfohlen [51]. Für die Umsetzung auf Risperidon, Olanzapin und Aripiprazol liegen systematische Beobachtungen vor, welche diese Vorgehensweise explizit nahe legen [52, 53].

4.1.1.5 Relative Kontraindikationen und Nebenwirkungen

▌ Relative Kontraindikationen

Relative Kontraindikationen für den Einsatz von Antipsychotika sind – je nach Substanzgruppen mit unterschiedlicher Gewichtung – akute Intoxikationen durch zentral wirksame Substanzen,

Engwinkelglaukom, Pylorusstenose, Prostatahypertrophie, kardiale Vorschädigung, Leber- und Nierenvorschädigungen, Leukopenie, prolaktinabhängige Tumoren, schwere Hypotonie, hirnorganische Erkrankungen, Epilepsie, Schädigung des extrapyramidalmotorischen Systems, anamnestisch malignes neuroleptisches Syndrom. In jedem Fall muss bei der Substanzwahl eine Nutzen-Risiko-Abwägung unter Berücksichtigung des substanzspezifischen Nebenwirkungsprofils erfolgen.

▌ Nebenwirkungen

Nebenwirkungen typischer Antipsychotika

Die Nebenwirkungen **typischer Antipsychotika** unterscheiden sich vor allem nach der antipsychotischen Potenz. Hochpotente typische Antipsychotika sind mit einem hohen Risiko von extrapyramidalen Nebenwirkungen, einem mittleren Risiko von Sedierung und einem niedrigen Risiko von orthostatischer Hypotension, Tachykardie und anticholinergen oder antiadrenergen Nebenwirkungen verbunden. Niederpotente Antipsychotika rufen weniger extrapyramidale Nebenwirkungen, jedoch häufiger Sedierung, orthostatische Hypotension, Tachykardie und anticholinerge oder antiadrenerge Nebenwirkungen hervor.

Nebenwirkungen der Atypika

Die Nebenwirkungen **atypischer Antipsychotika** unterscheiden sich vor allem nach dem spezifischen Rezeptorprofil. Hier stehen vor allem unerwünschte Wirkungen auf den Glukose- und Lipidstoffwechsel, das Körpergewicht, das hämatopoetische System und die kardiale Reizleitung im Vordergrund.

Zu den Nebenwirkungen und deren Behandlung siehe Abschnitt 4.5.

In der Tabelle 4.1 werden die Nebenwirkungen der verschiedenen Atypika denen von Haloperidol in semiquantitativer Weise gegenübergestellt, wobei die Angaben über die Häufigkeiten zwischen den Studien variieren.

4.1.2 Andere Psychopharmaka

Benzodiazepine

▌ **Benzodiazepine.** Benzodiazepine werden häufig adjuvant zur antipsychotischen Therapie verwendet. Als Monotherapie haben sie im Vergleich zu Antipsychotika geringere antipsychotische Wirksamkeit, können jedoch neben Angst und Agitiertheit auch Positivsymptome günstig beeinflussen [54]. Benzodiazepine werden insbesondere in der Akuttherapie eingesetzt und sollen die Wirkung der antipsychotischen Therapie verstärken. Von einigen Behandlern wird zur Behandlung des akuten Erregungszustandes eine Benzodiazepin-Monotherapie im Vergleich zur Kombination mit typischen Antipsychotika aufgrund des günstigeren Nebenwirkungsspektrums bevorzugt. In der Regel kommen Benzodiaze-

Tabelle 4.1. Unerwünschte Wirkungen der Antipsychotika[#]

Unerwünschte Wirkung	Antipsychotikum								
	Halo-peridol	Ami-sulprid	Cloza-pin	Olan-zapin	Rispe-ridon	Que-tiapin	Zipra-sidon	Aripip-razol	Zotepin
▮ Frühdyskinesien/ Parkinsonoid/ Akathisie	+++	0 bis +	0 bis (+)	0 bis ++	0 bis ++	0 bis +	0 bis +	0 bis +	0 bis ++
▮ Spätdyskinesien	+++	0 bis (+)	0	(+)	(+)	?	?	(+)	0 bis (+)
▮ Krampfanfälle	+	0	++	0	0	0	0	(+)	++
▮ Verlängerung der QT-Zeit	+	(+)	(+)	(+)	(+)	(+)	+	0 (?)	+
▮ Transaminasen-/ Bilirubinanstieg	++	(+)	++	++	+	++	+	0 (?)	++
▮ Obstipation	+	++	+++	++	++	+	0	0	+++
▮ Orthostatische Dysregulation	++	0	++	(+)	++	++	+	+	+
▮ Passagere Leukopenien	+	0	+++	(+)	0	++	0	0	++
▮ Agranulozytose/ Panzytopenie	0	0	+	0	0	0	0	0	0
▮ Gewichtszu-nahme*	+	+	+++	+++	++	++	(+)	(+)	+++
▮ Hyperprolaktin-ämie**	+++	+++	0	(+)	++	(+)	(+)	0	++
▮ Galaktorrhoe**	++	++	0	0	++	0	0	0	++
▮ Dysmenorrhoe/ Amenorrhoe**	++	++	0	0	++	(+)	0	0	++
▮ Sedlerung	+++	0 bis (+)	+++	+ bis ++	+	++	0 bis (+)	0	+++
▮ Malignes neuroleptisches Syndrom	(+)	?	(+)	(+)	(+)	(+)	?	(+)	(+)

Anmerkung: Die Häufigkeitsangaben wurden hauptsächlich den Monographien des BGA für die Zulassung oder Nachzulassung entnommen

[#] 0 = nicht vorhanden, (+) = vereinzelt oder kein signifikanter Unterschied zu Plazebo, + = selten (unter 1%), ++ = gelegentlich (1–10%), +++ = häufig (> 10%), ? = keine ausreichende Datenlage zur Abschätzung der Häufigkeit

* Ausmaß über 6–10 Wochen: + = niedrig (0–1,5 kg), ++ = mittel (1,5–3 kg), +++ = hoch (> 3 kg)
** Nur für Amisulprid, Clozapin, Risperidon und Quetiapin gut untersucht

pine zeitlich limitiert adjuvant zur neuroleptischen Pharmakotherapie zur Anwendung. Besondere Anwendungsbereiche sind neben psychotisch-agitierter und ängstlicher Symptomatik katatone Symptome, Akathisie und belastende Schlafstörungen bei der Schizophrenie [54]. Häufig verwendete Benzodiazepine sind Lorazepam, Diazepam und Clonazepam. Nebenwirkungen sind Sedierung, Ataxie, kognitive Beeinträchtigung und eine paradoxe Enthemmung bei einigen Patienten. Benzodiazepine haben, insbesondere bei längerer Gabe, ein Abhängigkeitspotenzial. Bei zu raschem Absetzen können psychotische Symptome und epileptische Anfälle auftreten.

Antikonvulsiva und Lithium

▌ **Antikonvulsiva und Lithium.** Lithium und Antikonvulsiva wie Carbamazepin und Valproinsäure werden lediglich adjuvant zur antipsychotischen Medikation gegeben. Sie sind insbesondere für bestimmte Subgruppen für Patienten indiziert [55, 56]. Carbamazepin und Valproinsäure kommen insbesondere bei impulsivem oder fremdaggressivem Verhalten sowie affektiven Symptomen zur Anwendung. Auch bei gleichzeitig vorliegendem epileptischem Anfallsleiden kann eine Therapie mit Valproinsäure sinnvoll sein. Carbamazepin sollte wegen der Agranulozytose-Gefahr nicht zusammen mit Clozapin gegeben werden. Für Lithium gibt es, neben den positiven Effekten auf affektive Symptome, Hinweise, dass adjuvant zur antipsychotischen Therapie bei Behandlungsresistenz eine Wirkung zu erzielen ist, die Studienergebnisse sind jedoch nicht konsistent [57].

Antidepressiva

▌ **Antidepressiva.** Antidepressiva verschiedener Klassen wie selektive Serotonin-Wiederaufnahmehemmer (SSRI) oder trizyklische Antidepressiva werden zur Behandlung depressiver Symptome bei der Schizophrenie verwendet. Sie werden adjuvant zur antipsychotischen Therapie eingesetzt und können auch bei residualen Negativsymptomen, Zwangsstörungen und anderen Angststörungen wirksam sein. Insbesondere sollte auf pharmakokinetische Interaktionen mit Antipsychotika im Sinne einer möglichen gegenseitigen Erhöhung der Plasmaspiegel geachtet werden [58].

Beta-Rezeptor-Antagonisten

▌ **Beta-Rezeptor-Antagonisten.** Beta-Blocker werden zur Behandlung medikamentös induzierter Akathisie verwendet. Propanolol wurde gelegentlich jedoch auch zur Augmentation der antipsychotischen Therapie oder zur adjuvanten Therapie aggressiver Symptome eingesetzt, insbesondere bei behandlungsresistenter Schizophrenie [55].

▌ **Glutamaterg wirkende Substanzen.** Studien mit Glycin, D-Cyclo-serin und D-Serin, die glutamaterge Eigenschaften besitzen, als adjuvante Therapie zu Antipsychotika, ergaben bisher keine stichhaltigen Hinweise auf eine überlegene Wirksamkeit. Diese Substanzen spielen derzeit nur in der experimentellen Forschung eine gewisse Rolle, wobei sich für die Behandlung von Negativ-symptomatik und u. U. kognitive Defizite eine konsistente Be-fundlage andeutet.

▌ **Omega-3-Fettsäuren.** Die Studienlage zur Augmentation mit Omega-3-Fettsäuren ist hinsichtlich einer überlegenen Wirksam-keit inkonsistent.

4.1.3 Kombinationstherapie und Wechselwirkungen

Eine antipsychotische **Monotherapie** ist generell aufgrund der besseren Steuerbarkeit und der fehlenden medikamentösen Inter-aktionen zu bevorzugen.

Antipsychotische Kombinationstherapie (antipsychotische Po-lypharmazie) bezeichnet die gleichzeitige Verwendung mehrerer Antipsychotika. Antipsychotika werden auf der Basis von Über-legungen zu einer möglichen günstigen additiven Wirkung der Einzelsubstanzen durch Ergänzung von Rezeptorprofilen kom-biniert. In der Praxis werden Kombinationen jedoch insbesondere polypragmatisch bei Patienten verwendet, die auf eine Monothe-rapie nicht ausreichend ansprechen. Niederpotente Antipsychoti-ka werden häufig adjuvant zur Sedierung verschrieben. Die Kom-bination von Antipsychotika ist mit der Gefahr ungünstiger Wechselwirkungen und einer Potenzierung von Nebenwirkungen verbunden. Mit Ausnahme einer Clozapin-Augmentation bei be-stimmten Subgruppen von Patienten [59] gibt es keine hochwer-tige Evidenz, dass eine antipsychotische Kombinationstherapie Vorteile hat [60, 61]. *(Antipsycho-tische Kom-binations-therapie)*

Unter einer **Augmentationsbehandlung bei Antipsychotikathe-rapie** wird eine Kombinationsbehandlung von Antipsychotika mit anderen Substanzgruppen (wie z. B Benzodiazepine, Antidepressi-va, Hypnotika, Phasenprophylaktika etc.) verstanden. Eine Indi-kation hierzu kann sich bei unzureichender antipsychotischer Re-sponse, zur Behandlung von Begleitwirkungen oder speziellen Zielsymptomen (z. B. akute Erregung, Angst, Depression) erge-ben, die nicht durch die Antipsychotika abgedeckt werden. In al-ler Regel empfiehlt sich im weiteren Vorgehen, eine antipsychoti-sche Basismedikation beizubehalten. *(Augmen-tation bei Therapie mit Antipsycho-tika)*

Die Wahl der Kombination richtet sich auch hier nach dem je-weiligen **klinischen Zielsyndrom.** Mit Ausnahme der Behandlung der Negativsymptomatik liegen für die Behandlungsempfehlungen bei anderen Zielsyndromen außer klinischer Erfahrung allerdings kaum wissenschaftlich ausreichende Grundlagen vor. Eine Reihe von pharmakodynamischen und pharmakokinetischen (Plasmaspiegel) Interaktionen der Antipsychotika untereinander, mit anderen Pharmaka und Substanzen sind zu beachten. Die Kombination von Clozapin und Carbamazepin empfiehlt sich aufgrund des erhöhten Agranulozytoserisikos nicht.

4.2 | Andere somatische Verfahren

Von den anderen, nicht-pharmakologischen somatischen Behandlungsverfahren hat derzeit nur die **Elektrokonvulsionstherapie** (Elektrokrampftherapie, EKT) bei schizophrenen Erkrankungen als anerkanntes Behandlungsverfahren einen Stellenwert. Die **repetitive transkranielle Magnetstimulation** (rTMS) ist noch Gegenstand der Forschung und deren Anwendung außerhalb von klinischen Studien allenfalls als individueller Heilversuch möglich.

Elektrokrampftherapie (EKT)

▌ Wirkungsweise und Wirksamkeit

Wirkungs-
weise

Die Elektrokrampftherapie (EKT) beruht im Wesentlichen darauf, dass in Narkose und unter Muskelrelaxation durch eine kurze elektrische Reizung des Gehirns ein generalisierter Krampfanfall ausgelöst wird. Der genaue Wirkmechanismus ist noch nicht geklärt. Nach heutigem Kenntnisstand ist die Wirkung auf neurochemische Veränderungen verschiedener Neurotransmittersysteme zurückzuführen. Pharmakologisch ausgelöste Krampfanfälle als therapeutisches Prinzip wurden erstmals 1934 angewendet, bevor die EKT als verbessertes Verfahren eingeführt wurde [62].

Wirksamkeit

Die Wirksamkeit der EKT bei Patienten mit Schizophrenie wurde in etlichen Fallserien und unkontrollierten Studien beschrieben. In einem systematischen Review kontrollierter Untersuchungen zeigte sich die alleinige EKT einer alleinigen medikamentösen antipsychotischen Therapie in der Behandlung der **akuten schizophrenen Episode** unterlegen (**Ia**) und Placebo (Shamstimulation) überlegen (**Ia**) [62]. In einem weiteren Review unter Einschluss älterer Studien wurde beschrieben, dass sich die Kombination von antipsychotischer Medikation und EKT gegenüber der alleinigen neuroleptischen Behandlung hinsichtlich einer kürzeren Wirklatenz und einer deutlicheren Remission der Psychopathologie als vorteilhaft erwies **(IIa)** [63]. Bei Patienten mit **chronisch verlaufender Schizophrenie** erbrachten ältere, kontrollierte Studien keine signifikante Besserung nach EKT [64] **(IIa)**, so dass der Stellenwert der EKT hier als eher gering angesehen wird [63].

Bei Patienten mit **therapieresistenter Schizophrenie** zeigten Fallserien eine Verbesserung unter zusätzlich zur weiterbestehenden Therapie mit konventionellen oder atypischen Antipsychotika durchgeführten EKT **(III)** [28]. Eine kontrollierte, randomisierte Studie, welche Patienten nach exakter, operationalisierter Definition der Therapieresistenz einschloss, konnte hier keinen signifikanten Effekt belegen **(Ib)** [65]. In einigen Studien sprachen Patienten mit zusätzlichen affektiven Symptomen besser auf die EKT an [66], die Studienlage hierzu ist aber inkonsistent [67]. Auch eine prädominante Positivsymptomatik, eine kürzere Krankheitsdauer und geringere paranoide oder schizoide prämorbide Persönlichkeitszüge erwiesen sich als mögliche Prädiktoren für einen höheren Therapieerfolg der EKT [28].

Patienten mit **katatoner Symptomatik** zeigten insgesamt in Fallserien und offenen Studien überwiegend eine gute Response auf die EKT **(III)** [68]. Dics fand sich auch bei Patienten, welche auf die Gabe von Lorazepam wenig ansprachen [28].

Bei einem malignen neuroleptischen Syndrom **(MNS)** führte kasuistisch oder in Fallserien die EKT ebenfalls zu einer deutlichen Besserung **(III)** [69].

Die Wirksamkeit der EKT als **Erhaltungstherapie** in Kombination mit einer medikamentösen Langzeittherapie konnte in einer randomisierten einfach verblindeten Studie bei therapieresistenten Patienten gezeigt werden. Die Gruppe der Responder wies eine signifikant niedrigere Rückfallrate (40% versus 93%) innerhalb der nächsten 6 Monate unter der Kombinationsbehandlung mit Flupentixol und EKT als unter der alleinigen Therapie mit entweder Flupentixol oder EKT auf. Die beiden Therapiearme der Einzelinterventionen hatten eine vergleichbare Rückfallrate **(Ib)** [70]. Mit dieser Untersuchung wurde die klinische Beobachtung der Wirksamkeit der EKT in der Erhaltungstherapie gestützt.

In einer ebenfalls randomisierten einfach verblindeten Studie konnte gezeigt werden, dass Patienten nach bilateraler Stimulation mit einer Stimulusintensität mit der mindestens doppelten Krampfschwelle eine kürzere Zeit bis zur Remission bei vergleichbarer Rate an kognitiven Beeinträchtigungen im Vergleich zu Patienten brauchten, welche eine Stimulation mit einer Intensität gerade über der Krampfschwelle erhalten hatten **(Ib)** [71].

▌ **Indikation**

Die Durchführung einer EKT ist grundsätzlich dann zu erwägen, wenn eine Notwendigkeit für eine schnelle, definitive Verbesserung aufgrund der Schwere der psychiatrischen Erkrankung besteht, die Risiken der EKT geringer sind als die anderer Behandlungen, eine medikamentöse Therapieresistenz vorliegt, ein gutes Ansprechen auf EKT bei früheren Erkrankungsepisoden bekannt ist sowie früher eine Unverträglichkeit oder erhebliche Nebenwirkungen der Pharmakotherapie aufgetreten sind.

Die EKT ist in der Behandlung der Schizophrenie bei vorliegender schwerer depressiver Verstimmung mit Suizidalität indiziert und wird bei akuter, lebensbedrohlicher (perniziöse) Katatonie als Therapie der ersten Wahl angesehen. Als Therapieoption der zweiten Wahl wird die EKT bei therapieresistenten, nicht lebensbedrohlichen Katatonien und anderen akut exazerbierten schizophrenen Psychosen nach erfolgloser Neuroleptikabehandlung sowie als Therapiemöglichkeit des malignen neuroleptischen Syndroms (MNS) eingestuft.

▌ **Durchführung**

Die EKT wird nach angemessener Aufklärung und schriftlicher Einverständniserklärung durchgeführt. Das Einverständnis oder die Ablehnung setzt voraus, dass der Patient die Sachlage sowie die Bedeutung und Tragweite der vorzunehmenden Behandlung hinreichend zu beurteilen vermag (Einwilligungsfähigkeit). Bei nichteinwilligungsfähigen Patienten mit dringlicher Indikation für eine EKT muss eine (Eil)Betreuung gemäß Betreuungsgesetz eingerichtet werden [72]. Die EKT darf nur von entsprechend qualifizierten Fachärzten unter Beteiligung eines Anästhesisten (in der Regel stationär) durchgeführt werden.

▌ **Nebenwirkungen und Kontraindikationen**

▌ **Nebenwirkungen.** Die nach dem heutigen Standard durchgeführte EKT ist ein sicheres Behandlungsverfahren [67, 72]. Die Risiken der Behandlung sind im Wesentlichen die Risiken der Narkose. Das Mortalitätsrisiko der EKT liegt bei ca. 1 zu 50 000 [67]. Den seltenen Todesfällen lagen hauptsächlich kardiovaskuläre Komplikationen bei kardial vorgeschädigten Patienten zugrunde.

Strukturelle Hirnschäden sind bisher nach sachgerecht durchgeführter EKT nicht nachgewiesen [73]. Kognitive Störungen können als Nebenwirkungen nach EKT auftreten, zumeist als passagere diskrete Störung der Orientierung, des Kurzzeitgedächtnisses und der Aufmerksamkeit unmittelbar nach der Behandlung.

Während sich die anterograden Gedächtnisstörungen in der Regel rasch (in der Regel nach Stunden bis zu wenigen Tagen, spätestens 4 Wochen) zurückbilden, können die retrograden Amnesien in seltenen Fällen länger persistieren [74]. Unmittelbar nach der EKT auftretende weitere neuropsychologische Beeinträchtigungen wie Aphasien, Apraxien oder Agnosien sind sehr selten, sind als reversibel beschrieben und bedürfen keiner spezifischen Behandlung [28].

Kopfschmerzen in Form von Spannungskopfschmerzen treten bei etwa 30% der Patienten nach EKT auf und können im Bedarfsfall mit Analgetika behandelt werden. In seltenen Fällen können auch Migräneattacken durch EKT ausgelöst werden. Übelkeit und Erbrechen nach EKT kommen selten vor und werden gegebenenfalls symptomatisch behandelt [75].

▌ **Kontraindikationen.** Absolute Kontraindikationen zur EKT bestehen nach Ansicht einer amerikanischen Experteneinschätzung nicht, es sollte lediglich eine aktuelle, individuelle Risiko-Nutzen-Abwägung stattfinden [67]. In einer Stellungnahme einer deutschen Expertengruppe gelten als absolute Kontraindikationen ein weniger als 3 Monate zurückliegender Herzinfarkt, schwere kardiopulmonale Funktionseinschränkungen (Narkosefähigkeit dann möglicherweise nicht gegeben), ein schwerer arterieller Hypertonus (hypertensive Krise), erhöhter Hirndruck, ein weniger als 3 Monate zurückliegender Hirninfarkt, eine mit Begleitödem versehene intrazerebrale Raumforderung und ein akuter Glaukomanfall [72]. Als relative Kontraindikationen werden ein zerebrales Aneurysma oder ein zerebrales Angiom angesehen. Weitere relative Kontraindikationen können eine Beckenvenenthrombose inklusive Antikoagulation oder eine drohende Netzhautablösung sein.

Keine Kontraindikationen sind ein höheres Lebensalter, hier wird sogar eine steigende Ansprechbarkeit der EKT angenommen, das Vorliegen einer Schwangerschaft oder ein vorhandener Herzschrittmacher.

(8) Empfehlungsstärke C		C
Eine Elektrokrampftherapie (EKT) gehört bei der perniziösen Katatonie zu den Therapieoptionen der ersten Wahl. Bei eindeutiger medikamentöser Behandlungsresistenz nach adäquater Therapie in ausreichender Dosis und Zeitdauer ist der Einsatz der EKT im Einzelfall gerechtfertigt.		EKT

Repetitive transkranielle Magnetstimulation (rTMS)

Die transkranielle Magnetstimulation (TMS) stellt ein seit Mitte der 80er Jahre bekanntes Verfahren dar, mit dem durch die Applikation eines Magnetfeldes nicht-invasiv durch die Schädelkalotte kortikale Hirnareale elektrisch erregt werden können. Bei Reizung der motorischen Rinde kann so ein ableitbares Muskelantwortpotenzial (MEP) mit sichtbarer Muskelzuckung erzeugt werden. Die TMS wird seitdem in der Diagnostik einer Schädigung der motorischen langen Bahnen in der klinisch-neurologischen Medizin eingesetzt. Die repetitive transkranielle Magnetstimulation (rTMS) ermöglicht es seit Anfang der 90er Jahre mit Hilfe hochfrequenter Reizserien über die Dauer der Reizapplikation hinaus, Einfluss auf die kortikale Erregbarkeit zu nehmen und so auch therapeutische Effekte zu entfalten [76].

∎ Indikation

Die Indikation als individueller Heilversuch ergibt sich derzeit bei therapieresistenter Schizophrenie oder therapieresistenten isolierten psychotischen Symptomen wie z.B. auditorischen Halluzinationen. Eine allgemeine Indikation lässt sich derzeit allerdings nicht feststellen, da das Verfahren sich noch im experimentellen Stadium befindet.

∎ Wirksamkeit

Eine randomisierte, placebokontrollierte (sham stimulation) Studie an 24 Patienten mit schizophrener oder schizoaffektiver Psychose, die an therapierefraktären auditorischen Halluzinationen litten, konnte belegen, dass eine rTMS des linken temporoparietalen Kortex mit 1 Hz bei 90% der motorischen Reizschwelle über 9 Tage bei 75% der Patienten eine Verbesserung erbrachte, bei 52% hielt diese bis zu 15 Wochen an (Ib) [77]. Dieses Ergebnis konnte in einer placebokontrollierten Crossover-Studie an 10 Patienten mit therapieresistenten Halluzinationen bei 5-tägiger Verumstimulation repliziert werden [78] (Ib), in einer anderen placebokontrollierten Crossover-Studie an 16 Patienten (Stimulation über 4 Tage mit 80% der motorischen Reizschwelle) jedoch nicht [79] (Ib). Eine weitere doppelblinde, placebokontrollierte Studie mit hochfrequenter rTMS über dem rechten versus linken temporoparietalen Kortex an 39 Patienten ergab keine signifikante Überlegenheit der Verumstimulation im Hinblick auf eine Besserung der Halluzinationen oder der Psychopathologie (PANSS), jedoch eine überlegene Verbesserung des klinischen Gesamteindrucks (CGI) [80] (Ib).

Eine doppelblinde, placebokontrollierte Crossover-Studie an 12 Patienten erbrachte eine signifikante Besserung der Psychopathologie (BPRS-Gesamtscore) unter 2-wöchiger hochfrequenter Stimulation über dem linken dorsolateralen präfrontalen Kortex (DLPFC) (Ib) [81]. Eine weitere placebo-kontrollierte Studie mit hochfrequenter rTMS (10 Hz) über dem linken DLPFC zeigte an 20 Patienten eine signifikante Verbesserung der Negativsymptomatik in der Verum- gegenüber der Placebogruppe (Ib) [82]. Diese positiven Befunde der hochfrequenten rTMS konnten in einer weiteren doppelblinden, placebokontrollierten Studie an 22 chronisch schizophrenen Patienten nicht bestätigt werden (Ib) [83]. In einer anderen randomisierten, placebokontrollierten Studie an 25 Patienten ergab sich bei niederfrequenter Stimulation des rechten DLPFC kein Effekt auf psychotische Symptome (Ib) [84].

▮ Nebenwirkungen und Kontraindikationen

▮ Nebenwirkungen. Schwerwiegende Nebenwirkungen der repetitiven Magnetstimulation sind bisher nicht bekannt geworden, in Einzelfällen wurden bei hoher Reizintensität und rascher Stimulusfolge Krampfanfälle (epileptische Anfälle) ausgelöst. Durch die Stimulation kann es gelegentlich zu Kopfschmerzen kommen, durch Reizung von Muskeln am Kopf bisweilen zu Kribbeln, Ziehen und Zuckungen der Kopfhaut. Durch die direkte Reizung der Muskulatur im Kopfbereich können häufiger unwillkürliche Bewegungen der Kiefer-, Gesichts- und Augenlidmuskulatur auftreten. In seltenen Fällen kann durch das Klickgeräusch des Stimulationsgerätes eine Beeinträchtigung des Hörens eintreten, welche aber in der Regel nur vorübergehend ist.

▮ Kontraindikationen. Als absolute Kontraindikationen gelten das Vorhandensein eines Herzschrittmachers und von metallischen (ferromagnetischen) Implantaten oder Metallinkorporationen (z. B. Granatsplitter). Deswegen sollte nach früheren Traumata oder stattgehabten Operationen, insbesondere im Kopf- oder Schädelbereich, gefragt werden. Als relative Kontraindikationen können ein bestehendes epileptisches Anfallsleiden, erhöhter Hirndruck, ein weniger als 3 Monate zurückliegender Hirninfarkt, instabile oder schwerste kardiopulmonale Erkrankungen, eine intrazerebrale Raumforderung, ein akuter Glaukomanfall, ein zerebrales Aneurysma oder ein zerebrales Angiom angesehen werden. Erhöhte Vorsicht bezüglich der Auslösung eines epileptischen Anfalls ist bei Patienten mit krampfschwellensenkender Medikation, Substanzabhängigkeit oder sonstigem erhöhtem Risiko für einen Krampfanfall geboten [85]. Für die Behandlung in der Schwangerschaft liegen keine Erfahrungen vor.

C
rTMS

(9) Empfehlungsstärke C

Die Anwendung der rTMS in der Schizophreniebehandlung ist aufgrund fehlender solider Evidenz zur Wirksamkeit nicht zu empfehlen. Das Verfahren ist zudem nicht zugelassen und sollte nur in Ausnahmefällen als individueller Heilversuch erfolgen.

4.3 | Phasenspezifische Pharmakotherapie

4.3.1 Behandlung in der Akutphase

Begriffe

Der **Begriff Akutbehandlung** ist bei näherer Betrachtungsweise nur schwer in exakter Weise einzugrenzen. In Reviews und Metaanalysen zur „Akutbehandlung" wurden die vorhandenen Studien vor allem unter zeitlichen Aspekten berücksichtigt und Studien mit einer **Therapiedauer** von Beginn der antipsychotischen Pharmakotherapie an bis zu einem Zeitraum von 6 Monaten eingeschlossen [86]. In einigen Studien wird der **Schweregrad** der Symptomatik zur Charakterisierung als „akut erkrankt" herangezogen (z. B. weisen hier die Patienten im Mittel ein BPRS-Gesamtscore von über 33 auf [87]), in anderen Untersuchungen wird die Notwendigkeit der stationären Behandlung, der klinische Eindruck einer „akuten Exazerbation" oder eine definierte Verschlechterung in einer psychopathologischen Skala (z. B. um 20% in der PANSS) als Kriterium herangezogen. In der klinischen Praxis bleibt die Feststellung der Akuität der subjektiven Einschätzung des Patienten, der Angehörigen und des Therapeuten überlassen.

Häufig erfolgt die Akutbehandlung im stationären Setting. Eine ambulante Akutbehandlung z. B. für Ersterkrankte, um den Patienten in seinem gewohnten sozialen Umfeld zu belassen, erfordert strukturierte Versorgungsbedingungen mit ständiger Verfügbarkeit ärztlicher Hilfe oder eines ambulanten, ggf. aufsuchenden Teams sowie die Kooperation des Patienten und dessen Bezugspersonen [88].

Mit der pharmakologischen Behandlung sollte auch deswegen sobald wie möglich begonnen werden, da akute psychotische Exazerbationen häufig mit emotionalem Stress, Angstzuständen, einer deutlichen Beeinträchtigung der Lebensqualität, hohem Leidensdruck sowie einem nicht unbedeutenden Risiko für eigen- oder fremdgefährdendes Verhalten einhergehen [89, 90].

Suizidalität

Insbesondere während der Akutphase sollte eine kontinuierliche Einschätzung suizidaler Gedanken, Pläne und suizidalen Verhaltens erfolgen. Risikokonstellationen wie das Hören imperativer Stimmen, ausgeprägte Verfolgungsängste, Fremdbeeinflussungserleben, depressive Symptome und Angstzustände sollten dahingehend überprüft werden, ob sie Suizidgedanken oder -absichten sowie sonstiges selbstschädigendes Verhalten zur Folge haben können.

(10) Good Clinical Practice	Good Clinical Practice
Während der Akutphase sollte in angemessenen Abständen eine Überprüfung und Dokumentation des psychopathologischen Befundes erfolgen, so dass eine Eigen- und Fremdgefährdung rechtzeitig erkannt wird und eine Beurteilung des Ansprechens auf die Therapie möglich ist.	Dokumentation der Psychopathologie

Zwischen dem Beginn der antipsychotischen Pharmakotherapie und dem Wirkungseintritt auf die psychotische Symptomatik vergehen in der Regel mehrere Tage, oft sogar 2–4 Wochen [91], wobei die volle antipsychotische Wirkung auch noch nach 6 Monaten eintreten kann.

Kriterien für die Auswahl des geeigneten Antipsychotikums in der Akutphase sind neben dem klinischen Zielsyndrom u. a. individuelle Vorerfahrungen und Präferenz des Patienten [92].

Bei der Darstellung der Akuttherapie wurde zwischen der Behandlung der ersten schizophrenen Episode (Ersterkrankung) und der Behandlung von erneuten akuten Episoden (Rezidiv oder Wiedererkrankung) unterschieden. Diese Unterscheidung wurde auch im Hinblick darauf getroffen, dass für Patienten mit Mehrfacherkrankung zum Teil andere Vorgehensweisen (Setting, Dosierung, therapeutische Optionen) vorgeschlagen werden als für die Gruppe der ersterkrankten schizophrenen Patienten.

Unterscheidung Ersterkrankung und Wiedererkrankung

4.3.1.1 Erstmanifestation

Der Begriff der schizophrenen Ersterkrankung wird nicht einheitlich gebraucht. In der Regel wird bei Patienten mit einer schizophrenen Erstmanifestation davon ausgegangen, dass eine bestimmte Erkrankungsdauer nicht überschritten ist, die Kriterien für eine schizophrene Episode nach ICD-10 oder DSM-IV erfüllt werden und der Patient zum ersten Mal wegen einer schizophrenen Symptomatik in Behandlung steht.

Bei der pharmakologischen Therapie von Patienten mit erster schizophrener Episode (Erstmanifestation oder Ersterkrankung) gelten grundsätzlich die gleichen allgemeinen Behandlungsprinzipien wie für die Therapie von akuten Exazerbationen einer vorbestehenden schizophrenen Erkrankung (siehe *Abschnitt Pharmakotherapie bei Wiedererkrankung*).

Allerdings unterscheiden sich Patienten mit erster schizophrener Episode von chronisch schizophren Erkrankten in mehreren Aspekten [93].

> Patienten mit Erstmanifestation einer Schizophrenie zeigen im
> Durchschnitt im Vergleich zu mehrfach Erkrankten
> ▌ eine höhere Ansprechrate auf die antipsychotische Pharma-
>   kotherapie [94, 95],
> ▌ niedrigere Rückfallraten während der Erhaltungstherapie,
> ▌ ein Ansprechen bereits auf eine niedrigere antipsychotische
>   Dosierung und
> ▌ eine höhere Empfindlichkeit für unerwünschte Arzneimittel-
>   wirkungen, insbesondere für extrapyramidal-motorische Stö-
>   rungen.

Einige Untersuchungen ergaben einen Zusammenhang zwischen
einer längeren Dauer der unbehandelten Psychose und einem längeren Zeitintervall bis zur Remission [96], so dass neben dem
Leidensdruck des Patienten auch deswegen ein rascher medikamentöser Behandlungsbeginn anzustreben ist. Allerdings ist es
zuweilen sinnvoll, zur diagnostischen Klärung bei Ersterkrankung
zunächst 24–48 Stunden mit einer Antipsychotika-Therapie zu
warten und lediglich Benzodiazepine einzusetzen [97].

C
Zeitpunkt
des Be-
handlungs-
beginns

(11) Empfehlungsgrad C

Im Falle einer Ersterkrankung sollte eine frühestmögliche antipsychotische Behandlung bei den ersten akuten Symptomen einer Schizophrenie erfolgen, ein geringes Zuwarten bei notwendiger diagnostischer Klärung unter einer Bedarfsmedikation
mit Benzodiazepinen ist jedoch gerechtfertigt.

In den doppelblinden, randomisierten Studien mit Akutpatienten
wird oft nicht zwischen Wiedererkrankung und Ersterkrankung
bei der Darstellung der Ergebnisse differenziert, so dass nur wenige hochwertige Studien für diese spezielle Patientengruppe vorliegen und Therapieempfehlungen nur vor dem Hintergrund be-
grenzter Evidenz gegeben werden können.

▌ Auswahl der Medikation

Bei der Gruppe der Patienten mit erster schizophrener Episode
liegen für die Wirksamkeit konventioneller Antipsychotika oder
atypischer Antipsychotika nur wenige randomisierte, doppelblinde Studien vor. Bei schlechtem Ansprechen auf Negativsymptome
war Flupentixol (durchschnittlich 20 mg/d) dem Pimozid (durchschnittlich 18,8 mg/d) in der Verbesserung der Psychopathologie
nach 5-wöchiger Therapie gleichwertig. Unter Pimozid fand sich
ein höherer Anstieg des Prolaktinspiegels (**Ib**) [98].
  Beim Vergleich Atypika (*Clozapin, Olanzapin, Risperidon*) versus konventionelle Antipsychotika (*Chlorpromazin, Haloperidol*)

ergaben sich Hinweise dafür, dass Atypika bei schizophrenen Ersterkrankungen hinsichtlich der Verbesserung der Psychopathologie, insbesondere der Negativsymptomatik, den konventionellen Antipsychotika überlegen sind und dosisabhängig weniger EPS hervorrufen (**Ib**) [99–102].

In einer Metaanalyse (Einschluss von 2 randomisierten, kontrollierten Studien) wurde keine eindeutige Empfehlung zum bevorzugten Einsatz atypischer Antipsychotika bei Patienten mit schizophrener Ersterkrankung gegeben, sondern Studien mit längerer Beobachtungsdauer gefordert (**Ib**) [103]. Allerdings fand sich eine niedrigere Rate von EPS (erkennbar an einem niedrigeren Verbrauch an Anticholinergika) bei Atypika. Hinsichtlich der Wirksamkeit gab es lediglich bei Olanzapin eine signifikante Verbesserung des psychopathologischen Befundes im Vergleich zu Haloperidol.

Da bisher nicht für alle Atypika kontrollierte Studien an Patienten mit schizophrener Ersterkrankung vorliegen, können allgemeine Empfehlungen zu ihrem Stellenwert bei dieser Patientengruppe nur aus den oben genannten Studien extrapoliert werden und nur ein niedrigerer Empfehlungsgrad (Grad B) ausgesprochen werden.

(12) Empfehlungsgrad B	B
Bei schizophrenen Ersterkrankungen sollten aufgrund der gegenüber den typischen Antipsychotika zumindest vergleichbaren Wirkung auf die Positivsymptomatik, Hinweisen auf eine überlegene Wirksamkeit bezüglich der Negativsymptomatik und geringere dosisabhängige extrapyramidal-motorische Nebenwirkungen in erster Linie Atypika eingesetzt werden. Allerdings müssen hierbei die substanzspezifischen Nebenwirkungen berücksichtigt werden.	Wahl des Antipsychotikums (konventionell vs. atypisch)

Beim Vergleich von Atypika untereinander konnten bei Olanzapin (mittlere Dosis 15 mg/Tag) versus Risperidon (mittlere Dosis 4 mg/Tag) sowohl hinsichtlich der Wirksamkeit auf Positiv- oder Negativsymptomatik als auch in der Nebenwirkungsrate keine signifikanten Unterschiede gesehen werden (**Ib**) [104]. Weitere randomisierte, doppelblinde Studien liegen nicht vor, so dass keine sicheren Empfehlungen zur differenziellen Auswahl des atypischen Antipsychotikums außerhalb der nebenwirkungsgeleiteten Vorgehensweise gegeben werden können.

▌ Applikation und Dosierung

Auf die bereits oben aufgeführten speziellen Verhältnisse bei schizophrenen Ersterkrankungen sollte die antipsychotische Therapie

Rücksicht nehmen und das Behandlungskonzept dementsprechend anpassen.

Für konventionelle Antipsychotika werden Dosierungen am unteren Ende des angegebenen Dosisbereiches (300–500 mg/d CPZ-Äquivalente) zur Behandlung akuter schizophrener Episoden bei Ersterkrankten empfohlen [105], da in einem systematischen Review ein generell besseres Therapieansprechen und eine Besserung bereits auf niedrigere Dosen als bei Mehrfacherkrankungen im Vergleich verschiedender Studien gefunden wurde (IV) [106].

Die Empfehlung, auch bei **atypischen Antipsychotika** mit niedrigeren Dosierungen zu beginnen, wird u. a. auch durch Befunde gestützt, wonach Risperidon in einer niedrigeren Dosierung zwar einen dosisabhängigen Effekt auf die Feinmotorik, aber nicht auf die klinische Wirksamkeit zeigte (IIb) [107] bzw. positive und negative Symptome günstiger beeinflusste als bei höherer Dosierung (IIb) [108]. Diese Verhältnisse sind vermutlich auf andere Atypika übertragbar, wobei kontrollierte Studien hierzu aber fehlen und der Empfehlungsgrad deswegen niedriger ausfallen muss.

C
Antipsycho-tische Dosis

(13) Empfehlungsgrad C

Bei schizophrenen Ersterkrankungen sollten Antipsychotika im Hinblick auf die Nebenwirkungen möglichst niedrig dosiert werden.

4.3.1.2 Pharmakotherapie bei Wiedererkrankung

Ursachen für Rückfall

Bei einer akuten Wiedererkrankung, d. h. eines akuten schizophrenen Rezidivs, sollte nach den **möglichen Ursachen** gesucht werden. So ist die medikamentöse Compliance oder Therapieadhärenz zu evaluieren und der Rückfall dazu in Bezug zu setzen. Zu den häufigsten Gründen für akute Wiedererkrankungen gehört das eigenständige Absetzen antipsychotischer Medikation durch den Patienten, Drogenkonsum und Stressoren in der unmittelbaren Umgebung des Patienten. Daher sollte eine sorgfältige Anamnese der Medikamenten- und Drogeneinnahme, auch unter Nutzung anderer Informationsquellen wie Angehörige, und eine Erfassung möglicher Nebenwirkungen erfolgen.

Es gibt Hinweise dafür, dass eine frühzeitige pharmakotherapeutische Behandlung eine weitere Exazerbation der Symptome und eventuelle Gefährdungsmomente vermeiden kann sowie einer Chronifizierung der Erkrankung entgegenwirkt.

(14) Empfehlungsgrad C	C
Die Pharmakotherapie sollte bei einer akuten Exazerbation wegen des oft bestehenden hohen Leidensdrucks mit dem Risiko einer Eigen- oder Fremdgefährdung so rasch wie möglich ohne langes Zuwarten wieder aufgenommen oder intensiviert werden.	Zeitpunkt der Pharmako- therapie

Bei Ablehnen der Medikation seitens des Patienten und fehlendem Anhalt für eine akute Eigen- oder Fremdgefährdung, bei psychotischem Erleben durch Drogenkonsum oder durch massive psychosoziale Stressoren ausgelöste psychotische Reaktion mit zu erwartender rascher Remission bei Problemlösung kann mit dem Beginn der Therapie zugewartet werden.

▌ Auswahl der Medikation

Konventionelle Antipsychotika sind in der Behandlung akuter schizophrener Episoden im Vergleich zu Placebo oder anderer Medikation zur Verringerung der Symptomatik, insbesondere der Positivsymptome, wirksam. Dabei scheinen die meisten konventionellen Antipsychotika bei entsprechend äquipotenter Dosierung vergleichbar wirksam zu sein [109]. In placebokontrollierten Studien betrug die Ansprechrate im Sinne einer weitgehenden Remission innerhalb von 6 Wochen ca. 60% bei typischen Antipsychotika im Vergleich zu 20% bei Placebo. Das Wirksamkeitskriterium war in den Studien jedoch überwiegend nur die Positivsymptomatik [28].

Es bestehen jedoch nur für *Benperidol, Haloperidol, Flupentixol, Fluphenazin, Perazin, Pimozid, Sulpirid und Zuclopenthixol-Acetat* systematische Metaanalysen zur Wirksamkeit (**Ia**) [110–116, 119–121]. Diese bestätigen, dass für *Haloperidol* [110, 117], *Flupentixol* [112], *Fluphenazin* [113] und *Perazin* [114] eine hinreichend gesicherte Evidenz zur Wirksamkeit aus methodisch hochwertigen randomisierten Studien vorliegt (alle **Ia**). *Perazin* erwies sich in den im Rahmen eines Cochrane-Reviews identifizierten Studien als ein wirksames antipsychotisches Medikament, welches möglicherweise weniger extrapyramidale Nebenwirkungen als andere typische Antipsychotika hervorruft und nicht signifikant mehr EPS als Amisulprid und Zotepin verursachte (**Ia**) [118].

Sulpirid [116] erscheint in Dosierungen bis 800 mg/d in der Wirksamkeit mit Haloperidol bei möglicherweise reduzierter EPS-Häufigkeit vergleichbar, wobei die zugrundeliegenden Studien keine gute methodische Qualität aufweisen. Für *Zuclopenthixol-Azetat* [119] in der intramuskulären Darreichungsform besteht eine vergleichbare antipsychotische Wirksamkeit wie Haloperidol intramuskulär bei stärkerer sedierender Wirkung (**Ia**). *Pimozid* [120] zeigte eine vergleichbar gute antipsychotische Wirksamkeit wie Haloperidol, verursachte aber häufiger Tremor und es ist mehr auf eine mögliche kardiale Reizleitungsstörung zu achten (**Ia**). Aufgrund der beschränkten Studienlage und der nicht ausreichenden Evidenzgrundlagen wurde eine Akuttherapie der Schizophrenie mit *Benperidol* [121] als Medikament der ersten Wahl nicht empfohlen (**Ia**).

Die Überlegenheit *atypischer Antipsychotika* im Vergleich zu Placebo in der Therapie akuter schizophrener Episoden ist für alle in Deutschland zugelassenen Präparate (Amisulprid, Aripiprazol, Clozapin, Olanzapin, Quetiapin, Risperidon, Ziprasidon und Zotepin) nachgewiesen (**Ia**) [38, 122–136].

A

Art der medikamentösen Therapie

---

(15) Empfehlungsgrad A

Zur Behandlung der akuten schizophrenen Episode sollten Antipsychotika als Mittel der Wahl eingesetzt werden.

Es besteht hinreichende Evidenz dafür, dass atypische Antipsychotika im Vergleich zu konventionellen Antipsychotika mit einem reduzierten Risiko für extrapyramidal-motorische Störungen einhergehen (**Ia**) [137].

Niederpotente konventionelle Antipsychotika (und mittelpotente wie Perazin) sind bei Dosierungen kleiner als 600 mg/d CPZ-Äquivalente nicht häufiger mit extrapyramidal-motorischen Nebenwirkungen verknüpft als atypische Antipsychotika (**Ia**) [138]. Das sonstige Nebenwirkungsspektrum (z.B. Sedierung, orthostatische Dysregulation, kardiale Reizleitungsstörungen etc.) ist jedoch bei niederpotenten Antipsychotika ungünstiger und erlaubt kaum eine Dosierung im wirksamen Dosisbereich für akute schizophrene Episoden (höher als 600 mg/d CPZ-Äquivalente).

Vorerfahrungen

Bei der Auswahl der antipsychotischen Pharmakotherapie sind neben dem klinischen Zielsyndrom das frühere Therapieansprechen und die Vorerfahrungen des Patienten zu berücksichtigen, auch wenn die Wirksamkeit dieser Handlungsleitlinie empirisch nur bedingt belegt ist. Diese Vorgehensweise fördert auch die Mitarbeit bei der Therapie [139]. Patienten mit mehrfacher psychotischer Exazerbation verfügen oft über hinreichende Vorerfahrung mit medikamentösen Therapieverfahren, so dass auch eine **Patientenverfügung** über Wünsche bezüglich der Therapie für den psychotischen Rückfall, die noch in stabilem, (teil)remittierten Zustand und im Idealfall gemeinsam mit dem kontinuierlich behandelnden Arzt verfasst ist, berücksichtigt werden sollte.

Patientenverfügung

Falls mit der Vormedikation eine befriedigende Kontrolle der Symptomatik bei ausreichender subjektiver Patientenzufriedenheit gelungen war, kann erneut mit dieser Medikation begonnen werden, wenn das klinische Zielsyndrom vergleichbar ist wie bei der letzten Episode [28].

(16) Empfehlungsgrad A

Bei der Behandlung der akuten schizophrenen Episode stellen atypische Antipsychotika aufgrund der geringeren Rate an extrapyramidal-motorischen Störungen bei vergleichbarer Wirksamkeit gegenüber konventionellen Antipsychotika Medikamente der ersten Wahl dar, falls nicht der Patient selbst konventionelle Antipsychotika präferiert oder er darauf bereits ohne relevante Nebenwirkungen remittierte.

A
Auswahl des Antipsychotikums

Diese Empfehlung findet sich ebenfalls in den neueren Leitlinien anderer Länder wieder [28, 86].

Bei Patienten, bei denen unter einer indizierten Depot-Medikation eine akute Exazerbation auftritt, sollte zunächst die gleiche Substanz oral dazugegeben werden, um medikamentöse Wechselwirkungen gering zu halten. Dabei kann, falls notwendig, die Dosierung gesteigert werden (**IV**) [28].

(17) Empfehlungsgrad A

Wenn die Entscheidung für eine Behandlung mit typischen Antipsychotika in der Akuttherapie der Schizophrenie getroffen ist, sollten in erster Linie *Haloperidol, Flupentixol, Fluphenazin oder Perazin* verwendet werden, da u.a. hierfür eine qualitativ hochwertige Evidenz vorliegt.

A
Auswahl des Typikums

Eine antipsychotische Monotherapie ist generell aufgrund des fehlenden Risikos von medikamentösen Interaktionen und der besseren Beurteilungsmöglichkeit des Medikamenteneffekts zu bevorzugen (**IV**) [28, 105].

Antipsychotische Monotherapie

(18) Empfehlungsgrad C

Eine Monotherapie mit einem Antipsychotikum ist bei der Therapie der akuten schizophrenen Episode ist zu bevorzugen.

C
Antipsychotische Monotherapie

Allerdings bietet sich die Kombination mit Benzodiazepinen bei hoher innerer Gespanntheit und Unruhe, mit der Psychose verbundenen Ängsten und erhöhtem Misstrauen während der akuten schizophrenen Episode in den ersten Tagen der Therapie an.

(19) Empfehlungsgrad C

Bei krankhafter Erregung, Angst und innerer Unruhe empfiehlt sich die zeitlich befristete Kombination mit Benzodiazepinen (z.B. Lorazepam) nach den geltenden Bestimmungen.

C
Kombination mit Benzodiazepinen

Bei vorheriger guter Verträglichkeit besteht gegenwärtig keine hochwertige Evidenz dafür, dass von einem konventionellen Antipsychotikum auf ein atypisches Antipsychotikum umgestellt werden sollte (III) [28, 140, 141].

| C
Umstellung auf Atypikum | **(20) Empfehlungsgrad C**
Wenn unter einem konventionellen Antipsychotikum eine gute Kontrolle der Symptome erreicht wurde und eine gute Verträglichkeit und Akzeptanz seitens des Patienten besteht, sollte nicht ohne Veranlassung auf ein atypisches Antipsychotikum umgestellt werden. In jedem Fall sollte der Betroffene jedoch auf das erhöhte Risiko von Spätdyskinesien hingewiesen werden. |

Umstellung — Eine *Umstellung der Medikation* aufgrund *primärer medikamentöser Therapieresistenz* sollte erst nach ausreichender Behandlungsdauer (klinisches Monitoring der Psychopathologie über mindestens 4 Wochen), ausreichender Dosishöhe, Abklärung einer ausreichenden Compliance und einer normalen Metabolisation durch Bestimmung des Plasmaspiegels und Abklärung anderer Ursachen für Behandlungsresistenz wie Drogenkonsum, psychosoziale Faktoren erfolgen (weiteres Vorgehen *siehe Abschnitt 4.4. medikamentöse Behandlungsresistenz*).

| C
Umstellung bei mangelnder Wirksamkeit | **(21) Empfehlungsgrad C**
Eine Umstellung der antipsychotischen Pharmakotherapie oder Erhöhung über den empfohlenen Dosisbereich hinaus aufgrund einer nicht ausreichenden Wirkung sollte frühestens nach 2–4 Wochen vorgenommen werden. |

Allerdings kann das individuelle Ansprechen sehr unterschiedlich sein, und die Ergebnisse der kontrollierten Studien sind nur bedingt auf den Einzelfall zu übertragen. Es gibt Hinweise, dass Patienten mit einer akuten schizophrenen Episode, die in der ersten Woche der Behandlung keine signifikante Verbesserung der Psychopathologie zeigen, auch nach 4 Wochen nicht ausreichend ansprechen [142].

▌ Applikation und Dosierung

▌ Applikation. Die Applikationsform hängt stark von den individuellen Umständen ab, im Allgemeinen ist die orale Darreichungsgabe als am wenigsten invasive Form zu präferieren. Eine intravenöse oder intramuskuläre Applikation ist in Wirksamkeit und Wirkungseintritt nicht überlegen, kann jedoch gelegentlich indiziert sein, wenn in der Akutphase gegen den Willen des Patienten auf entsprechender rechtlicher Basis behandelt werden muss.

(22) Empfehlungsgrad C	C
Es sollte bei kooperativen Patienten die orale Applikationsform als am wenigsten invasive Maßnahme gewählt werden, da dadurch bei ähnlich guter Wirksamkeit die Patientenautonomie am besten gewährleistet wird, es sei denn, es besteht der Patientenwunsch nach einer anderen Darreichungsform.	Applikationsform des Antipsychotikums

▌ **Dosierung.** Bei der Aufdosierung sollte die Dosis schrittweise gesteigert werden, wobei der wirksame empfohlene Dosisbereich (siehe Tabelle 4.2) so rasch wie klinisch möglich erreicht werden sollte. Eine weitere Dosiserhöhung sollte dann erst nach einer

Aufdosierung

Tabelle 4.2. Empfohlene Dosierung (oral) der Antipsychotika in der Akuttherapie

Substanz	Empfohlene Startdosis (mg/d)	DI[1]	Zieldosis Ersterkrankte (mg/d)	Zieldosis Mehrfacherkrankte (mg/d)	Höchste empfohlene Dosis (mg/d)[2]
Atypika					
▌ *Amisulprid*	200	(1)–2	100–300	400–800	1200
▌ *Aripiprazol*	(10)–15	1	15–(30)	15–30	30
▌ *Clozapin[3]*	25	2–(4)	100–250	200–450	900
▌ *Olanzapin*	5–10	1	5–15	5–20	20
▌ *Quetiapin*	50	2	300–600	400–750	750
▌ *Risperidon*	2	1–2	1–4	3–6–(10)	16
▌ *Ziprasidon*	40	2	40–80	80–160	160
Konventionelle Antipsychotika					
▌ *Fluphenazin*	0,4–10	2–3	2,4–10	10–20	20–(40)
▌ *Flupentixol*	2–10	1–3	2–10	10–60	60
▌ *Haloperidol*	1–10	(1)–2	1–4	3–20	100
▌ *Perazin*	50–150	1–2	100–300	200–600	1000
▌ *Perphenazin*	4–24	1–3	6–36	12–42	56
▌ *Pimozid*	1–4	2	1–4	2–12	16
▌ *Zotepin*	25–50	2–(4)	50–150	75–150	450
▌ *Zuclopenthixol*	2–50	1–3	2–10	25–50	75

[1] DI (Dosierungsintervall): Empfohlene Verteilung der genannten Gesamtdosis über den Tag – ein Zeitpunkt = 1, zwei Zeitpunkte = 2 usw., Höchstdosierungen müssen ggf. auf mehrere Zeitpunkte verteilt werden.
[2] Höchste zugelassene Dosis nach Angaben der Fachinformationen. Insbesondere bei den neueren Antipsychotika werden jedoch auch in der klinischen Praxis oft höhere Dosierungen verwendet („off-label-use") und positive Erfahrungen damit (kasuistisch) berichtet.
[3] Clozapin wird üblicherweise nicht zur Behandlung von Ersterkrankungen eingesetzt.

ausreichenden Beobachtungszeit von 2–4 Wochen vorgenommen werden (**IV**) [143, 144].

Optimale Dosis

Eine **optimale Dosierung** in der Akutphase ist dann anzunehmen, wenn eine gute Wirkung auf psychotische Symptome bei geringen Nebenwirkungen erreicht wird. Die **Dosierung** der Antipsychotika ist grundsätzlich **so niedrig wie möglich** zu wählen. Hochdosierungen sind Standarddosierungen nicht überlegen. Im Vergleich der Studien zeigten innerhalb der ersten 10 Tage tägliche Dosierungen unter 250 CPZ-Einheiten geringere Ansprechraten (in den Parametern Erregung oder dem BPRS-Schizophrenie-Subscore) als Dosierungen zwischen 300 und 600 CPZ-Einheiten (**III**) [145]. Studien, die Dosierungen über 800 CPZ-Einheiten täglich verwendeten, zeigten keine höhere Wirksamkeit als klinische Untersuchungen, welche Dosen zwischen 500–700 CPZ-Einheiten verwendeten (**III**) [145].

Keine rasche Aufsättigung mit hohen Dosen

Eine rasche Aufsättigung mit hohen Dosen konventioneller Antipsychotika („*rapid neuroleptization*") erbrachte in mehreren Studien keine bessere Wirksamkeit, sondern erhöhte lediglich die Rate an motorischen Nebenwirkungen [146]. Damit kann diese Vorgehensweise nicht empfohlen werden.

Dosierungen zwischen 1–4 mg/d Haloperidol sind noch nicht ausreichend evaluiert. Möglicherweise sind auch derartige Dosierungen effektiv.

Für die Akuttherapie sollte die Dosierung zwischen 300 und maximal 1000 Chlorpromazin-Äquivalenten (CPZ) betragen [105]. Nach Abschluss der Akuttherapie und Symptomremission kann die Dosis schrittweise reduziert und auf eine niedrigere Erhaltungsdosis eingestellt werden (zwischen 300 und 600 CPZ-Äquivalenten). In den letzten Jahren werden zunehmend niedrigere Dosierungen (bis 10 mg/d Haloperidol-Äquivalente, entsprechend 500 CPZ-Äquivalenten) in der Akutbehandlung vorgeschlagen, da bei diesen Dosierungen eine mindestens genau so gute Wirkung wie bei höheren Dosisbereichen erreicht wurde (**Ib**) [147–149]. In einem Cochrane-Review konnte gezeigt werden, dass Dosierungen zwischen 3 und 7,5 mg/d Haloperidol nicht zu schlechteren Behandlungsergebnissen als Dosen zwischen 7,5 bis 15 mg/d führen, jedoch mit signifikant weniger extrapyramidalen Nebenwirkungen verbunden waren (**Ia**) [150].

C Dosierung konventioneller Antipsychotika	**(23) Empfehlungsgrad C** Die Dosierung der konventionellen Antipsychotika zur Behandlung der akuten schizophrenen Episode sollte im Bereich von 300 bis maximal 1000 mg/d Chlorpromazin-Äquivalenten (CPZ) liegen. Hierbei sollte die niedrigste wirksame Dosis gewählt werden.

(24) Empfehlungsgrad A

Die Dosierung des konventionellen Antipsychotikums Haloperidol in der Behandlung der akuten schizophrenen Episode sollte, wenn möglich, nicht mehr als 10 mg/d betragen, da bei gleicher Wirksamkeit oberhalb dieser Dosierung das Risiko von EPS erhöht ist.

A
Dosierung
von Haloperidol

Die sinnvolle Dosis im Einzelfall kann nicht sicher vorhergesagt werden, daher muss nach der vorsichtigen Titrierung oft eine weitere Dosisanpassung erfolgen. In der Tabelle 4.2 werden mögliche Dosierungen aufgeführt, wobei insbesondere bei den Ersterkrankungen bei vielen Substanzen die Empfehlungen nicht mit hoher Evidenz gegeben werden können.

▮ **Differentielle Auswahl und Dosierung des Antipsychotikums**

▮ **Therapie bei prädominanter Positivsymptomatik.** Im Allgemeinen steht bei einer akuten schizophrenen Episode (Ersterkrankung oder akute Wiedererkrankung) die Positivsymptomatik im Vordergrund, so dass die Behandlung zunächst darauf ausgerichtet ist. Die Ausführungen in den vorangehenden Abschnitten der Akuttherapie beziehen sich im Wesentlichen auf diesen Fall. Dementsprechend wird auf diese Darlegungen verwiesen.

Für die Wirksamkeit der Kombination von Valproinsäure mit Olanzapin oder Risperidon in der Akutphase mit überwiegender Positivsymptomatik liegt begrenzte Evidenz für eine schnellere Wirksamkeit aus nur einer Studie vor **(Ib)** [151]. Die Ergebnisse zur Kombination von Haloperidol mit Valproinsäure sind uneinheitlich und können diese Therapie nicht ausreichend unterstützen **(Ib)** [152–154]. Für die Kombination von Haloperidol mit Carbamazepin gibt es Hinweise auf eine Verschlechterung der Psychopathologie, möglicherweise begründet durch einen Abfall des Haloperidolspiegels [154]. In einem Cochrane-Review konnte keine hinreichende Evidenz für eine Carbamazepin-Augmentation gefunden werden. Sie kann daher nicht empfohlen werden **(Ia)** [155]. In einem Cochrane-Review zur Kombination von Antipsychotika mit Lithium ergab sich eine höhere Ansprechrate unter dieser Kombinationstherapie als unter Antipsychotika alleine, allerdings war dieser Befund nicht konsistent bei Annahme verschiedener Response-Schwellenwerte (z.B. 20% Verbesserung in der BPRS) und zeigte keine Signifikanz mehr, wenn Patienten mit deutlichen affektiven Symptomen von der Analyse ausgeschlossen wurden **(Ia)** [57]. Zusätzlich zeigten sich anhand der höheren Abbruchrate Hinweise für eine reduzierte Tolerabilität dieser Kombinationstherapie.

B

Kombination bei ausgeprägter Positivsymptomatik

(25) Empfehlungsgrad B
Eine Kombination von Antipsychotika mit Carbamazepin zur Behandlung der Positivsymptomatik kann nicht empfohlen werden, für die Kombinationstherapie mit Valproinsäure oder Lithium gibt es nur begrenzte Hinweise für eine bessere Wirksamkeit.

■ **Therapie bei prädominanter Negativsymptomatik.** Schizophrene Negativsymptome können in eine primäre Negativsymptomatik, welche zur Kernsymptomatik der Schizophrenie gerechnet werden kann, und eine sekundäre Negativsymptomatik als Folge positiver Symptome (z.B. sozialer Rückzug wegen paranoiden Erlebens), aufgrund extrapyramidaler Symptome (z.B. bei neuroleptikabedingter Akinese), bei depressivem Erleben (postpsychotisch oder pharmakogen) oder aufgrund von Umweltfaktoren (z.B. bei mangelnder sozialer Stimulation und Anforderung) differenziert werden [156]. Sekundäre Negativsymptome sollten in Richtung der vermuteten Ursache therapiert werden, z.B. mit Anticholinergika bei neuroleptikabedingter Akinese (**IV**) [157].

Primäre Negativsymtomatik

In den meisten Studien mit **konventionellen Antipsychotika** wird eine Verbesserung der Negativsymptomatik beschrieben und quantifiziert, sofern entsprechende Skalen (z.B. SANS, PANSS) verwendet wurden, obgleich der Schwerpunkt der therapeutischen Wirksamkeit auf der Positivsymptomatik lag und keine Differenzierung in primäre und sekundäre negative Symptome erfolgte (**Ib**) [106]. Im Vergleich zu Placebo erwiesen sich typische Antipsychotika in den meisten Studien als wirksamer in der Behandlung negativer Symptome (**Ib**) [158]. Studien, in denen die Wirksamkeit atypischer gegenüber konventionellen Antipsychotika verglichen wurde, wiesen zumeist in beiden Patientengruppen Verbesserungen der Negativsymptomatik nach (**Ib**) [157].

Für die meisten **atypischen Antipsychotika** zeigte sich im Vergleich zu konventionellen Antipsychotika ein Vorteil bei der Behandlung von negativen Symptomen, wobei die Studienlage nicht konsistent ist (**Ib**) [157]. Zu berücksichtigen ist, dass in den Akutstudien eine Verbesserung in diesem Bereich nicht unabhängig von der Positivsymptomatik betrachtet werden kann und eine Differenzierung zwischen primärer und sekundärer Negativsymptomatik nur erschwert möglich ist.

Amisulprid ist derzeit das einzige Antipsychotikum, welches zur Therapie bei vorwiegender Negativsymptomatik in Deutschland zugelassen ist, da mit diesem Präparat Studien speziell (neben Zotepin) bei Patienten mit prädominanter Negativsymptomatik durchgeführt wurden. In diesen Studien zeigten sich Hinweise auf eine überlegene Wirksamkeit im Vergleich zu Placebo und Haloperidol (**Ib**) [159–161].

Im Folgenden werden Studien (formaler Evidenzgrad **Ib**) genannt, bei denen die genannten Substanzen bei Patienten mit zumeist prädominanter Positivsymptomatik auch eine günstige Wirkung auf Negativsymptome gezeigt haben. Für Aripiprazol [162–165], Clozapin [166–168], Olanzapin [169–172], Quetiapin [173–175], Risperidon [176–178], Ziprasidon [179–181] und Zotepin [182, 183] konnte hierbei eine überlegene Wirksamkeit auf die Negativsymptomatik gegenüber Plazebo und typischen Antipsychotika belegt werden. In einzelnen Studien wurde allerdings auch eine gleichwertige Wirksamkeit bestimmter Dosierungen (z. B. Aripiprazol 30 mg/d) gegenüber Placebo [157] gefunden.

Bei Patienten mit **überwiegend Negativsymptomatik** sollte generell eher eine niedrigere Dosierung gewählt werden, da in diesem Dosisbereich auch für atypische Antipsychotika Hinweise vorliegen, die eine stärkere Besserung in diesem Bereich erwarten lassen [162, 169, 184], und da bei typischen Antipsychotika in niedriger Dosierung sekundäre Negativsymptome (z. B. EPS) eher vermieden werden können [137].

> **(26) Empfehlungsgrad B**
>
> Bei vorherrschender Negativsymptomatik sollten als Medikamente der ersten Wahl atypische Antipsychotika mit erwiesener Wirkung auf Negativsymptome eingesetzt werden.

B
vorherrschende Negativsymptomatik

Für eine Kombination mit verschiedenen Antidepressiva wie Fluoxetin [185, 186], Fluvoxamin [187–189], Imipramin [190, 191], Mirtazapin [192] (alle **Ib**) zur Therapie der Negativsymptomatik sprechen Studien, in denen eine Verbesserung unter dieser Kombinationsbehandlung gesehen wurde. Allerdings liegen ebenfalls Studien vor, welche keine überlegene Wirksamkeit zeigten, z. B. zu Fluoxetin [193] (**Ib**). Zudem ist eine Differenzierung zwischen schizophrener Negativsymptomatik und depressiven Symptomen schwierig und die Zugabe von Antidepressiva (z. B. Trizyklika) kann zu einer Verschlechterung der positiven schizophrenen Symptome führen [191, 194] (**IV**).

▌ **Behandlung kognitiver Symptome.** In einer Metaanalyse konnte gezeigt werden, dass konventionelle Antipsychotika im Vergleich zu Placebo im Durchschnitt zu einer Verbesserung der Defizite in den meisten kognitiven Bereichen mit Ausnahme der motorischen Funktionen bei schizophrenen Patienten führten, wobei die Effektstärken als eher gering bis moderat angegeben wurden [195] (**Ia**).

In der vergleichenden Wirksamkeit auf neurokognitive Einschränkungen zeigte sich in den vorliegenden Studien überwiegend eine Überlegenheit atypischer Antipsychotika (Aripiprazol,

Neurokognitive Einschränkungen

Clozapin, Quetiapin, Olanzapin, Risperidon, Ziprasidon und Zotepin) gegenüber konventionellen Antipsychotika (zumeist Haloperidol) (Ia) [196, 197]. Allerdings wurde hierbei das Design vieler Studien mit unterschiedlicher Vorbehandlung, unterschiedlichem medikamentenfreiem Intervall, fehlender Verblindung und Randomisierung, zu kurzer Behandlungsdauer, fehlendem zweitem Messzeitpunkt, ungenügender Fallzahl, ungeeigneten neuropsychologischen Testverfahren und zu hohen Dosierungen der Typika sowie unterschiedlicher Medikation mit Anticholinergika kritisiert.

A Kognitive Symptome	**(27) Empfehlungsgrad A** Zur Behandlung kognitiver Beeinträchtigungen sollten atypische Antipsychotika bevorzugt eingesetzt werden.

▮ **Behandlung von prädominanter katatoner Symptomatik (Katatonie).** Konventionelle Antipsychotika erwiesen sich in der Behandlung katatoner Symptome als wenig wirksam [198] (III). In Fallserien ergab sich ein besseres Ansprechen auf atypische Antipsychotika, so für Amisulprid [199], Clozapin [200], Olanzapin [201], Risperidon [202] und Zotepin [203] (III). Auch die Kombination mit Benzodiazepinen erwies sich als erfolgreich in der Therapie katatoner Symptome. Positive Effekte konnten für Oxazepam und Clonazepam gesehen werden (Ungvari et al. 1994) (III), wobei nur für Lorazepam eine doppelblinde randomisierte, placebokontrollierte Studie bei Patienten mit chronischer Katatonie vorliegt (Ib) [204]. Bei der Kombination mit Benzodiazepinen bietet sich die Substanz Lorazepam deswegen auch besonders an, da sie eine verlässliche Absorption bei oraler Gabe zeigt [28].

B Benzodia- zepine für Katatonie	**(28) Empfehlungsgrad B** Bei katatoner Symptomatik oder katatoner Schizophrenie sollten zeitlich begrenzt Benzodiazepine (in Kombination mit Antipsychotika) gegeben werden.

▮ **Therapie prädominanter depressiver Symptome.** Bei depressiver Begleitsymptomatik stellen die Kombination mit Antidepressiva oder mit Stimmungsstabilisierern wie Lithium, Carbamazepin und Valproinsäure mögliche Therapieoptionen dar. Bei der Kombination mit Antidepressiva ist zu berücksichtigen, dass diese potenziell zu einer Verstärkung der psychotischen Symptomatik führen können [205]. Es liegen Hinweise dafür vor, dass neben der Positiv- und Negativsymptomatik auch depressive Symptome in der Akuttherapie durch eine Behandlung mit typischen und atypischen Antipsychotika gebessert werden können, wobei die

Abgrenzung der Symptombereiche oft schwierig ist (Ib–IIa) [206–211] (*weitere Informationen und Vorgehensweise siehe Abschnitt 7.4.1 Komorbidität mit Depression*).

▌ Therapie prädominanter agitierter Symptomatik. Bei **erregt-gespannter** oder **ängstlich-aggressiver Symptomatik** ist die Kombination mit Benzodiazepinen, Carbamazepin, Lithium oder Valproinsäure oder versuchsweise Betablockern wie Propanolol möglich. Eine positive, wenn auch begrenzte Evidenz für die Wirksamkeit liegt im Wesentlichen nur für die Kombination mit Benzodiazepinen vor (**Ib**) [212, 213]. Die Studienlage z. B. zu Betablockern ist nicht eindeutig und ihr Einsatz als Adjuvans kann nicht empfohlen werden (**Ib**) [214] (*weitere Informationen und Vorgehensweise siehe Abschnitt Therapie bei Erregungszuständen*).

▌ Pharmakologische Kombinationsbehandlung in der Akutphase. In der Akuttherapie ist eine Monotherapie mit einem Antipsychotikum zu bevorzugen. Eine Kombination mit Benzodiazepinen kann aufgrund vermehrter Anspannung und Ängstlichkeit indiziert sein. Hierbei bietet sich *Lorazepam* besonders an, welches eine verlässliche Absorption bei oraler Gabe zeigt und keine ausgedehnte muskelrelaxierende Wirkung besitzt (**IV**) [28].

Zur Kombination mehrerer Antipsychotika sind nur wenige randomisierte, doppelblinde kontrollierte Studien verfügbar, die sich im Wesentlichen auf therapieresistente schizophrene Patienten beziehen. Während die Kombination von Clozapin und Sulpirid eine 20%ige Verbesserung im BPRS-Score erbrachte (bei allerdings jeweils einem Patienten mit zunehmendem Speichelfluss bzw. Spätdyskinesien) (**Ib**) [59], zeigte die Kombination von Clozapin und Chlorpromazin keine Vorteile [215] (**Ib**). In offenen Untersuchungen, Fallserien und Einzelfallberichten erbrachte die Kombination von Clozapin mit Risperidon bzw. Pimozid, Clozapin mit Olanzapin [216], Clozapin mit Amisulprid [217], Clozapin mit Ziprasidon [218], oder Olanzapin mit Sulpirid [219] bzw. Risperidon [220] (alle **IIb–III**) teilweise eine verbesserte antipsychotische Wirkung, aber auch ein erhöhtes bzw. verändertes Nebenwirkungsspektrum [60]. In einer randomisierten kontrollierten Studie ergab sich keine Verbesserung der Positiv- und Negativsymptomatik durch eine Kombination von Olanzapin und Sulpirid [221] (**Ib**). Zwei randomisierte doppelblinde Studien zur Kombination von Clozapin und Risperidon erbrachten widersprüchliche Ergebnisse [222, 223] (**Ib**). Spezifische Empfehlungen insbesondere in der Akuttherapie zur Kombination bestimmter Antipsychotika können derzeit nicht gegeben werden.

C Antipsycho- tikakombi- nation	**(29) Empfehlungsgrad C** Eine Kombinationsbehandlung im Sinne einer gleichzeitigen Gabe mehrerer Antipsychotika ist mit Ausnahme der Therapieresistenz, nicht zu empfehlen.

Zur Kombination von Antipsychotika mit anderen Psychopharmaka wird auf die vorangehenden Abschnitte unter Berücksichtigung des führenden klinischen Zielsyndroms verwiesen.

4.3.2 Langzeitbehandlung/Rezidivprophylaxe

Wirksamkeit der Erhaltungstherapie mit Antipsychotika

Schizophrenie ist eine häufig chronisch verlaufende und in vielen Fällen rezidivierende Erkrankung. Die rezidivprophylaktische Wirkung der typischen Antipsychotika gegenüber Placebo wurde in mehreren Studien gezeigt [224]. Etwa 70% der Patienten, die keine aktive antipsychotische Therapie aufwiesen, haben im Folgejahr erneut ein Krankheitsrezidiv entwickelt, wohingegen die Rate bei Patienten unter konventionellen Antipsychotika etwa 30% beträgt [34]. Nach zwei Jahren erkranken etwa 80% der nicht Behandelten und 50% der Behandelten erneut [225, 226]. Eine kontinuierliche antipsychotische Therapie über mehrere Jahre kann das Risiko eines Krankheitsrezidivs um zwei Drittel verringern [227].

Ein wesentliches Ziel der antipsychotischen Langzeit- oder Erhaltungstherapie ist neben der Symptomsuppression die Verhinderung von Rezidiven. Hierbei stellt die Kombination einer medikamentösen Langzeitbehandlung mit psycho- und soziotherapeutischen Verfahren einen Standard dar, da die Rückfallrate weiter reduziert wird und der Krankheitsverlauf weiter verbessert werden kann.

Etwa 20% derjenigen Patienten, die eine erste psychotische Episode erleben, zeigen im Verlauf keine erneuten psychotischen Symptome mehr. Bisher existieren jedoch keine prognostischen Prädiktoren für medikamentös unbehandelt günstige Verläufe oder Faktoren, die eine solide Abschätzung des Ansprechens auf die pharmakologische Therapie ermöglichen.

▌ Rezidivprophylaktische Wirksamkeit konventioneller und atypischer Antipsychotika gegenüber Placebo

Die überlegene rezidivprophylaktische Wirkung der älteren typischen oral verabreichten Antipsychotika Chlorpromazin, Pimozid und Haloperidol gegenüber Placebo ist in systematischen Reviews randomisierter Studien belegt (**Ia**) [110, 228, 229]. Von den Substanzen Fluphenazin [230, 231] und Pimozid [232] liegen randomisierte Studien vor.

Insgesamt zeigen atypische Antipsychotika als Gruppe gegenüber Placebo eine überlegene Wirkung in der Verhinderung von Krankheitsrezidiven (Ia) [233], wobei diese Überlegenheit in den individuellen Studien für *Olanzapin* (Ib) [234, 235], *Ziprasidon* (Ib) [236] und *Zotepin* (Ib) [237], nicht jedoch für *Amisulprid* [238] nachgewiesen wurde. Für andere atypische Antipsychotika liegen keine placebokontrollierten Studien zur Rezidivprophylaxe vor.

(30) Good Clinical Practice
Für die meisten Menschen mit gesicherter Schizophrenie ist die Gabe von antipsychotischen Medikamenten über die Akutphase hinaus indiziert. Hierbei muss zwischen einer Rezidivprophylaxe und einer symptomsuppressiven Therapie unterschieden werden.

Good Clinical Practice

Langzeitbehandlung

(31) Empfehlungsstärke A
Zur Langzeittherapie sollten Antipsychotika eingesetzt werden.

A

Antipsychotika zur Langzeittherapie

█ Auswahl der Medikation

Gegenüber typischen Antipsychotika ergab sich eine leichte, aber signifikante Überlegenheit atypischer Antipsychotika als Gruppe in der rezidivprophylaktischen Wirksamkeit (Ia) [41], wobei sich in den einzelnen Studien lediglich **Risperidon** (Ib) [239, 240] und Olanzapin (Ib) [241], nicht jedoch Clozapin [242–244] und Amisulprid [245] als signifikant überlegen herausstellten. Für die atypischen Substanzen Quetiapin, Zotepin und Ziprasidon liegen keine randomisierten Studien vor.

Unter Risperidon (Ia) [41, 246] und Olanzapin (Ia) [41] gab es im Vergleich zu Haloperidol signifikant weniger Behandlungsversagen insgesamt (Rückfälle oder Studienabbruch jeglicher Ursache), nicht jedoch bei den anderen atypischen Antipsychotika. Risperidon war in der Erhaltungstherapie mit weniger extrapyramidalen Nebenwirkungen und besserer subjektiver Verträglichkeit verbunden als Haloperidol (Ia) [41, 246].

Die jährliche zusätzliche Risikoreduktion für Krankheitsrezidive betrug in einer Metaanalyse 8% (relative Risikoreduktion von 35%), wenn atypische anstatt typische Antipsychotika verwendet wurden [41]. Weiterhin bleibt allerdings unklar, ob die Vorteile der Atypika in der rückfallverhindernden Wirkung durch bessere Wirksamkeit oder bessere Compliance bei besserer Verträglichkeit erreicht wurden [41].

Das niedrigere Risiko des Auftretens von Spätdyskinesien in der Langzeitbehandlung unter atypischen Antipsychotika im Vergleich zu den Typika stellt neben der besseren Wirksamkeit einen weiteren Parameter für die Auswahl der Medikationsgruppe dar [247,

248]. Der bessere Effekt der atypischen Antipsychotika Clozapin, Risperidon, Zotepin, Ziprasidon und Aripiprazol auf die Kognition konnte in einer Metaanalyse auf der Grundlage von Kurzzeit- und Switchstudien [249] nachgewiesen werden. Für die Substanzen Olanzapin, Amisulprid und Quetiapin finden sich keine Studien. Eine bessere Beeinflussung der Negativsymptomatik konnte im Rahmen einer Metaanalyse auf der Grundlage von Kurzzeit- als auch Langzeitstudien [250] gezeigt werden.

Good Clinical Practice Auswahl der Medikation	**(32) Good Clinical Practice** Die Auswahl der Langzeitmedikation sollte gemeinsam vom Betroffenen und dem behandelnden Arzt auf der Basis ausreichender Information über Nutzen und Nebenwirkungen getroffen werden. Wenn möglich, sollten Angehörige und ggf. der gesetzliche Betreuer in Absprache mit den Betroffenen in den Entscheidungsprozess miteinbezogen werden.
C Langzeit-behandlung Wahl der Medikation	**(33) Empfehlungsstärke C** Zur Langzeittherapie sollte dasjenige typische oder atypische Antipsychotikum beigehalten werden, unter dem eine Remission in der Akuttherapie bei guter Verträglichkeit erzielt werden konnte.
A Auswahl der Medikation: Atypika	**(34) Empfehlungsstärke A** Bei der Auswahl des Antipsychotikums ist die überlegene rezidivprophylaktische Wirksamkeit als Gruppe der atypischen Antipsychotika gegenüber typischen Antipsychotika in der Langzeittherapie zu berücksichtigen.
Good Clinical Practice Neben-wirkungen	**(35) Good Clinical Practice** Bei der Auswahl zwischen verschiedenen Antipsychotika in der Langzeittherapie ist aber in jedem Fall das unterschiedliche Nebenwirkungsrisiko im Hinblick auf Spätdyskinesien, Sedierung, kardiale, metabolische und endokrine Effekte zu beachten.

▌ Depot-Antipsychotika

Lang-wirksame Depotformen von Antipsychotika haben eine Reihe von pharmakologischen Vorteilen gegenüber den oralen Darreichungsformen, wie die Vermeidung der hepatischen First-Pass-Metabolisierung, die Stabilisierung des Serumspiegels und Vermeidung stärkerer Spiegelschwankungen, das geringere Risiko von unerwünschten Wirkungen, die durch wechselnd hohe Plasmaspiegel gefördert werden, und die gesicherte Applikation.

Die rezidivprophylaktische Wirkung der typischen oral verabreichten Antipsychotika gegenüber Placebo kann auch für die
Depotformen der jeweiligen Medikamente angenommen werden,
obgleich die Senkung der Rezidivrate mittels Depotmedikation gegenüber Placebo-Depot ausdrücklich nur für Fluphenazin-Decano-
at adäquat untersucht und nachgewiesen ist (**Ia**) [251]. Beim systematischen Vergleich oraler typischer Antipsychotika und deren Depotformen wurde ihre gute Verträglichkeit und Effektivität bestätigt. Es konnten keine Unterschiede in der rezidivprophylaktischen
Wirksamkeit, der Abbruchquote und langfristigen Nebenwirkungen gezeigt werden. Hierzu ist methodisch anzumerken, dass diejenigen Patienten, welche vermutlich am ehesten von einer Depotmedikation profitiert hätten, bedingt durch eine geringe Compliance nicht in diese Studien eingeschlossen werden konnten [251].
Es gibt keine Hinweise, dass sich typische Depot-Antipsychotika in ihrer Wirksamkeit unterscheiden (**Ia**) [251].
Für das einzige derzeit vorliegende atypische Depot-Antipsychotikum Risperidon Micropheres konnte in einer placebokontrollierten Studie gezeigt werden, dass Patienten, die auf Risperidon eingestellt wurden und dieses Antipsychotikum zweiwöchig
als Depot weiterbekamen, eine günstigere Entwicklung der Posi-
tiv- und Negativsymptome nach 12 Wochen zeigten als diejenigen, die von oralem Risperidon auf Placebo umgestellt wurden
(**Ib**) [252]. Diese Studie zeigt jedoch methodische Mängel, zudem
erschwert eine hohe Drop-out-Rate die Interpretation der Ergebnisse. Randomisierte, kontrollierte Studien zur Rezidivprophylaxe
mit Risperidon Microspheres im Vergleich zu oralem Risperidon,
im Vergleich zu Placebo und im Vergleich zu Typika in Depot-
form liegen derzeit nicht vor.

(36) Empfehlungsstärke A/B	A/B
Typische Depot-Antipsychotika (A) und das derzeit einzig verfügbare atypische Depot-Antipsychotikum Risperidon (B) sind aufgrund ihrer gesicherten Applikation und guten Bioverfügbarkeit eine wirksame Alternative zur oralen Medikation und sollten grundsätzlich in der Langzeittherapie in Erwägung gezogen werden.	Depotmedikation als Option

(37) Good Clinical Practice	Good Clinical Practice
Eine antipsychotische Depotmedikation empfiehlt sich besonders in den Fällen, in denen eine regelmäßige orale antipsychotische Medikation nicht sichergestellt ist, eine gesicherte Applikation aber dringend notwendig erscheint (z. B. schwere Fremd- oder Eigengefährdung im Rezidiv), oder wenn die Depot-Applikation eine Patientenpräferenz darstellt.	Indikation für Depot

C Depotmedikation: Auswahl	**(38) Empfehlungsstärke C** Aufgrund fehlender überlegener Wirksamkeit einzelner typischer Depot-Antipsychotika untereinander sollte die Auswahl anhand des Nebenwirkungsprofils und des Injektionsintervalls vorgenommen werden.
C Atypische Depot-Antipsychotika	**(39) Empfehlungsstärke C** Bei der Entscheidung für ein antipsychotisches Depotpräparat ist das erwartungsgemäß als günstiger einzustufende Nebenwirkungsprofil des verfügbaren atypischen Depot-Antipsychotikums Risperidon (insbesondere im Hinblick auf das geringere Risiko von Spätdyskinesien) zu berücksichtigen.

Dauer der antipsychotischen Therapie

▮ Dauer und Dosis der antipsychotischen Langzeitmedikation

Aus den Studien zur Langzeitwirksamkeit (Absetz- und prospektive Studien) der Antipsychotika können Empfehlungen für die Dauer der antipsychotischen Medikation abgeleitet werden. Hochwertige Evidenz zur optimalen Dauer der Langzeittherapie ist jedoch nicht verfügbar.

A/B Dauer der Langzeitbehandlung bei Ersterkrankung	**(40) Empfehlungsstärke A/B** Bei einer Erstmanifestation sollte eine medikamentöse antipsychotische Behandlung über mindestens 12 Monate erfolgen.
C Dauer der Langzeitbehandlung bei Mehrfacherkrankung	**(41) Empfehlungsstärke C** Nach einem ersten Rezidiv sollte eine medikamentöse antipsychotische Behandlung kontinuierlich für 2 bis 5 Jahre (und nach multiplen Rezidiven gegebenenfalls lebenslang) erfolgen.
Good Clinical Practice Dauer der Langzeitbehandlung: individuelle Festlegung	**(42) Good Clinical Practice** Die empfohlene Behandlungsdauer wird häufig durch eine Reihe von Randbedingungen wie die Motivation der Betroffenen, die psychosoziale Situation und die gesamte Versorgungssituation beeinflusst, die in der individuellen Behandlungssituation berücksichtigt werden müssen.

Der häufige Wunsch der Patienten nach Absetzen der Medikation als auch eine Reihe von Nebenwirkungen, welche die Teilnahme am sozialen Leben beeinträchtigen, schränken in vielen Fällen die Durchführung einer Erhaltungstherapie mit Antipsychotika ein. Daher wurden Strategien zur Verbesserung der Erhaltungstherapie erarbeitet. Die intermittierende Therapie mit Antipsychotika mit schrittweiser Reduktion der Dosis bis zum Absetzen, sorgfältiger Beobachtung und frühem abermaligen Aufdosieren bei Frühzeichen der Erkrankung erwies sich in vielen Studien bei Mehrfacherkrankten nicht als sinnvoll, da die Rezidivraten und Krankenhauseinweisungen deutlich höher waren als bei den kontinuierlich Behandelten (**Ib**) [253].

In einer Reihe von Studien wurden Therapieregimes untersucht, bei denen in der Erhaltungstherapie deutlich niedrigere Dosierungen zur Anwendung kamen als während der Akutbehandlung. Die Ergebnisse zeigten, dass die Rezidivraten im Vergleich zur kontinuierlichen Therapie leicht und in einem akzeptablen Ausmaß anstiegen (**Ib**) [37, 254, 255]. Die niedrigeren Dosierungen waren jedoch mit einem günstigeren Nebenwirkungsprofil und besserer Compliance verbunden. Eine weitere Strategie stellt die niedrigdosierte kontinuierliche Depotmedikation und die zusätzliche Gabe oraler Medikation bei Auftreten früher Prodromalzeichen dar. Diese Methode scheint geeignet zu sein, Niedrig-Dosis-Therapien wirksamer und sicherer zu gestalten [256].

Strategien zur Modifikation der Erhaltungstherapie

Dosierung der antipsychotischen Langzeittherapie

---

(43) Empfehlungsstärke A

Bei Mehrfachmanifestation ist einer kontinuierlichen oralen Gabe eines Antipsychotikums der Vorzug vor intermittierenden Behandlungsstrategien zu geben.

A
Kontinuierliche Langzeitmedikation

▌ Rezidivprophylaxe bei Erstmanifestation

Etwa 20% der Menschen, die eine erste psychotische Episode erleben, zeigen im Verlauf auch ohne Medikation keine erneuten psychotischen Symptome mehr. Für den übrigen, weitaus überwiegenden Anteil der Patienten nach Erstmanifestation ist jedoch ein wirksamer Schutz vor einem Rückfall von zentraler Bedeutung, die Rückfallrate innerhalb der nächsten 5 Jahre wird bei Ersterkrankten mit zum Teil 82% angegeben [257].

Zur Rezidivprophylaxe bei Patienten mit schizophrener Ersterkrankung liegen nur wenige randomisierte kontrollierte Studien vor. Die Wirksamkeit einer Erhaltungstherapie mit Fluphenazindecanoat gegenüber Placebobehandlung hinsichtlich einer deutlich niedrigeren Rezidivrate über ein Jahr konnte gezeigt werden (**Ib**) [258].

Rezidivprophylaxe bei Erstmanifestation

Aus einer offenen, randomisierten klinischen Studie mit Erst- und Mehrfacherkrankten liegen Hinweise dafür vor, dass Erst-erkrankte unter einer prodrombasierten intermittierenden anti-psychotischen Pharmakotherapie (Behandlung bei Frühwarnzei-chen vor einem Rezidiv) genauso hohe Rezidivraten aufweisen wie unter kontinuierlicher Erhaltungstherapie. Die Behandlungs-adhärenz (Compliance) war unter der intermittierenden Pharma-kotherapie besser und die kumulative antipsychotische Dosis ge-ringer (**Ib**) [254].

B Intervall- therapie	**(44) Empfehlungsstärke B** Bei Erstmanifestation kann bei stabiler Remission und vorlie-genden Gründen gegen die Fortführung einer Langzeitmedikati-on (z. B. mangelnde Akzeptanz) nach schrittweiser Dosisreduk-tion der Versuch einer Intervalltherapie mit gezielter Frühinter-vention bei Auftreten von Prodromen eines drohenden Rezidivs unternommen werden.
Good Clini-cal Practice Voraus- setzung für Intervall- therapie	**(45) Good Clinical Practice** Wichtige Voraussetzung einer antipsychotischen Intervallthera-pie dieser Strategie ist die Einbettung in eine psychoedukative Maßnahme mit Aufspüren der eigenen Frühwarnzeichen sowie der Aufbau eines individuellen Krisennetzes.

▮ Dosis in der Langzeittherapie

Auch in der Langzeittherapie sollte die niedrigst wirksame Dosis des Antipsychotikums zur Anwendung kommen, bei der das Rückfallrisiko minimiert ist. Hierbei kann es schwierig sein, die Vorteile einer im Vergleich zur Akuttherapie niedrigeren Dosis wie möglicherweise bessere Compliance und besseres subjektives Wohlbefinden gegenüber dem Nachteil einer möglicherweise erhöhten Rückfallgefahr abzuwägen. In Studien konnte gezeigt werden, dass Dosierungen typischer Antipsychotika von unter 300 mg Chlorpromazin-Äquivalenz-Einheiten bei einem Teil der Patienten zu einem höheren Rückfallrisiko geführt haben. Gleich-zeitig gibt es keine soliden Hinweise, dass Erhaltungsdosen von über 600 mg Chlorpromazin-Äquivalenz-Einheiten das Rückfall-risiko weiter erniedrigen.

(46) Empfehlungsstärke B	B
Nach Symptomremission kann die antipsychotische Dosis in der Langzeitbehandlung über längere Zeiträume schrittweise reduziert und auf eine niedrigere **Erhaltungsdosis** eingestellt werden. Dies gilt für atypische als auch konventionelle Antipsychotika. Bei konventionellen Antipsychotika sollte die Dosis in der Langzeittherapie zwischen 300 und 600 Chlorpromazin-Äquivalenz-Einheiten (CPZ), in Einzelfällen gegebenenfalls auch niedriger liegen, um ein Auftreten extrapyramidaler Nebenwirkungen zu minimieren.	Dosis in der Langzeittherapie

Tabelle 4.3. Empfohlene Dosierung der Antipsychotika in der Langzeittherapie

Substanz	Patienten mit mehreren Krankheitsepisoden	Höchste Dosis*
Atypika		
▌ *Amisulprid*	100–800	1200
▌ *Aripiprazol*	15–30	30
▌ *Clozapin*	200–550	900
▌ *Olanzapin*	10–20	20*
▌ *Quetiapin*	300–750	750*
▌ *Risperidon*	2–6	16
▌ *Ziprasidon*	80–160	160
▌ *Risperidon Depot*	25–50	50
Konventionelle Antipsychotika		
▌ *Fluphenazin*	3–15	15
▌ *Flupentixol*	2–15	20–(60)
▌ *Haloperidol*	2–20	25–(100)
▌ *Perphenazin*	6–36	56
▌ *Pimozid*	2–8	16
▌ *Flupentixol Decanoat (mg/2–3 Wochen)*	20–60	100
▌ *Fluphenazin Decanoat (mg/2–4 Wochen)*	12,5–50	100
▌ *Haloperidol Decanoat (mg/4 Wochen)*	50–200	300
▌ *Perphenazin Decanoat (mg/2–4 Wochen)*	12–200	200

* Höhere Dosierungen werden laut Fachinformation nicht empfohlen, wurden aber unter bestimmten Behandlungsbedingungen (z.B. bei Therapieresistenz) in klinischen Studien verwendet.

In der Tabelle 4.3 werden Dosierungen für verschiedene Antipsychotika in der Langzeittherapie vorgeschlagen. Die Dosishöhe orientiert sich dabei an der rezidivprophylaktischen Wirksamkeit.

4.4 │ Medikamentöse Behandlungsresistenz

▌ Häufigkeit und Definition

Nicht alle Menschen mit Schizophrenie sprechen auf eine medikamentöse Behandlung an [259, 260].

Häufigkeit der Behandlungsresistenz auf Antipsychotika

> Je nach Definition der medikamentösen Behandlungsresistenz sollen zwischen ein Drittel und ein Fünftel der Patienten eine geringe Besserung nach adäquater antipsychotischer Therapie aufweisen.
>
> Bei Behandlungsresistenz treten häufig langdauernde Krankenhausaufenthalte auf. Eine chronische Hospitalisierung kann jedoch auch bei geringer Symptomatik auftreten und ist kein Indikator mangelnden Ansprechens auf Antipsychotika.

Große Medikamentenstudien zeigten, dass etwa 70% der Patienten nach adäquater antipsychotischer Therapie überwiegend oder vollständig remittierten. Der Anteil von 30% Behandlungsresistenz bezog sich jedoch auf die Positivsymptomatik, bei fehlender Wirkung auf Negativsymptomatik, affektive oder kognitive Symptome wurde nicht von Behandlungsresistenz gesprochen. Die Anwendung breiterer Kriterien für Behandlungsresistenz unter Einbezug des Funktionsniveaus führte zu Prävalenzen von 55–65% an Behandlungsresistenzen nach konventioneller Antipsychotikatherapie, die bei Einschluss kognitiver Defizite und schlechter Lebensqualität noch höher sein dürften [261, 262].

Die Gründe für Behandlungsresistenz sind multifaktoriell, es gibt Hinweise für neuropsychologische Faktoren, hirnmorphologische Auffälligkeiten und verstärkte Negativsymptomatik.

Definition der Behandlungsresistenz auf Antipsychotika

> Medikamentöse Behandlungsresistenz wird angenommen bei fehlender oder unbefriedigender Verbesserung der Zielsymptome trotz Behandlung in empfohlener Dosierung und Dauer jeweils zwischen 6 und 8 Wochen mit mindestens 2 Antipsychotika, wovon eines ein Atypikum sein sollte. Die Compliance sollte, gegebenenfalls mittels Spiegelkontrolle, gesichert sein.
>
> Eine multidimensionale Einschätzung der Behandlungsresistenz sollte neben einer persistierenden Positiv- oder Negativ-

symptomatik auch kognitive Dysfunktionen mit starker Beeinträchtigung, bizarres Verhalten, rezidivierende affektive Symptome und Suizidalität, ein niedriges Funktionsniveau im Arbeits- und sozialen Bereichen und niedrige Lebensqualität berücksichtigen.

Vorgehen

▌ Nichtansprechen bei akuter Exazerbation

(47) Good Clinical Practice
Bei Verdacht auf medikamentös behandlungsresistente Schizophrenie sollten die vorliegenden Zielsymptome genau definiert werden und sichergestellt sein, dass 2 Antipsychotika, davon mindestens ein atypisches Antipsychotikum in ausreichender Dosierung und über jeweils mindestens 6–8 Wochen in der Zieldosis angewendet wurde. Andere Faktoren, die zu einer Behandlungsresistenz beitragen können, wie fehlende Einnahme verschriebener Medikamente, vorliegende Suchtproblematik oder andere komorbide psychische oder somatische Erkrankungen, gleichzeitige Einnahme anderer Medikamente und psychosoziale Probleme sollten berücksichtigt und gegebenenfalls einer Therapie zugeführt werden.

Good Clinical Practice

Abklärung Behandlungsresisten

Eine größere Zahl von Studien hat konsistent gezeigt, dass Clozapin bei bisher behandlungsresistenter Schizophrenie gegenüber konventionellen Antipsychotika in der Verbesserung der Psychopathologie überlegen ist (**Ia**) [263]. Zu einer empfohlenen Dosierung kann keine generelle Empfehlung gegeben werden, da in den Studien die mittlere Dosis zwar 400–500 mg Clozapin am Tag betrug, einige Patienten jedoch schon auf 100–200 mg gut ansprechen, andere von Dosierungen bis 900 mg profitieren.

Es gibt Hinweise für eine Überlegenheit der atypischen Antipsychotika Risperidon (**Ib**) [264, 265] und Olanzapin (**Ib**) [266] gegenüber typischen Antipsychotika bei behandlungsresistenter Schizophrenie aus einzelnen Studien, eine generelle Empfehlung zur Gabe von Risperidon oder Olanzapin kann jedoch wegen der unzureichenden Evidenz nicht gegeben werden.

Aufgrund unzureichender Evidenz sollte Lithium als Komedikation bei behandlungsresistenter Schizophrenie nur in Ausnahmefällen gegeben werden (**III**) [117].

Es gibt einzelne Hinweise aus kleineren Studien, dass die Phasenprophylaktika Carbamazepin, Valproinsäure und Lamotrigin als Komedikation bei behandlungsresistenter Schizophrenie einen positiven Einfluss haben können (IIb/III) [267–270]. Die Gabe von Valproinsäure, Carbamazepin oder Lamotrigin sollte jedoch erst nach Ausschöpfung anderer Therapien erwogen werden. Carbamazepin sollte nicht zusammen mit Clozapin gegeben werden (III).

Elektrokrampftherapie (EKT) bei behandlungsresistenter Schizophrenie sollte nur in Ausnahmefällen angewendet werden, da Vorteile gegenüber anderen Therapien nicht konsistent nachgewiesen wurden und die meisten Studien eine atypische Monotherapie als Alternative nicht berücksichtigt haben. Lediglich als ultima ratio bei Katatonie oder potenziell lebensbedrohlichem Zustand kann Elektrokrampftherapie (EKT) erwogen werden (III) [122, 271].

Grundsätzlich sollten Antipsychotika nicht kombiniert werden. In besonderen Fällen therapieresistenter Erkrankung kann die Augmentation von Clozapin mit einem anderen Atypikum versucht werden (III) [59].

Aus etlichen Studien gibt es Hinweise, dass eine zusätzliche kognitive Verhaltenstherapie bei behandlungsresistenter Schizophrenie wirksam sein kann (III) [272].

B Vorgehen bei Behandlungsresistenz	**(48) Empfehlungsstärke B** Bei Behandlungsresistenz sollte zunächst von einem konventionellen auf ein atypisches Antipsychotikum umgestellt werden. Bei Behandlungsresistenz unter atypischer Therapie sollte auf ein anderes Atypikum, bei weiterhin nicht oder gering veränderten Zielsymptomen auf Clozapin umgestellt werden.
B Phasenprophylaktika	**(49) Empfehlungsstärke B** Eine Gabe von Lithium oder anderen Phasenprophylaktika wie Valproinsäure, Carbamazepin oder Lamotrigin sollte erst nach Ausschöpfung anderer Therapien und vor allem bei Vorliegen affektiver Symptomatik erwogen werden. Carbamazepin sollte nicht zusammen mit Clozapin gegeben werden.
C Antipsychotische Polypharmazie	**(50) Empfehlungsstärke C** Grundsätzlich sollten Antipsychotika nicht kombiniert werden. In besonderen Fällen therapieresistenter Erkrankung kann die Augmentation von Clozapin mit einem anderen Atypikum versucht werden.

> **(51) Empfehlungsstärke B**
>
> Bei medikamentös behandlungsresistenter Schizophrenie, insbesondere bei persistierenden psychotischen Symptomen und bei häufigen, trotz adäquater medikamentöser Therapie auftretenden Rezidiven, sollte eine kognitive Verhaltenstherapie zur Anwendung kommen.

> B
> Kognitive
> Verhaltenstherapie

> **(52) Empfehlungsstärke C**
>
> Eine Elektrokrampftherapie (EKT) ist bei eindeutiger medikamentöser Behandlungsresistenz nach adäquater Therapie in ausreichender Dosis und Zeitdauer als ultima ratio zu empfehlen. Die Zustimmung des Patienten muss vorliegen, eventuelle Patientenverfügungen müssen beachtet werden.

> C
> EKT

4.5 | Nebenwirkungen und ihre Behandlung

Der Behandler sollte in den regelmäßigen Visiten die Frage nach Nebenwirkungen der antipsychotischen Pharmakotherapie gezielt stellen, da nicht immer davon ausgegangen werden kann, dass diese spontan mitgeteilt werden. Eine Aufklärung darüber, wie Nebenwirkungen erkannt werden können, der Hinweis auf die regelmäßigen Kontrolluntersuchungen und eine Beratung über evtl. Therapiemöglichkeiten ist in jedem Fall sinnvoll.

> **(53) Good Clinical Practice**
>
> Patient, Angehöriger und Betreuer sollten nicht nur über mögliche Nebenwirkungen aufgeklärt, sondern auch hinsichtlich der auftretenden Zeichen informiert und der jeweils gegebenen Therapiemöglichkeiten beraten werden.

> Good Clinical Practice
> Aufklärung und Beratung

Im Folgenden werden zunächst die Nebenwirkungen auf die verschiedenen Bereiche dargestellt, dann mögliche Therapiemöglichkeiten erörtert und notwendige Kontrolluntersuchungen für ein rechtzeitiges Erkennen der unerwünschten Arzneimittelwirkungen empfohlen.

▮ **Unerwünschte neurologische Nebenwirkungen**

▮ **Extrapyramidal-motorische Störungen (EPS).** Antidopaminerge Nebenwirkungen treten vor allem bei hochpotenten konventionellen Antipsychotika mit hoher D_2-Blockade auf. Darunter fallen extrapyramidal-motorische Störungen (EPS) wie Frühdyskinesien, Parkinsonoid, Akathisie und Spätdyskinesien sowie eine Erhöhung des Prolaktinspiegels. Bei den Atypika Risperidon, Olanzapin, Amisulprid und Ziprasidon sind dosisabhängige EPS beschrieben, bei Quetiapin und Clozapin scheint keine Dosisabhängigkeit zu bestehen. Unter dem konventionellen Antipsychotikum Perazin scheint eine ähnlich niedrige EPS-Rate wie unter Zotepin vorzuliegen [273]. Spätdyskinesien einer Therapie mit konventionellen Antipsychotika weisen eine Jahresinzidenz von ca. 4–5% auf, bevorzugt sind höheres Lebensalter, weibliches Geschlecht und mehrjährige hochdosierte Behandlung mit typischen Antipsychotika [274].

Extrapyramidal-motorische Störungen (EPS) können nach dem Zeitpunkt des Auftretens in akute und chronische Bewegungsstörungen unterschieden werden. Akute EPS treten in der Regel in den ersten Tagen und Wochen nach der Gabe von Antipsychotika auf, sind dosisabhängig und reversibel bei Dosisreduktion oder Absetzen des Antipsychotikums. Die akuten EPS können nach der Ausprägung in Frühdyskinesien oder -dystonien, Parkinsonoid oder Akathisie unterteilt werden [275]. Chronische EPS (häufiger als Spätdyskinesien oder auch tardive Dyskinesien/Dystonien bezeichnet) treten oft erst nach Monaten bis Jahren nach Beginn der antipsychotischen Medikation auf, sind nicht unbedingt dosisabhängig und persistieren oft nach Absetzen der Medikation.

Frühdyskinesien bestehen aus unwillkürlichen Kontraktionen und Spasmen verschiedener Muskelgruppen, welche bevorzugt als okulogyre Krise, Torticollis, Opisthotonus, Zungen- und Schlundkrämpfe bis hin zum Laryngospasmus sowie Arm- oder Handverkrampfungen auftreten. Üblicherweise ist die Muskulatur des Halses, des Nackens, der Augen und des Rumpfes betroffen [276]. Das Risiko für ein Auftreten steigt mit der antipsychotischen Potenz und Dosis des konventionellen Antipsychotikums, einem jüngeren Alter und dem männlichen Geschlecht.

Ein Antipsychotika-induziertes **Parkinsonoid** äußert sich in Bradykinese, Rigor, Tremor, kleinschrittigem Gangbild, Gangunsicherheit, Hypersalivation und Seborrhoe. Die Häufigkeit eines Parkinsonoids unter klassischer Antipsychotikatherapie wird auf 15 bis 50% der Patienten geschätzt. Patienten, welche ein Parkinsonoid entwickelt haben, haben ein erhöhtes Risiko für tardive Dyskinesien, wobei die Klärung dieses Zusammenhangs im Sinne gemeinsamer ursächlicher Risikofaktoren bisher noch nicht gelungen ist.

Eine **Akathisie** (Sitzunruhe) ist durch eine Bewegungsunruhe bevorzugt in den Beinen und innere Anspannung gekennzeichnet, die erhebliche Ausmaße annehmen kann. Oft ist dabei ein Hin- und Herschaukeln, Aufstehen und Hinsetzen, Trippeln auf der Stelle und dauerndes Übereinanderschlagen der Beine im Sitzen zu beobachten. Eine Akathisie unter klassischen Antipsychotika tritt mit einer Frequenz von ca. 20–30% auf und beginnt oft in den ersten Wochen und Monaten der Therapie [277]. Da mit der Akathisie häufig eine dysphorische Stimmungslage verbunden ist, fällt bisweilen eine Differenzierung gegenüber psychotischer Agitation und Angst sowie sonstigem psychotischem Erleben schwer [278]. Die Akathisie ist mit einer höheren neuroleptischen Dosierung und anderen EPS assoziiert. Bestimmte Patientengruppen wie ältere Menschen, jüngere Patienten mit chronischer Verlaufsform, Frauen, bestimmten ethnischen Gruppierungen und begleitenden somatischen Erkrankungen weisen ein höheres Risiko für das Auftreten einer Akathisie auf [279].

Spätdyskinesien oder **Tardive Dyskinesien (TD)** sind durch unwillkürliche, stereotype choreoathetotisch anmutende Bewegungsmuster wie z.B. orofazial durch mahlende Kaubewegungen, Schluckautomatismen, Schmatzen, Grimassieren, rollende Zungenbewegungen, Kopfwendungen, beständiges Blinzeln und andere Hyperkinesien z.B. choreatiforme Bewegungen der Finger und Zehen gekennzeichnet. Diese TD sind häufig irreversibel und treten mit einer Inzidenz von 4–8% pro Behandlungsjahr unter konventionellen Antipsychotika auf [280]. Nach 4 Jahren klassischer neuroleptischer Therapie leiden annähernd 20% der Patienten unter TD mit einer höheren Rate (bis zu 50%) unter den älteren Patienten [281]. Generelle Risikofaktoren sind höheres Alter, weibliches Geschlecht, vorbestehende EPS wie ein Parkinsonoid, Diabetes mellitus, affektive Störungen, vorbestehender Drogenkonsum sowie eine längere Anwendungsdauer der antipsychotischen Therapie. Obwohl einige Patienten die Bewegungsstörung als solche nicht als sehr beeinträchtigend wahrnehmen, wird die in der Öffentlichkeit damit verbundene Stigmatisierung als sehr belastend erlebt. Patienten mit einer Schizophrenie weisen auch ohne neuroleptische Behandlung ein altersabhängiges, höheres Risiko für die Entwicklung von spontanen Spätdyskinesien auf, welche nur schwer von neuroleptikainduzierten TD zu differenzieren sind [282]. Clozapin und andere neuere Antipsychotika wie z.B. Olanzapin oder Quetiapin weisen ein deutlich niedrigeres Risiko für TD auf.

▌ **Malignes Neuroleptisches Syndrom (MNS).** Ein **malignes neuroleptisches Syndrom (MNS)** wurde vor allem bei hochpotenten, konventionellen Antipsychotika in den ersten vier Wochen nach Beginn der Therapie beschrieben (Häufigkeit ca. 0,02–2,4%) [283]. In den prospektiven Studien zeigten sich unterschiedliche Prävalenzraten für die Häufigkeit des malignen neuroleptischen Syndroms (MNS). Während in den älteren Untersuchungen noch höhere Häufigkeiten von z.B. 0,7% pro Jahr [284] angegeben werden, kommen neuere Erhebungen mit großer Anzahl der insgesamt erfassten Patienten auf Häufigkeiten von 0,02–0,15% pro Jahr [285]. Nachdem bereits früher operationalisierte Leitsymptome für die Diagnose eines NMS vorgeschlagen wurden [286], sind die Hauptkriterien eines NMS nach DSM-IV 1. die Entwicklung von schwerem Rigor und erhöhter Körpertemperatur in Verbindung mit antipsychotischer Medikation sowie 2. zwei oder mehr der Symptome wie starkes Schwitzen, Dysphagie, Tremor, Inkontinenz, Bewusstseinsveränderungen von Verwirrtheit bis Koma, Mutismus, Tachykardie, erhöhter oder schwankender Blutdruck, Leukozytose und Laborhinweise für eine Muskelschädigung (z. B. CK-Erhöhung). Dabei dürfen die Symptome nicht auf andere körperliche (z. B. Substanzeinnahme) oder psychische Ursachen (z. B. Katatonie) zurückzuführen sein. Nach Absetzen der antipsychotischen Medikation kam es in einer zusammenfassenden Untersuchung bei 97% der Patienten zu einer Rückbildung der Symptomatik, die Mortalitätsrate wird mit ca. 10% angegeben [287].

▮ **Zerebrale Krampfanfälle.** Epileptische Anfälle treten in etwa bei 0,5 bis 0,9% der Patienten unter antipsychotischer Pharmakotherapie auf, wobei eine Behandlung mit Clozapin mit der höchsten Inzidenz (ca. 3%) und dem höchsten kumulativen Risiko (bis zu 10% in 4 Jahren) assoziiert ist. Dabei zeigt sich ein dosisabhängiger Anstieg des Risikos (Häufigkeit im Durchschnitt 1–4,4%) [288]. Ab einem Plasmaspiegel über 600 ng/ml Clozapin ist ein deutlich höheres Risiko zu verzeichnen, auch deswegen sollte, wenn höhere Dosierungen benötigt werden, eine regelmäßige Kontrolle des Blutspiegels und ggf. die regelmäßige Ableitung eines EEG stattfinden.

Ein dosisabhängiges Anfallsrisiko (Häufigkeit ca. 7–17%) zeigt auch Zotepin [289].

▮ **Sedierung.** Antihistaminerge Nebenwirkungen wie eine unerwünschte Sedierung werden vor allem durch niedrig- bis mittelpotente Antipsychotika hervorgerufen, aber auch häufiger unter Clozapin, Olanzapin und Quetiapin beobachtet. Hier ist gegebenenfalls eine Dosisreduktion bzw. Umsetzung auf eine weniger sedierende Substanz wie Amisulprid, Aripiprazol, Ziprasidon oder Risperidon zu empfehlen. Systematische Studien bzw. kontrollierte Untersuchungen zur spezifischen Pharmakotherapie der Sedierung liegen nicht vor. Eine Gabe von Coffein kann in Einzelfällen sinnvoll sein [290].

▮ **Unerwünschte metabolische Wirkungen**

▮ **Gewichtszunahme und Fettstoffwechsel.** Eine Gewichtszunahme unter antipsychotischer Behandlung muss als multifaktorielles Geschehen aufgefasst werden. Diese Nebenwirkung stellt ein ernstes Problem der Therapie insbesondere mit atypischen Antipsychotika dar. Die durchschnittliche Gewichtszunahme bei den Atypika ist unter Clozapin und Olanzapin am höchsten, während Ziprasidon das Körpergewicht kaum beeinflusst [291, 292]. Die Clozapin-Behandlung führt bei mehr als 50% der Patienten zu einer Gewichtszunahme von über 10% nach 1 Jahr [293]. Eine Komedikation, z. B. Antidepressiva wie Trizyklika und Mirtazapin oder Phasenprophylaktika wie Valproinsäure, die ebenfalls Gewichtszunahme erzeugen können, sollten in die Risikoanalyse einbezogen werden. Unter der adjuvanten Medikation mit Betablockern (Propranolol, Atenolol) bei bestehender Clozapintherapie konnte ein additiver Effekt auf die Erhöhung der Blutfette beobachtet werden [294].

▌ **Diabetes.** Das Risiko für die Entwicklung eines Diabetes mellitus war in einer populationsbasierten Studie bei einer Therapie mit Olanzapin 6fach, mit Risperidon 2fach und mit konventionellen Antipsychotika 1,4fach erhöht [295]. Eine diabetische Stoffwechsellage kann jedoch bei einigen Patienten bereits vor der Behandlung mit Antipsychotika bei Patienten mit Schizophrenie gefunden werden, so dass die psychiatrische Erkrankung selbst als Risikofaktor für die Entwicklung eines Diabetes mellitus zu werten ist [296].

Die pathophysiologischen Abläufe, die bei der Einnahme atypischer Antipsychotika zur diabetogenen Stoffwechsellage führen können, sind bisher noch weitgehend unverstanden. Die epidemiologischen Untersuchungen legen am ehesten ein erhöhtes Risiko für das Auftreten einer diabetischen Stoffwechsellage bei Clozapin und Olanzapin nahe. Andere Atypika und konventionelle Antipsychotika scheinen ein geringeres Risiko hierfür aufzuweisen [297]. Insgesamt handelt es sich um eine eher seltene Nebenwirkung, wenn man die Rate an neu aufgetretenem Diabetes mellitus Typ 2 betrachtet (z. B. Inzidenz unter Clozapin von 0,23% bis 5% pro Jahr [298]), allerdings sind auch Fälle mit ketoazidotischem Koma beschrieben worden. Der Anteil der Patienten in klinischen Studien, welche eine erhöhte Nüchternblutglukose im Verlauf aufweisen, ist bei Behandlung mit verschiedenen Atypika deutlich erhöht (z. B. unter Clozapin 21%, Olanzapin 15%, Risperidon 14%, Haloperidol 4%) [299].

▌ **Prolaktinerhöhung.** Es scheint kein linearer Zusammenhang, aber dennoch eine Assoziation zwischen Dosierung und Plasmaprolaktinspiegel mit einer konsekutiven Galaktorrhoe bzw. Gynäkomastie beim Mann, Amenorrhoe/Dysmenorrhoe und/oder sexuellen Funktionsstörungen zu bestehen. Amisulprid, Sulpirid und konventionelle Antipsychotika führen aufgrund der Dopaminrezeptorblockade (D_2) häufig zu einer Prolaktinerhöhung. Weiterhin kann ein langfristig erhöhter Prolaktinspiegel mit einer verstärkten (postmenopausalen) Osteoporose assoziiert sein. Bei prolaktinsensitiven Tumoren (wie z. B. ca. 60% der Mammakarzinome) sollte eine antipsychotische Pharmakotherapie mit einem Präparat durchgeführt werden, welches keine oder nur eine geringfügige Prolaktinerhöhung nach sich zieht. Unter Aripiprazol war eine vorher neuroleptikainduzierte Hyperprolaktinämie rückläufig. Bei neuroleptikainduzierten Prolaktinerhöhungen ist neben einem Umsetzen der Medikation auch die symptomatische Gabe von Bromocriptin denkbar, wenn die Umsetzung der neuroleptischen Substanz nicht möglich ist.

▌ Kardiovaskuläre Nebenwirkungen

Unerwünschte kardiovaskuläre Begleiteffekte der antipsychotischen Pharmakotherapie manifestieren sich hauptsächlich in orthostatischer Hypotension, Tachykardie und Reizleitungsstörungen wie z. B. einer Verlängerung des QT-Intervalls. Die **orthostatische Hypotension** oder orthostatische Kreislaufdysregulation ist Ausdruck der antiadrenergen Nebenwirkung mit Blockade der postsynaptischen Alpha-1-Rezeptoren und wird häufiger bei niedrig- bis mittelpotenten typischen Antipsychotika oder Atypika wie Clozapin, Risperidon oder Quetiapin beobachtet, so dass bei diesen Präparaten auch aus diesen Gründen eine einschleichende Dosierung zu empfehlen ist. Damit kann es zu Schwindel und einer vasovagalen Synkope mit nachfolgendem Sturzereignis und der Gefahr von Frakturen kommen. Einfache präventive Maßnahmen bzw. Behandlungsmaßnahmen sind die nur allmähliche und langsame Dosissteigerung des Antipsychotikums bzw. die Dosisreduzierung. Weiterhin können Antithrombosestrümpfe, Wechselduschen, langsames Aufstehen aus dem Liegen und spezifische medikamentöse Maßnahmen wie die Gabe von Adrenergika (z. B. Dihydroergotamin) praktiziert werden. Eine posturale Hypotension kann auch eine Reflextachykardie induzieren. Eine Tachykardie kann auch direkt anticholinerg vermittelt sein.

Kardiale Nebenwirkungen betreffen neben einer Veränderung der Herzfrequenz vor allem unerwünschte Einflüsse auf die Reizbildung und Reizleitung im Herzen. Leitungsverzögerungen können im EKG durch eine Verbreiterung der P-Welle, eine Verlängerung der PQ-Zeit (AV-Block I. Grades), in einer intermittierenden (AV-Block II. Grades) oder kompletten Blockierung der Überleitung vom Vorhof auf die Kammer (AV-Block III. Grades) oder in einer Veränderung des QRS-Komplexes sichtbar werden. Störungen der Depolarisation (QRS-Komplex) und vor allem der Repolarisation (T-Welle) zeigen sich auch in einer **Verlängerung der QT-Zeit**. Bei einer Verlängerung der frequenzabhängigen QT-Zeit (so genannte QT_c-Zeit) besteht ein erhöhtes Risiko ventrikulärer Tachykardien im Sinne einer Torsade-de-Pointes mit dem Risiko des Übergangs in Kammerflimmern. Verlängerungen der QT_c-Zeit treten vor allem bei Präparaten mit einer Klasse Ia- bzw.

Klasse III-antiarrhythmischen Wirkung auf [300]. Dies gilt besonders für trizyklische Antipsychotika vom Phenothiazin-Typ (Chlorpromazin, Promethazin und insbesondere Thioridazin) sowie für Pimozid. Zu Beginn und bei Dosiserhöhung im Verlauf sind bei Thioridazin und Ziprasidon EKG-Kontrollen zu empfehlen. Bei einer QT_c-Zeit über 500 ms sollte das Antipsychotikum abgesetzt und auf ein anderes umgestellt werden.

Weitere vegetative Nebenwirkungen

Muskarinerge/anticholinerge Nebenwirkungen werden ebenfalls eher unter konventionellen niedrig- bis mittelpotenten Antipsychotika gesehen, imponieren aber auch bei Olanzapin oder Clozapin. Risikofaktoren hierfür sind höheres Alter, vorbestehende hirnorganische Störungen, vorbestehende gastrointestinale oder urogenitale Störungen, Prostatahyperplasie, Engwinkelglaukom sowie eine anticholinerge Begleitmedikation. Bei Blasenstörungen ist, wenn eine Umsetzung der Substanz zu lange dauert oder nicht gewünscht wird, nach einer Dosisreduktion auch die Medikation mit Carbachol oder Distigmin sinnvoll.

Einer Mundtrockenheit kann mit Lutschpastillen, einem zunehmenden Speichelfluss (z. B. unter Clozapin) mit der Gabe von Pirenzepin 25–50 mg/d begegnet werden. Akkommodationsstörungen durch Beeinträchtigung der inneren Augenmuskeln bilden sich meist spontan nach einiger Zeit zurück. Eine verminderte Schwitzneigung wird zumeist ohne spezifische Gegenmaßnahmen toleriert, bei vermehrtem Schwitzen kann z. B. oral Salbeiextrakt gegeben werden.

Blutbildveränderungen

Blutbildveränderungen sowie hepatische und allergische Nebenwirkungen werden eher unter trizyklischen Antipsychotika (bei Phenothiazinen und hier insbesondere Thioridazin, bei Thioxanthenen, Zotepin, Olanzapin, Quetiapin besonders Clozapin) registriert als unter Butyrophenonen und Diphenylpiperidinen. Die Inzidenz einer **Agranulozytose** unter Clozapin ist mehr mit weiblichem Geschlecht sowie höherem Lebensalter assoziiert und beträgt ca. 0,8–2%, so dass wöchentliche Kontrollen des Differentialblutbildes bis zur 18. Woche nach Beginn der Therapie, dann alle 4 Wochen, vorgeschrieben sind.

Sonstige Nebenwirkungen

Weitere unerwünschte Arzneimittelwirkungen der Neuroleptika sind substanzabhängig dermatologische Störungen wie Hautallergien und Photosensibilisierung (z. B. bei Perazin), eine passagere

Erhöhung der Leberwerte (Transaminasen, z.B. bei Olanzapin) oder Entwicklung eines cholestatischen Ikterus sowie ophthalmologische Störungen wie Linsen- und Hornhauttrübungen (möglich z.B. bei Quetiapin) oder Pigmenteinlagerungen in der Retina.

4.5.1 Behandlung von Nebenwirkungen

▌ **Extrapyramidal-motorische Störungen (EPS).** Frühdyskinesien bessern sich in der Regel gut auf die Gabe eines Anticholinergikums, wobei die parenterale Applikationsform oft einen rascheren Wirkungseintritt als die orale Verabreichung besitzt (**IV**). Das Risiko von Frühdyskinesien ist unter Clozapin und den weiteren Antipsychotika der zweiten Generation deutlich geringer, aber in unterschiedlichem Ausmaß dennoch vorhanden.

Das **Parkinsonoid** ist üblicherweise nach Absetzen der Medikation rückläufig und verschwindet ganz, wobei es in einigen Fällen auch zu einem Weiterbestehen der Symptome kommen kann (**IV**) [301]. Eine wesentliche Therapiestrategie besteht also in der Reduktion der Neuroleptikadosis bzw. in der bereits präventiven Verwendung atypischer Antipsychotika. Wenn eine Dosisreduktion nicht möglich ist, sollte entweder eine begleitende Gabe von Anticholinergika (oder als zweite Wahl alternativ L-DOPA) erfolgen oder auf ein neureres Antipsychotikum (Atypikum) umgesetzt werden. Dabei ist zu berücksichtigen, dass es unter der Behandlung mit Dopaminagonisten und Anticholinergika zu einer Verschlechterung der Krankheitssymptome kommen kann.

Bei einer **Akathisie** sollte, wenn anhand des psychopathologischen Befundes vertretbar, eine **Dosisreduktion** des Antipsychotikums erfolgen. Bei ausgeprägter Akathisie mit hohem Leidensdruck kann ein Behandlungsversuch mit **Anticholinergika** gerechtfertigt sein, obwohl bisher keine Evidenz für deren Wirksamkeit in kontrollierten Studien vorliegt (**IV**) [302]. **Benzodiazepine** (Clonazepam oral 0,5–2,5 mg/d) konnten in 2 randomisierten, kontrollierten Studien eine signifikante Verbesserung der Akathisie bewirken (**Ib**) [303, 304], so dass deren Einsatz unter Beachtung der allgemeinen Richtlinien zur Anwendung von Benzodiazepinen empfohlen werden kann [28]. **Betablocker** mit zentraler Wirkkomponente wie z.B. Propranolol stellen eine gute Therapieoption dar, deren Wirksamkeit in Studien nachgewiesen werden konnte. Die Dosierung lag hierbei bei 30–90 mg/d Propranolol (**Ib**) [305]. Bei der Behandlung mit Betablockern und insbesondere Dosisänderungen sollte ein Monitoring von Blutdruck und Pulsfrequenz erfolgen. Die Umsetzung auf **neuere Antipsychotika** kann ebenfalls eine wirksame Therapiestrategie darstellen, wobei allerdings unter Clozapin ebenfalls eine Häufung von Akathisie beschrieben wurde.

Bei **Spätdyskinesien (TD)** wird in erster Linie ein **Absetzen** bzw. eine **Dosisreduktion des konventionellen Antipsychotikums** empfohlen, wobei zum Absetzen keine randomisierten, kontrollierten Studien vorliegen [306]. In 2 Studien konnte hingegen eine Verringerung der Spätdyskinesien nach Dosisreduktion gefunden werden **(IIb)** [307]. Allerdings sollte hierbei das Risiko einer erneuten psychotischen Exazerbation berücksichtigt werden [308].

Die Umsetzung auf **neuere Antipsychotika**, insbesondere Clozapin, wird zur Besserung der Spätdyskinesien als auch zur Vermeidung einer weiteren Risikoerhöhung empfohlen. Allerdings liegen bisher keine doppelblinden, randomisierten kontrollierten Studien zur Wirksamkeit von atypischen Antipsychotika bei Spätdyskinesien vor. Nur in nicht-randomisierten kontrollierten Studien konnte bisher eine Überlegenheit von Clozapin in der Therapie der TD gezeigt werden **(IIa)** [77]. Medikamente mit **cholinerger Wirkkomponente** wie Lecithin, Deanol oder Meclofenoxat werden aufgrund eines mangelnden Wirksamkeitsnachweises und aufgrund eines hohen Nebenwirkungsrisikos nicht zur Behandlung der TD empfohlen [309]. Für **Benzodiazepine** konnte bisher keine hinreichende Wirksamkeit bei Spätdyskinesien gezeigt werden [310]. In 2 randomisierten kontrollierten Studien mit kleinen Patientenzahlen fand sich keine relevante Verbesserung der TD unter Diazepam (mittlere Dosis 12–48 mg/d) oder Alprazolam (mittlere Dosis 7,2 mg/d) verglichen mit Standardbehandlung oder Placebo **(Ib)** [311, 312]. Auch für eine Therapie mit **Kalziumkanalblockern** besteht keine ausreichende Evidenz, zumal die unerwünschten Wirkungen wie Blutdrucksenkung oder mögliche Verschlechterung der Dyskinesien ins Gewicht fallen [313].

GABAerge Substanzen wie Baclofen, Progabid in einer Dosierung von 20–40 mg/kg/d, Valproat in einer Dosis von 500–1200 mg/d oder Tetrahydroisoxazolopyridin (THIP) demonstrierten in 3 randomisierten kontrollierten Studien keine klinisch bedeutsame Verbesserung der TD (Reduktion von mehr als 50% auf einer Rating-Skala für TD) gegenüber Placebo **(Ib)** [314]. In Crossover-Studien konnte eine signifikante Verbesserung nach Gabe von 20–120 mg/d Baclofen in 2 Untersuchungen [315, 316] von 900 mg/d Valproat in einer Studie [317] und THIP in einer Dosis von 60–20 mg/d in einer Untersuchung [318] gesehen werden **(IIb)**. Allerdings fanden sich deutliche bis schwere Nebenwirkungen dieser Präparate in den vorgelegten Studien. In einer Crossover-Studie ergaben sich weder eine Verbesserung noch relevante Nebenwirkungen unter einer Therapie mit Baclofen bis 90 mg/d [319] **(IIb)**.

C EPS: Umsetzen	**(54) Empfehlungsstärke C** Beim Auftreten von extrapyramidal-motorischen Störungen (EPS) unter einer antipsychotischen Behandlung ist im Rahmen einer Risiko-Nutzen-Abwägung eine Umstellung auf ein nebenwirkungsärmeres atypisches Antipsychotikum sinnvoll.
C Frühdys- kinesien: Anticholi- nergika	**(55) Empfehlungsstärke C** Bei Frühdyskinesien ist zur Akuttherapie je nach Schweregrad die orale oder intravenöse Gabe eines Anticholinergikums empfohlen, da dies in der Regel zu einer raschen Besserung führt.
C Parkinso- noid: Dosis- reduktion	**(56) Empfehlungsstärke C** Bei dem Auftreten eines Parkinsonoids sollte eine Dosisreduktion des Antipsychotikums erfolgen, wenn dies anhand des psychopathologischen Befundes vertretbar ist.
C Parkinso- noid: Anti- cholinergi- ka	**(57) Empfehlungsstärke C** Zur Behandlung eines neuroleptikainduzierten Parkinsonoids sollten in erster Linie Anticholinergika wie z.B. Biperiden eingesetzt werden, als Alternative kann L-Dopa verwendet werden.
A Akathisie: Benzo- diazepine, Betablocker	**(58) Empfehlungsstärke A** Bei medikamentöser Behandlungsnotwendigkeit einer Akathisie sollten als erste Wahl Benzodiazepine, bei Beachtung der Richtlinien zur Anwendung von Benzodiazepinen, oder Betablocker eingesetzt werden.
B Tardive Dyskine- sien: Dosis- reduktion	**(59) Empfehlungsstärke B** Bei dem Auftreten von Spätdyskinesien sollte zunächst eine vorsichtige Reduktion der Dosis des Antipsychotikums unter Beachtung des psychopathologischen Befundes erfolgen.
B Tardive Dyskine- sien: Clozapin	**(60) Empfehlungsstärke B** Bei der medikamentösen Therapie der Spätdyskinesien sollte langfristig auf ein atypisches Antipsychotikum umgesetzt werden, wobei die beste Evidenz für eine Besserung der tardiven Dyskinesien für eine Behandlung mit Clozapin vorliegt.

▌ **Malignes Neuroleptisches Syndrom.** Behandlungsmaßnahmen des MNS bestehen im sofortigen Absetzen des auslösenden Agens, Stabilisierung und Aufrechterhaltung der Vitalfunktionen, Fiebersenkung sowie Verhinderung von Komplikationen. Daneben können spezifische pharmakotherapeutische Interventionen oder ggf. auch eine Elektrokonvulsionsbehandlung (EKT) folgen [320]. Kontrollierte randomisierte, verblindete Studien zur spezifischen pharmakotherapeutischen Therapie des MNS fehlen.

In einer vergleichenden, offenen Untersuchung zeigte **Dantrolen** (z. B. in einer Dosierung von 2,5–10 mg pro kg Körpergewicht intravenös) die stärkste Senkung der Mortalitätsrate gegenüber Bromocriptin und Amantadin **(IIb)** [321]. Bei den Glutamatantagonisten liegen für **Amantadin** zahlreiche positive Fallberichte für die auch parenterale Anwendung bei MNS vor. Dabei werden Dosen von 200–400 mg/d empfohlen **(III)** [322]. Bei den dopaminnergen Substanzen konnte durch die Gabe von **L-Dopa** mit und ohne Kombination mit Carbidopa sowie Apomorphin bei einzelnen Patienten ein Erfolg erzielt werden **(III)** [323, 324]. Auch für die Anwendung von **Bromocriptin** liegen eine Vielzahl zumeist positiver Kasuistiken oder Fallserien vor, wobei Dosierungen von 7,5–45 mg/d verteilt über drei Einnahmezeitpunkte empfohlen werden **(III)** [92]. Bromocriptin ist nur in oraler Darreichungsform erhältlich. Die Gabe von **Lisurid** konnte kasuistisch ebenfalls positive Wirkungen erzielen, wobei Lisurid auch intravenös bzw. subkutan applizierbar ist **(III)** [325].

Benzodiazepine werden insbesondere bei diagnostischer Unsicherheit in der Abgrenzung zu einer katatonen Psychose („katatones Dilemma") eingesetzt. Insbesondere bei leichten Formen des MNS ergaben sich bei deren Einsatz positive Effekte **(III)** [326]. Die Verwendung von Lorazepam wird wegen seiner besseren Steuerbarkeit empfohlen, wobei Dosierungen von 4–8 mg/d vorgeschlagen werden **(IV)** [92].

Für **Clonidin** liegt eine positive Verlaufsuntersuchung vor, bei der die mit Clonidin behandelte Patientengruppe eine kürzere Verweildauer auf der Intensivstation und kürzere Beatmungszeiten aufwies **(III)** [327]. Damit wurde die positive Wirkung von Clonidin auf die autonome Überaktivität bei einem MNS verbunden.

In Abwägung der wenigen positiven Einzelfallberichte bei Gabe von **Anticholinergika** gegenüber der Gefahr einer Verstärkung der Hyperthermie wird von der Verwendung von Anticholinergika in der Therapie des MNS abgeraten **(IV)** [328].

Die Behandlung mit **EKT** erwies sich in einer vergleichenden Übersicht der vorliegenden Fallberichte und offenen Studien einer unbehandelten Patientengruppe deutlich sowie einer spezifischen Pharmakotherapie gering überlegen **(IIb)** [329]. Oft wird vor Durchführung einer EKT dennoch ein Behandlungsversuch z. B. mit Dantrolen empfohlen **(IV)** [330].

Nach Auftreten eines MNS werden bei Wiederaufnahme einer neuroleptischen Therapie vorrangig Atypika empfohlen, Depot-Präparate sollten aufgrund der langen Halbwertszeit vermieden werden. Die Information eines stattgehabten MNS sollte an alle Behandler, Betreuer und Angehörigen weitergegeben werden und in einem Patientenpass dokumentiert werden.

Good Clinical Practice

MNS
Allgemeine
Therapie

(61) Good Clinical Practice

Bei Auftreten eines malignen neuroleptischen Syndroms (MNS) empfiehlt sich das unverzügliche Absetzen der antipsychotischen Medikation, die Stabilisierung und Aufrechterhaltung der Vitalfunktionen unter kontinuierlicher Überwachung, die Fiebersenkung sowie die Verhinderung von Komplikationen unter Einbeziehung intensivmedizinischer Maßnahmen.

C

MNS-spezifische
Therapie

(62) Empfehlungsstärke C

Bei der spezifischen Therapie des gesicherten malignen neuroleptischen Syndroms sollten in erster Linie Dantrolen, Bromocriptin und Amantadin eingesetzt werden. Bei leichteren Formen oder diagnostischer Unsicherheit ist auch die Gabe von Benzodiazepinen (z. B. Lorazepam) zu empfehlen. Bei fehlender oder unzureichender Wirksamkeit ist frühzeitig die EKT einzusetzen.

▌ **Zerebrale Krampfanfälle.** Die Krampfanfälle können mit Benzodiazepinen (cave: Atemstillstand bei der Kombination Clozapin/Benzodiazepine) im Notfall oder Phenytoin bzw. Valproat effektiv behandelt werden. Carbamazepin sollte wegen der erhöhten Agranulozytose- und Neutropeniegefahr, wenn möglich, nicht in Kombination mit Clozapin verwendet werden. Hierfür gelten die gleichen Behandlungsgrundsätze, wobei auch Carbamazepin gut eingesetzt werden kann. Generell sollte bei stattgehabtem Krampfanfall eine Spiegelkontrolle und Dosisreduktion erfolgen. Über ein Umsetzen der antipsychotischen Medikation sollte nachgedacht werden, wenn dies psychopathologisch vertretbar ist.

▌ **Unerwünschte metabolische Wirkungen**

▌ **Gewichtszunahme und Fettstoffwechsel.** Die Gabe potenziell gewichtsreduzierender Medikamente kann nicht generell empfohlen werden und ist nur in begründeten Einzelfällen gerechtfertigt. Eine zusätzliche Gabe von einem **Appetitzügler** (Phenylpropanolamin 75 mg/d) zur Clozapintherapie konnte in einer doppelblinden, placebokontrollierten Studie keine Gewichtsreduktion bewirken (**Ib**) [331].

Randomisierte, z. T. doppelblinde Studien mit **Histamin-2-Re-zeptorantagonisten** als zusätzliche Medikation zur Olanzapinbe-handlung erbrachten unterschiedliche Ergebnisse. Während unter Nizatidin [332, 333] zumindest vorübergehend [334] und Raniti-din (dosisabhängig 300–600 mg/d) [335] eine Gewichtsabnahme im Vergleich zu Placebo zu verzeichnen war (**Ib**), konnte unter der Gabe von Famotidin kein Effekt erzielt werden (**Ib**) [336].

Die Kombinationsbehandlung mit einem **Serotoninwiederauf-nahmehemmer** (Fluoxetin, in einer Studie 20 mg/d, in der ande-ren Studie 60 mg/d) und Olanzapin erbrachte in doppelblinden, randomisierten placebokontrollierten Untersuchungen keine Ge-wichtsreduktion oder zumindest Verminderung einer Gewichts-zunahme (**Ib**) [337, 338]. Die Augmentation mit Fluvoxamin (50 mg/d) zu einer bestehenden Clozapintherapie (Dosierung bis 250 mg/d) war gegenüber der Monotherapie (Dosierung bis 600 mg/d) bezüglich der Vermeidung einer Gewichtszunahme bei gleichbleibenden Clozapinspiegeln in einer randomisierten Studie überlegen (**Ib**) [339]. Die zusätzliche Medikation mit **Reboxetin** bei Patienten mit Olanzapintherapie konnte in einer doppelblin-den, randomisierten placebokontrollierten Studie eine deutliche Reduktion der Gewichtszunahme aufzeigen (**Ib**) [340].

Krankheitsbedingt mangelnde Aufmerksamkeit oder Neglect von Symptomen sowie reduzierte körperliche Aktivität und ungünstige Essgewohnheiten können einer adäquaten Beratung und psychotherapeutischen Behandlung zugänglich sein. Hier konnte auch eine randomisierte, quasi-experimentelle Unter-suchung den positiven Effekt einer einmal wöchentlichen psycho-edukativen Intervention über die Dauer von 4 Monaten auf die Gewichtszunahme unter Olanzapin im gesamten Beobachtungs-zeitraum von 6 Monaten aufzeigen (**IIa**) [341].

(63) Empfehlungsstärke C	C
Bei dem Auftreten einer antipsychotikainduzierten stärkeren Gewichtszunahme, die mit dem Risiko weiterer gesundheitlicher Beeinträchtigungen verknüpft ist, sollte ein Umsetzen auf ein atypisches Antipsychotikum mit diesbezüglich besserem Neben-wirkungsprofil erfolgen, wenn dies vom psychopathologischen Befund her vertretbar ist.	Gewichts-zunahme Umsetzen des Atypikums

(64) Empfehlungsstärke B	B
Bei einer antipsychotikainduzierten Gewichtszunahme sollte zu-mindest über eine mehrwöchige Zeitdauer eine regelmäßige psychoedukative Intervention durchgeführt werden, in der ne-ben der intensivierten Wissensvermittlung auch Hinweise zur gesunden Lebensführung vermittelt werden.	Gewichts-zunahme Psycho-edukation

C	**(65) Empfehlungsstärke C**
Gewichts- zunahme H_2-Blocker Anti- depressiva	Bei starker Gewichtszunahme und der Notwendigkeit, die beste- hende antipsychotische Medikation fortzuführen, ist ein Be- handlungsversuch mit einem Histamin-H_2-Blocker (Nizatidin, Ranitidin) oder einem Antidepressivum (Reboxetin, Fluvoxa- min) gerechtfertigt.

▌ **Diabetes.** Es liegen mehrfache Fallbeschreibungen vor, dass sich nach Umsetzen der Medikation eine diabetische Stoffwechsellage klinisch wieder zurückbilden kann. In den Verlaufsstudien wird dies zumindest bei den meisten Patienten beschrieben [342]. Bei bereits vorliegendem Diabetes sollte ein Atypikum mit geringe-rem diabetogenem Potenzial der Gabe von Olanzapin und Cloza-pin, wenn aus psychopathologischer Sicht vertretbar, vorgezogen werden. Bei einer Behandlung mit oralen Sulfonylharnstoffen (Tolbutamid, Glipizid, Glibenclamid) oder Metformin ist nicht mit pharmakokinetischen Interaktionen über das Cytochrom-Sys-tem zu rechnen. Frühe Intervention, Umstellung auf Ausweich-präparate und ausreichende Behandlung des Diabetes sollten spä-teren Komplikationen wie Retinopathie, Polyneuropathie, Nieren-schäden und kardiovaskulären Erkrankungen vorbeugen.

Zusammenfassend werden in der Tabelle 4.4 nochmals die der-zeit verfügbaren Therapieoptionen für die einzelnen Nebenwir-kungsbereiche dargestellt. In der Tabelle ist die jeweilige Evidenz für die vorgeschlagene Behandlung allerdings nicht berücksich-tigt.

Tabelle 4.4. Behandlungsmöglichkeiten medikamentöser Nebenwirkungen

Nebenwirkung	Prävention	Therapie
EPS ▌ Frühdys- kinesien und Dystonien	– Anwendung eines atypischen Anti- psychotikums – Beginn mit niedriger Dosis – langsame Dosis- steigerung – keine rasche Dosis- reduktion	– ggf. intravenöse Gabe eines Anticholinergikums wie z.B. Biperiden 2,5–5 mg; bei Bedarf Wiederholung nach 30 min und Fortführung oral (bis 12 mg/d) – Umsetzen des Antipsychotikums (Atypika)
▌ Parkinsonoid	– Anwendung eines atypischen Anti- psychotikums – langsame Dosis- steigerung	– Dosisreduktion – orale Gabe von Anticholinergika (z.B. Biperiden 4–12 mg/d) – Umsetzen des Antipsychotikums (Atypika)

Tabelle 4.4 (Fortsetzung)

Nebenwirkung	Prävention	Therapie
∎ Akathisie	– Anwendung eines atypischen Antipsychotikums – langsame Dosissteigerung	– Dosisreduktion – Gabe von Anticholinergika (z. B. Biperiden bis 12 mg/d) – Propranolol 30–120 mg/d – Benzodiazepine (z. B. Diazepam) – Umsetzen des Antipsychotikums (Atypika)
∎ Spätdyskinesien	– Anwendung eines atypischen Antipsychotikums – Berücksichtigung von Risikofaktoren und strenge Indikationsstellung	– Umstellversuch auf Clozapin (alternativ andere Atypika wie z. B. Olanzapin)˙ – evtl. Umstellung/Zugabe von Tiaprid – evtl. Gabe von Vitamin E (400–1600 IE/d)
MNS ∎ Malignes Neuroleptisches Syndrom	– Anwendung eines atypischen Antipsychotikums – Klinische Kontrolle unter Antipsychotikatherapie	– Intensivmedizinische Überwachung – Absetzen der Antipsychotika – parenterale Flüssigkeitszufuhr - Dantrolen 2,5 mg pro kg Körpergewicht (KG) i.v. als Schnellinfusion und Fortführung als Dauerinfusion bis 10 mg kg KG pro Tag i.v. – evtl. Lorazepam 4–8 mg i.v./d – alternativ Bromocriptin oder Amantadin – evtl. EKT
∎ Orthostatische Dysregulation	– langsame Dosissteigerung – möglichst niedrige Dosis – geeignetes Antipsychotikum	– Wechselduschen, körperliche Aktivität – Dihydroergotamin bis 6 mg/d oral – ggf. Etilefrin 20–60 mg/d oral – evtl. Umsetzen des Antipsychotikums
∎ Gewichtszunahme	– Auswahl eines geeigneten Antipsychotikums bei Risikopersonen	– Diätetische Maßnahmen – körperliche Aktivität – Umsetzen des Antipsychotikums
∎ Mundtrockenheit	– niedrige Dosierung	– öfter kleine Mengen trinken – Lutschtabletten, Kaugummi – Dosisreduktion
∎ Vermehrter Speichelfluss	– niedrige Dosierung – geeignetes Antipsychotikum	– orale Gabe von Pirenzepin 25–50 mg/d

Tabelle 4.4 (Fortsetzung)

Nebenwirkung	Prävention	Therapie
▮ Sexuelle Funktions-störungen	– Bestimmung des Prolaktinspiegels	– evtl. Umsetzen des Antipsychoti-kums
▮ Obstipation	– ballaststoffreiche Ernährung – körperliche Aktivität – geeignetes Anti-psychotikum	– z. B. Lactulose 5–10 g/d oder Macrogol 13–40 g/d oral – ggf. Natriumpicosulfat 5–10 mg/d oral
▮ Miktions-störung	– niedrige Dosierung – geeignetes Anti-psychotikum mit wenig anticholinergen Neben-wirkungen	– Carbachol 1–4 mg/d oral; bei akutem Harnverhalt ggf. 0,25 mg i.m. oder s.c. – Distigmin 2,5–5 mg/d oral – Umsetzen des Antipsychotikums
▮ EKG-Ver-änderungen	– Auswahl eines geeigne-ten Antipsychotikums bei Risikopersonen – Beachtung der Komedikation – EKG-Kontrollen	– bei QT_C-Zeit >480–520 ms oder einer Zunahme der QT_C-Zeit >60 ms sollte eine Umstellung des Antipsychotikums erfolgen
▮ Blutbildver-änderungen	– regelmäßige Blutbildkontrollen	– bei Agranulozytose (<1000 Gra-nulozyten) sofortiges Absetzen und internistische Therapie, ggf. Gabe von GM-CSF/G-CSF – bei Leukopenie (<3500 Leuko-zyten) oder Granulozytopenie (<1500 Granulozyten) muss Clozapin abgesetzt werden

4.5.2 Kontrolluntersuchungen

Patienten, Angehörige und Betreuer sollten über die erforderlichen Kontrolluntersuchungen ausreichend informiert werden.

Insbesondere sollte über das Risiko von Diabetes, Gewichtszunahme und Fettstoffwechselstörungen explizit aufgeklärt werden und die klinischen Zeichen einer Hyperglykämie wie Müdigkeit, Durst und Polyurie erläutert werden. Es sollte versucht werden, Risikopatienten vorab zu identifizieren und stärker zu überwachen. Risikofaktoren für das Auftreten von Typ-II-Diabetes und verminderter Glukosetoleranz sind positive Familienanamnese für Diabetes mellitus, höheres Alter, abdominale Adipositas, bestimmte ethnische Zugehörigkeit, verminderte körperliche Aktivität, bestimmte Essgewohnheiten und vorbestehende Fettstoffwechselstörungen. Regelmäßige Kontrolluntersuchungen des Körpergewichtes, Blutzuckers und der Blutfette sind zu empfehlen (siehe Tabellen 4.5 a und 4.5 b).

Tabelle 4.5 a. Metabolische Untersuchungen unter Antipsychotikatherapie

Bestimmungen	Beginn	erste 4 Wochen	erste 3 Monate	alle 3 Monate	jährlich
▮ Körpergewicht (BMI)	x	x	x	x	
▮ Hüftumfang	x	x	x	x	
▮ Blutdruck	x	x	x	x	
▮ Nüchternserumglukose	x	x	x		x
▮ Nüchternblutfette	x	x	x		x

(in Anlehnung an Consensus Statement der American Diabetes Association; American Psychiatric Association; American Association of Clinical Endocrinologists; North American Association for the Study of Obesity 2004).

Tabelle 4.5 b. Weitere Kontrolluntersuchungen unter Antipsychotikatherapie

Bestimmungen	Beginn	erste 4 Wochen	erste 3 Monate	alle 3 Monate	halb-jährlich
▮ Blutbild [a]	x	x	x	x	
▮ Kreatinin	x	x	x		x
▮ Leberenzyme	x	x	x	x	
▮ Blutdruck/Puls	x	x	x	x	x
▮ EKG [b]	x	x			x
▮ EEG (nur bei Clozapin/Zotepin)	x		x		x

[a] unter Clozapin in den ersten 18 Wochen wöchentlich, danach monatlich, bei Thioridazin und trizyklischen Antipsychotika ebenfalls häufiger empfohlen
[b] unter Clozapin, Thioridazin, Pimozid, Perazin sowie Ziprasidon häufiger empfohlen.

Die empfohlenen Kontrolluntersuchungen und zeitlichen Vorgaben sind als Orientierungshilfen gedacht. Bei Vorliegen klinischer Beschwerden oder pathologischer Vorbefunde müssen die Untersuchungsabstände angepasst werden und ggf. weitere Abklärungen erfolgen.

5 Psychotherapeutische Interventionen

5.1 | Allgemeines

Schizophrene Erkrankungen können tief in die Lebensführung und das emotionale Erleben der Betroffenen eingreifen. Im Zusammenhang mit der Erkrankung erleben die Betroffenen sich selbst, ihre Umwelt und die ihnen nahestehenden Personen oft in ungewohnter oder bedrohlicher Weise. Die Erkrankung entwickelt sich darüber hinaus über längere Zeit und wird in ihrer Ausgestaltung oft vom individuellen Hintergrund des Einzelnen beeinflusst.

Für eine erfolgreiche Behandlung ist daher die Kenntnis der Individualität jedes Betroffenen, seiner Vorgeschichte, seiner speziellen Lebenssituation und seiner Lebensziele unerlässlich. Jeder an der Behandlung Beteiligte sollte sich um eine vertrauensvolle Beziehung bemühen, die Individualität und Eigenverantwortlichkeit des Betroffen respektieren und Hilfestellung für die Erreichung der Ziele des Betroffenen anbieten. Eine solche Grundhaltung kann geeignet sein, auch unter schwierigen Bedingungen eine therapeutische Zusammenarbeit herzustellen und zu fördern. Dabei ist ein sensibler Umgang gerade mit solchen Krankheitszeichen erforderlich, welche die Beziehungsgestaltung durch die Betroffen erschweren, wie z.B. anhaltende Wahnideen, kognitive Störungen oder Negativsymptome. Die Unterstützung der Betroffenen gegenüber der zu erwartenden Stigmatisierung ist oft notwendig.

Psychotherapie in verschiedenen Behandlungsphasen

Psychotherapeutische Vorgehensweisen sind in jeder Behandlungsphase von Bedeutung. Bereits in der Akutphase sollte die Behandlungssituation für den Betroffenen so gestaltet werden, dass potentielle Stressoren identifiziert und vermindert werden. Wesentliche psychotherapeutische Behandlungsschritte sollten dann nach einsetzender Stabilisierung erfolgen. Hier ist der richtige Zeitpunkt zur Auseinandersetzung mit der Erkrankung und ihren Folgen sowie zur Bewältigung der Herausforderungen, die im Rahmen der sozialen Reintegration auf die Betroffen zukommen.

Von einer solchen psychotherapeutischen Grundhaltung abzugrenzen ist die Durchführung spezifischer und systematischer

Psychotherapieverfahren. Im Kontext einer evidenzbasierten Therapie besteht hier die Forderung nach einer definierten Therapiestrategie, die mit dem aktuellen Kenntnisstand zur Enstehung und Verlauf schizophrener Störungen kompatibel sein sollte und die sich in wissenschaftlich hochwertigen Studien als wirksam erwiesen haben muss.

Das Vulnerabilitäts-Stress-Bewältigungs-Modell stellt für die Schizophrenie ein Rahmenkonzept dar, welches die theoretische und praktische Integration von verschiedenen Behandlungsverfahren auf der Basis unterschiedlicher medizinisch-biologischer, psychologischer und sozialer Theorien ermöglicht. Vulnerabilität, Stressoren, protektive Faktoren und Bewältigungsstrategien sind Ansatzpunkte therapeutischer Interventionen.

Rahmenkonzept für psychologische Interventionen bei Schizophrenie

> Ziele psychologischer Behandlungsverfahren bei schizophrenen Erkrankungen sind die Verminderung der individuellen Vulnerabilität, die Verringerung von ungünstigen Einflüssen äußerer Stressoren, die Verbesserung der Lebensqualität, die Verringerung von Krankheits-Symptomen und die Förderung und Verbesserung von Fähigkeiten zur Kommunikation und Krankheitsbewältigung.
>
> Psychotherapiekonzeptionen sollten den biologischen Faktoren bei der Schizophrenie Rechnung tragen und auf die Bewältigung der Krankheit und ihrer Folgen (Akzeptanz einer rezidivierend verlaufenden Erkrankung, Selbstmanagement, Problembewältigung) abstellen. Dabei sind auch die individuellen Ressourcen in den Mittelpunkt zu stellen

Es liegt eine große Vielfalt von psychotherapeutischen Konzepten zur Behandlung der schizophrenen Erkrankungen vor. Nachfolgend wird auf solche Behandlungsverfahren eingegangen, die Gegenstand einer größeren Zahl von randomisierten, kontrollierten Wirksamkeitsstudien waren oder vom wissenschaftlichen Beirat „Psychotherapie" bei der Bundesärztekammer und der Bundespsychotherapeutenkammer als wissenschafltiches Psychotherapieverfahren bisher anerkannt sind.

5.2 | Psychoedukation

▮ Information und Psychoedukation

Unter dem Begriff der Psychoedukation werden systematische didaktisch-psychotherapeutische Interventionen zusammengefasst, die dazu geeignet sind, Patienten und Ihre Angehörigen über die Krankheit und Ihre Behandlung zu informieren, das Krankheitsverständnis und den selbstverantwortlichen Umgang mit der Krankheit zu fördern und sie bei der Krankheitsbewältigung zu unterstützen [343]. Psychoedukation ist demnach eine Intervention, die Informationsvermittlung mit dem Bemühen verbindet, die emotionale Krankheitsverarbeitung und die Mitarbeit des Patienten bei der Krankheitsbewältigung zu optimieren.

Die Vermittlung adäquater Information ist besonders wichtig um Betroffene in die Lage zu versetzen, an Therapieentscheidungen mitwirken zu können. Wegen der kognitiven Einschränkungen, möglicher medikamentöser Nebenwirkungen, Stigmatisierung, weitreichender psychologischer, sozialer und rechtlicher Auswirkungen werden besondere Anforderungen an die Informationsvermittlung gestellt.

Good Clinical Practice

Adäquate Information

> **(66) Good Clinical Practice**
>
> Jeder Betroffene mit einer schizophrenen Erkrankung hat ein Recht darauf, Informationen zu seiner Erkrankung und den verschiedenen Behandlungsalternativen vermittelt zu bekommen. Die Informiertheit des Patienten ist Grundlage kooperativer klinischer Entscheidungsfindung und Voraussetzung gesundungsförderlichen Verhaltens.

Ausreichende Informiertheit und eine konstruktive Auseinandersetzung mit der Erkrankung sind für die Kooperation zwischen Patient und Arzt eine wichtige Voraussetzung. Eine schlechte Akzeptanz der Therapie (oft als Non-Compliance, partielle Compliance oder reduzierte Therapieadhärenz bezeichnet) kann mit erhöhten Behandlungsausgaben und steigenden Rezidivraten verbunden sein.

Einflussfaktoren auf die Akzeptanz von Therapien (Compliance)

Die Definition von Therapieakzeptanz in der Literatur ist sehr unterschiedlich. Darüber hinaus variiert sie in Abhängigkeit von den untersuchten Patientengruppen. Der Anteil an Patienten, welche die antipsychotische Medikation in einem sechsmonatigen Zeitraum nicht wie verordnet einnehmen, variiert zwischen 20 und 89% [344], im Mittel liegt diese Rate bei 41% [345]. Als Gründe für ausbleibende Aktzeptanz wurden identifiziert: die Selbsteinschätzung des Betroffenen als nicht erkrankt oder nicht behandlungsbedürftig, eine komorbide Substanzabhängigkeit, ei-

ne kurze Krankheitsdauer, eine inadäquate Entlassungsvorberei-
tung und eine schlechte Therapeut-Patient-Beziehung.

▌ Inhalte von Psychoedukation

Wichtige Themenbereiche, die bei psychoedukativen Interventionen angesprochen werden sollten sind der Krankheitsverlauf, Epidemiologie der Erkrankung, Rezidivhäufigkeit, Diagnosekriterien,
biologische und psychosoziale Ursachenfaktoren sowie die wesentlichen Aspekte mehrdimensionaler Behandlung mit Berücksichtigung familiärer, sozialer, biologischer und pharmakologischer Gesichtspunkte. Eine verbesserte Kooperation in der Pharmakotherapie, die Verbesserung des Umgangs mit Krisen sowie
die adäquate Nutzung der verschiedenen Behandlungsangebote
sind wichtige Ziele von Psychoedukation.

Psychoedukation ist jedoch mehr als reine Informationsver-
mittlung. Psychoedukative Interventionen können nicht durch
Buchlektüre ersetzt werden. Der Dialog zwischen Betroffenen und
Therapeuten ist von besonderer Bedeutung. Das Gespräch in der
Gruppe mit von der gleichen Erkrankung Betroffenen oder das
Einzelgespräch ist wesentlich dafür, dass Betroffene emotionale
Entlastung finden und ihre Krankheitsverarbeitung verbessern
können. Gruppeninterventionen erscheinen dabei in besonderer
Weise kosteneffizient.

> **(67) Good Clinical Practice**
>
> Psychoedukative Interventionen in Gruppen stellen eine gleich-
> zeitig patientenorientierte und ökonomische Möglichkeit der
> Informationsvermittlung dar.

Randspalte: Inhalte von Psycho-edukation

Randspalte: Good Clinical Practice — Informationsver-mittlung

Psychoedukation unter Einschluss von familientherapeutischen
Interventionen mit mehr als 10 Sitzungen können die Rezidivraten bei Schizophrenie erniedrigen **(Ia)** [346]. Wenn Familieninterventionen jedoch nicht Bestandteil der Psychoedukation
sind, ergibt sich keine eindeutige Überlegenheit hinsichtlich der
rezidivprophylaktischen Wirkung und der Medikamenten-Compliance gegenüber der Standardbehandlung **(Ib)** [347, 348]. Eine
reine Wissensvermittlung führt zu einem Wissenszuwachs, aber
nicht konsistent zu verbesserter Einsicht und Verhaltensänderung,
klinischen Besserung oder Reduktion von Krankheitsrezidiven
(Ib) [346, 349].

Psychoedukation ohne begleitende verhaltenstherapeutische
Komponenten oder zusätzliche Interventionen verbessert die Medikamenten-Compliance nicht **(Ib)** [350]. Konkrete Instruktionen
und Problemlösungsstrategien wie Reminder, Selbstbeobach-
tungs-Techniken und Verstärkermechanismen können zur Erhöhung der Compliance wirksam sein **(Ib)** [351].

In eine Studie mit einer kurzen Psychoedukationsintervention zeigte sich ein leicht erhöhtes Ausmaß an Suizidalität bei den Patienten im Vergleich zur Kontrollgruppe (**Ib**) [352]. Erhöhte Raten an Todesfällen oder ein Anstieg der Depressivität konnte jedoch nicht nachgewiesen werden [346]. Ein Psychoeduktionsprogramm sollte ausreichend lange und strukturiert erfolgen und mit einer kontinuierlichen Nachbehandlung verbunden sein.

B Psycho- edukation	**(68) Empfehlungsgrad B** Zur Optimierung der Rückfallverhütung sollten psychoedukative Interventionen mit geeigneten kognitiv-verhaltenstherapeutischen Elementen kombiniert werden. Dies kann in Einzelbehandlungen, Gruppeninterventionen oder als Familienbetreuung geschehen. Die Behandlung sollte einem Manual folgen und von speziell trainiertem Personal durchgeführt werden.
B Zu berück- sichtigende Faktoren bei psycho- edukativen Verfahren	**(69) Empfehlungsgrad B** Bei der Vermittlung von Informationen über schizophrene Psychosen sollte berücksichtigt werden, dass Betroffene als Folge des Wissens um den Krankheitsverlauf eine erhöhte Suizidalität aufweisen können. Deswegen sollte auf eine begleitende depressive Verstimmung geachtet werden.

▌ Psychoseseminare

Neben der Psychoedukation werden Psychoseseminare positiv angenommen. Befürworter von Psychoseminaren betonen, dass hier ein gleichberechtigter, trialogischer Erfahrungsaustausch zwischen Betroffenen, Angehörigen und professionell in der Psychiatrie Tätigen aller Berufsgruppen zentral ist. Inwieweit hier andere Wirkfaktoren zum Tragen kommen als bei der Psychoedukation ist noch ungeklärt. Ein Wirksamkeitsnachweis nach evidenzbasierten Kriterien außerhalb von Erfahrungsberichten fehlt für dieses therapeutische Angebot noch.

5.3 │ Kognitive Verhaltenstherapie

▌ Definition

Kognitive Verhaltenstherapie bei der Schizophreniehandlung beinhaltet folgendes:
▌ Die Intervention stellt beim Betroffenen eine Beziehung zwischen Gefühlen, Gedanken und Handlungen in Hinsicht auf die Zielsymptome herstellen.
▌ Die Intervention strebt eine Korrektur von Wahrnehmungsstörungen, irrationalen Überzeugungen und vernunftwidrigen Vorstellungen und Voreingenommenheiten in Hinsicht auf die Zielsymptome an.
▌ Die Intervention beinhaltet eine bewusste Beobachtung und Protokollierung der Gedanken, Gefühle oder des Verhaltens in Hinsicht auf die Zielsymptome und/oder die Förderung alternativer Bewältigungsstrategien in Hinsicht auf die Zielsymptome.

▌ Ziele

Die kognitive Verhaltenstherapie ist eine strukturierte Psychotherapie, die über einige Monate im wöchentlichen oder zweiwöchentlichen Abstand durchgeführt wird. Entscheidend in der Durchführung und in der Wirksamkeit ist der Aufbau einer vertrauensvollen therapeutischen Beziehung, die Arbeit an kognitiv-behavioralen Krankheitsverarbeitungsstrategien mit dem Ziel der Bereitschaft zur Auseinandersetzung mit der Psychose, die Entwicklung eines Verständnisses der Erfahrungen in der Psychose, die Arbeit an Wahn und Halluzinationen, die Bearbeitung von negativen Selbsteinschätzungen, Angst und Depression und der Umgang mit dem Rückfallrisiko und sozialer Beeinträchtigung.

Die allgemeinen **Ziele der kognitiven Verhaltenstherapie** bei der Behandlung psychotischer Erkrankungen sind [353]:

Ziele der kognitiven Verhaltenstherapie
▌ das Ausmaß der psychotischen Positivsymptomatik (v. a. Wahn und Halluzinationen) zu reduzieren und die Flexibilität der Denkprozesse zu fördern
▌ das Leiden an und die Behinderung durch psychotische Positivsymptome zu lindern, um eine bessere soziale Anpassung zu erreichen

Ziele der
kognitiven
Verhaltens-
therapie

> ▌ emotionale Störungen wie Depression, Angst und Hoffnungs-
> losigkeit zu reduzieren und dysfunktionale Schemata zu mo-
> difizieren
> ▌ ein Verständnis von Psychose aufzubauen, das die aktive Teil-
> nahme des Patienten darin fördert, sein Rückfallrisiko und
> seinen Grad an sozialen Behinderungen zu reduzieren.

▌ Wirksamkeit und Empfehlungen

▌ Kognitive Verhaltenstherapie im initialen Prodromalstadium

Für die Wirksamkeit kognitiv-verhaltenstherapeutischer Interventionen zur Besserung der Symptomatik und Verzögerung oder
Verhinderung der ersten schizophrenen Episode bei Menschen in
initialen Prodromalstadien gibt es zahlreiche Verlaufsbeobachtungen aus Früherkennungszentren (III) [354, 355].

In einer randomisierten, kontrollierten Studie wurde eine spezifische kognitiv-verhaltenstherapeutische Intervention (CBT) in
Kombination mit Risperidon mit einer unspezifischen Behandlung verglichen (III) [356]. Allerdings konnte der jeweilige Bei-
trag der kognitiven Verhaltenstherapie bzw. der Risperidonmedikation auf die Übergangsrate von der Prodromalphase in die manifeste Psychose nicht herausgearbeitet werden, so dass zur Wirksamkeit der kognitiven Verhaltenstherapie aus dieser Studie nur
abgeleitete Aussagen möglich sind.

In einer weiteren randomisierten, kontrollierten Studie wurde
die Wirksamkeit einer kognitiven Verhaltenstherapie (maximal 26
Sitzungen während 6 Monate) mit einem bloßen Monitoring verglichen (Ib). Dabei zeigte sich im Beobachtungszeitraum von einem Jahr unter der Verhaltenstherapie ein signifikant geringerer
Übergang in eine Psychose (bezogen auf eine Verschlechterung
der PANSS-Positiv-Items: Halluzinationen mit einem Rating > 3,
Wahn mit einem Rating > 3, und Desorganisation mit einem Rating > 4) und eine signifikant geringere Notwendigkeit einer medikamentösen antipsychotischen Behandlung [357].

A Prodromal- phase der Psychose	**(70) Empfehlungsstärke A** Der Einsatz einer kognitiven Verhaltenstherapie bei Menschen in der präpsychotischen Prodromalphase mit einem hohen Über-gangsrisiko in eine Schizophrenie ist zu empfehlen.

▌ **Kognitive Verhaltenstherapie zur Reduktion pesistierender Positiv-Symptomatik**

(71) Empfehlungsstärke C	C
Kognitive verhaltenstherapeutische Sitzungen sollten über einen Zeitraum von mindestens 9 Monaten in mindestens 12 Sitzungen anhand eines anerkannten Manuals mit Fokus auf belastende Hauptsymptome durchgeführt werden.	Kognitive Vehaltenstherapie (KVT) Dauer

Kognitive Verhaltenstherapie kann in Kombination mit einer Psychopharmakotherapie bei an Schizophrenie Erkrankten die Psychopathologie insgesamt verbessern. Es ist jedoch noch nicht konsistent gezeigt worden, dass einzelne psychotische Symptome wie Halluzinationen oder Wahn verbessert werden können **(Ia)** [272, 358, 359]. Eine anhaltende Wirkung konnte in einigen Studien bis über ein Jahr nach Beendigung der Therapie nachgewiesen werden [360].

Der Einfluss der kognitiven Verhaltenstherapie auf die Verbesserung der Krankheitseinsicht und Compliance konnte in einigen, aber nicht allen Studien gezeigt werden **(IIa)** [358, 361].

Für eine medikationsfreie Akuttherapie der Schizophrenie mittels kognitiver Verhaltenstherapie gibt es bisher keinen wissenschaftlichen Wirksamkeitsnachweis **(IV)**.

(72) Empfehlungsstärke A	A
Kognitive Verhaltenstherapie sollte bei medikamentös behandlungsresistenter Schizophrenie, insbesondere bei persistierenden psychotischen Symptomen, zur Anwendung kommen.	KVT bei Persistenz psychotischer Symptome

(73) Empfehlungsstärke B	B
Kognitive Verhaltenstherapie kann auch zur Verbesserung der Einsicht in das psychotische Erleben (Halluzination, Wahn) und zur Verbesserung der Therapiecompliance eingesetzt werden.	KVT zur Verbesserung von Einsicht und Compliance

▌ **Kognitive Verhaltenstherapie zur Rückfallverhütung.** Es gibt deutliche Hinweise aus einzelnen Studien, dass insbesondere bei solchen Menschen mit Schizophrenie, die in Familien leben, Rezidive verringert, die Fähigkeiten des Patienten zum Umgang mit beeinträchtigenden Symptomen gestärkt und soziale Funktionen langfristig positiv beeinflusst werden können **(Ib)** [362, 363]. Ob die soziale Anpassung durch kognitive Verhaltenstherapie nachhaltig verbessert wird, kann aufgrund der uneinheitlichen Studienlage nicht beurteilt werden.

A Rezidiv-prophylaxe	**(74) Empfehlungsstärke A**
	Es empfiehlt sich eine kognitive Verhaltenstherapie zur weiteren Reduktion des Rückfallrisikos zusätzlich zu einer adäquaten medikamentösen Therapie einzusetzen.

5.4 | Familieninterventionen und Zusammenarbeit mit Angehörigen

▌ Einbezug von Angehörigen in die Behandlung

Einbezug von Angehörigen

Familienangehörige von Menschen, die an einer schizophrenen Psychose erkrankt sind, sind von der Erkrankung und ihren Auswirkungen mitbetroffen. Im Rahmen der Prodromalphase erleben sie die zunehmende Veränderung ihrer Familienmitglieder und sind nicht selten verunsichert über das durch die Krankheitssymptome veränderte Verhalten. Diese Veränderungen sind für sie zunächst unverständlich und werden zumeist nicht als Erkrankungszeichen erkannt. Bei der Ersterkrankung, aber auch bei allen weiteren Krankheitsepisoden sind die Angehörigen hochgradig belastet. Sofern Symptome oder Verhaltensauffälligkeiten beim Patienten über längere Zeit bestehen, können sich im Zusammenleben mit den Patienten Konflikte einstellen. Es kann dann zu einem hohen Maß an Kritik gegenüber dem Patienten kommen oder zur Tendenz, die Autonomie des Patienten unzureichend zu berücksichtigen. Aus etlichen Untersuchungen wurde deutlich, dass Menschen mit schizophrenen Psychosen, die in Familien mit häufiger Kritik und übermäßiger Fürsorge (*expressed emotions*) lebten, mehr Krankheitsepisoden hatten als andere Betroffene [108, 109]. Sofern diese Interaktionsmuster in den Familien deutlich sind, ist es daher ein mögliches Zeichen für einen schlechteren Verlauf der Erkrankung.

Ziele von Familien-inter-ventionen

Vor diesem Hintergrund werden Angehörige mit folgenden **Zielsetzungen** einbezogen:
- ▌ Verbesserung des Wissensstandes der Angehörigen über Symptome und Ursachen der Erkrankung sowie über Indikation, Wirkung und Nebenwirkungen der Behandlungsmaßnahmen
- ▌ emotionale Entlastung durch den Austausch mit Gleichbetroffenen und Gespräche mit den Behandlern
- ▌ Förderung eines für alle Seiten hilfreichen Umgangs mit interaktionellen Konflikten.

Die aktive Einbeziehung der Angehörigen in die Versorgung kann auf verschiedene Weise erreicht werden:
▌ Direkte Betreuung von einzelnen Familien
▌ Direkte Betreuung einzelner Familien und zusätzliche Angehörigengruppe
▌ Angehörigengruppe
▌ Direkte Betreuung in Mehr-Familien-Gruppen
▌ Parallele Patienten- und Angehörigengruppen

---

(75) Good Clinical Practice

Angehörige von Patienten mit Schizophrenie sind von der Erkrankung mitbetroffen. Gleichzeitig sind Angehörige langfristig die wichtigste Quelle der sozialen Unterstützung für die Patienten. Angehörige sollten daher in allen Phasen der Erkrankung in die Behandlung einbezogen werden. Wenn dies durch den Patienten abgelehnt wird, sollte im Interesse einer erfolgreichen Behandlung darauf hingearbeitet werden, das Vertrauensverhältnis zwischen Patienten und Angehörigen zu stärken. Auch ohne Zustimmung des Patienten sollten in diesem Fall den Angehörigen allgemeine Informationen unter Wahrung der Schweigepflicht gegeben werden.

> **Good Clinical Practice**
> Einbezug von Angehörigen

▌ **Wirksamkeit.** Es gibt starke Evidenz, dass regelmäßige Familieninterventionen mit einer Dauer von über 9 Monaten die Rezidiv- und Krankenhauswiederaufnahmerate vermindern können (**Ia**) [272, 366]. Dies trifft jedoch nur zu, wenn die Betroffenen in die Familienintervention miteinbezogen werden. Auch zur Wirksamkeit von Familieninterventionen bei Menschen mit persistierenden Krankheitssymptomen gibt es deutliche Hinweise aus Studien (**Ib**).

---

(76) Empfehlungsstärke A

Zur Senkung der Rückfallwahrscheinlichkeit sollten geeignete Programme der Familienbetreuung zur Anwendung kommen. Betroffene und ihre Bezugspersonen nehmen hier – insbesondere nach einem Rezidiv oder bei erhöhtem Rezidivrisiko, jedoch auch bei persistierender Symptomatik – gemeinsam an einer Reihe von Familiengesprächen teil. Diese Interventionen sollten von hierfür besonders trainiertem Personal durchgeführt werden.

> **A**
> Familienbetreuung

---

(77) Empfehlungsstärke B

Wenn möglich, sollte der Betroffene in die Familienbetreuungsmaßnahmen miteinbezogen werden.

> **B**
> Einbezug des Betroffenen

B Dauer der Inter- ventionen	**(78) Empfehlungsstärke B** Die Dauer der Familienbetreuungsmaßnahmen sollte bei wöchentlicher oder zweiwöchentlicher Frequenz mindestens 9 Monate betragen.

Nach einer ausreichend langen Dauer können Familieninterventionen die Behandlungs-Compliance und die Medikamenten-Compliance bei den Betroffenen verbessern und die Last für die versorgenden Familienangehörigen reduzieren (Ia) [272]. Zur Auswirkung auf Negativsymptome und die Suizidalität gibt es keine eindeutigen Studienergebnisse, eine Erhöhung oder Erniedrigung der Suizidrate ist unwahrscheinlich (Ia). Familieninterventionen haben in einzelnen Studien positive Auswirkungen auf die soziale Anpassung der Betroffenen gezeigt (Ib).

Individuelle Familieninterventionen haben sich in einigen Studien bezüglich der Rezidiv- und Krankenhauswiederaufnahmeraten als gleich wirksam wie Familieninterventionen in Mehr-Familiengruppen (Angehörigengruppen), in anderen als überlegen erwiesen (Ib). Einzel-Familien-Interventionen scheinen eine längere Wirkung zu haben (Ib) [272, 367]. Besonderes intensive Interventionen mit verhaltensorientierter Komponente und Hausbesuchen haben sich nicht als wirksamer wie Standard-Gruppen erwiesen (Ib) [368]. Ob insbesondere Betroffene und Familien mit einem hohen Ausmaß an häufiger Kritik und übermäßiger Fürsorge (*expressed emotions*) von Familieninterventionen profitieren, bleibt unklar (IV) [272].

C Ange- hörigen- gruppen	**(79) Empfehlungsstärke C** Angehörigengruppen in Form von Gesprächs- oder Informationsgruppen ohne aktive Einbeziehung der Betroffenen sollten in der Schizophrenie-Behandlung genutzt werden und können der Förderung des Krankheitsverständnisses und der Entlastung der Angehörigen dienen. Sie ersetzen jedoch bei schwer erkrankten Menschen mit schizophrener Psychose keine Familienbetreuungsmaßnahmen.

5.5 | Training sozialer Fertigkeiten (social skills training, life skills training)

▮ Definition und Ziele

Eines der besonderen Merkmale schizophrener Erkrankungen ist die Beeinträchtigung sozialer Interaktionen. Diese Beeinträchtigung kann sich in der Schwierigkeit zeigen, zwischenmenschliche Beziehungen aufrecht zu erhalten, gesellschaftliche Rollen auszufüllen und am sozialen und beruflichen Leben teilzunehmen und Freizeitaktivitäten zu genießen. Die Verbesserung der sozialen Funktionen soll daher den Krankheitsverlauf positiv beeinflussen und, über die Verbesserungen der zwischenmenschlichen Beziehungen und der Erwartungen der Betroffenen, die Lebensqualität erhöhen.

Beeinträchtigung sozialer Interaktionen bei der Schizophrenie

Die den in den letzten 30 Jahren entwickelten Formen des *Social Skills Training* zugrunde liegende Theorie ist, dass den sozialen Fertigkeiten ein komplexes Zusammenspiel nichtverbalen Verhaltens (z.B. Gesichtsausdruck), sprachmodulierender Faktoren (Affekt, Lautstärke), verbaler Inhalte (z.B. Angemessenheit des Gesagten) und interaktiver Balance (wie z.B. Antwortlatenzen) zugrunde liegen, die bei den Betroffenen gestört sein kann. Diese Fertigkeiten können systematisch trainiert werden, indem komplexe Handlungen in ihre Bestandteile aufgetrennt werden und über das Erlernen der einzelnen Elemente wie das Halten von Augenkontakt oder Nachfragen bei Unklarheiten das gesamte soziale Verhalten verbessert wird [369].

Social Skills Training

> Trainingsprogramme sozialer Fertigkeiten basieren auf einer detaillierten Verhaltens- und Fähigkeitsanalyse und nutzen in Gruppen- oder Einzelsitzungen definierte Zielbearbeitung, Strategien zur Stressreduktion, positive Verstärker, Rollenspiele, Training verbaler und nicht-verbaler Kommunikation, Verhaltensübungen bis zur Einübung komplexer Fertigkeiten im Rahmen von Konversationen.

Ziele und Strategien

▮ Wirksamkeit und Empfehlungen

Aus einzelnen Studien gibt es Hinweise, dass social skills Training bestimmte Symptome verbessert, die im Zusammenhang mit einer Beeinträchtigung der sozialen Anpassung durch die Schizophrenie stehen. Einige Studien zeigen eine Verbesserung des sozialen Funktionsniveaus (**Ib**), wobei die Dauer dieser Wirkung zeitlich sehr begrenzt war und eine Verallgemeinerung in den Alltag häufig nicht erkennbar war (**Ia**) [370].

Social skills Training hatte keinen signifikanten Einfluss auf die Rezidiv- und Wiederaufnahmeraten und verbesserte nicht konsistent die Lebensqualität (**Ib**) [370]. In einer Studie ergaben sich Hinweise, dass das systematische Einüben der mittels social skills Training erlernten sozialen Fertigkeiten vor Ort die Wirksamkeit verbessert (**Ib**) [371].

Good Clini-
cal Practice

Soziale
Aktivitäten

(80) Good Clinical Practice

Die Hilfe zur eigenen Lebensgestaltung, die Unterstützung bei der Krankheitsbewältigung, die Förderung der beruflichen Wiedereingliederung und die Verbesserung sozialer Aktivitäten haben in der Versorgung von an Schizophrenie Erkrankten einen hohen Stellenwert und sollten bei jeder Therapie angestrebt werden.

B

Social Skills
Training

(81) Empfehlungsstärke B

Training sozialer Fertigkeiten (*Social Skills Training*) durch speziell ausgebildete Trainer kann als systematische Intervention bei Vorhandensein sozialer Beeinträchtigung mit dem Ziel der Verbesserung der sozialen Kompetenzen durchgeführt werden. Es sollte über längere Zeit fortgeführt werden und durch Aufgaben zum Alltagstransfer ergänzt werden. In der breiten Routineversorgung kann *Social Skills Training* jedoch nicht empfohlen werden.

5.6 | Rehabilitation kognitiver Funktionsdefizite und neuropsychologische Funktionstrainings

▌ Kognitive Funktionseinschränkungen bei der Schizophrenie

Die Beeinträchtigung kognitiver Funktionen bei Menschen mit Schizophrenie wurde in etlichen Studien nachgewiesen. Die kognitiven Defizite sollen insbesondere Domänen betreffen, die eine Beziehung zu neuronalen Netzen haben, welche die frontalen mit den temporo-limbischen Hirnregionen verbinden. Diese Domänen sind Aufmerksamkeit, Gedächtnis und Exekutivfunktionen [372–375].

Eine spezifische Behandlung kognitiver Einschränkungen wurde erst in jüngerer Zeit versucht. Einige Studien haben gezeigt, dass atypische Antipsychotika im Vergleich mit typischen Antipsychotika kognitive Funktionen verbessern können (**IIb**) [376, 377]. Allerdings ist noch nicht völlig geklärt, ob die Vorteile atypischer Antipsychotika im Wesentlichen auf positiven Wirkungen auf die Neurotransmitter-Regulation zurückzuführen sind oder ob die negativen Effekte typischer Antipsychotika wie motorische Verlangsamung eine Rolle spielen. Die Wirksamkeit sogenannter kognitiver Enhancer wie Ethyl-Eicosapentanolsäure bleibt trotz vielversprechender Studienergebnisse noch unklar (III) [378].

▌ Kognitives Training und kognitive Rehabilitation

Die Rehabilitation kognitiver Defizite (*cognitive remediation*) zielt auf die systematische Förderung kognitiver Prozesse durch wiederholtes Training und Aufbau von Strategien zur Kompensation neuropsychologischer Defizite. Die Behandlung basiert auf der Theorie, dass kognitive Defizite zur Vulnerabilität der Betroffenen für schizophrene Erkrankungen beitragen, und durch die Korrektur dieser Defizite die Rückfallschwelle heraufgesetzt wird.

Als kognitive Rehabilitation sollten therapeutische Programme bezeichnet werden die der Verbesserung spezifischer kognitiver Funktionen dienen, indem sie systematisch sinnvolle kognitive Wahrnehmungs-, Verarbeitungs- und Umsetzungs-Prozesse durch wiederholtes Training und Aufbau von Strategien zur Kompensation neuropsychologischer Defizite fördern.

Definition und Ziele

Eine Reihe von Studien zeigte, dass kognitive Trainingsverfahren mit ausreichender Intensität (mehrmals pro Woche) und Dauer über mindestens 3 Monate spezifische kognitive alltagsrelevante Funktionen wie emotionale Wahrnehmung und einzelne Gedächtnis- und Aufmerksamkeitsleistungen in der experimentellen Situation verbessern können (IIa) [379, 380]. Eine tatsächliche positive Auswirkung auf den psychischen Zustand und das soziale Funktionsniveau im Sinne einer Verallgemeinerung der Ergebnisse konnte jedoch nicht nachgewiesen werden (Ia) [370, 381]. Zudem besteht über eine optimale Dauer der Intervention keine Einigkeit.

(82) Empfehlungsstärke C

Neuropsychologische Therapien wie die kognitive Rehabilitation mit dem Schwerpunkt der Wiederherstellung, Verbesserung oder Kompensation von Aufmerksamkeits-, Wahrnehmungs- und Gedächtnisleistungen können bei Patienten mit kognitiven Defiziten bezüglich definierter Zielkriterien zur Anwendung kommen. Auch zur Vorbereitung einer Rehabilitation können sie hilfreich sein. In der Rehabilitation spielen das Training von Kompensationsstrategien, die Einübung relevanter Wahrnehmungs- und Verhaltenskompetenzen in sozialen Situationen und die Beratung von Betroffenen und Angehörigen eine besondere Rolle.

C

Kognitive Rehabilitation und Trainingsverfahren

| A
Kognitive
Rehabilita-
tion in der
praktischen
Versorgung	**(83) Empfehlungsstärke A** Aufgrund unzureichender wissenschaftlicher Evidenz zur Wirksamkeit und Generalisierbarkeit der erreichten Ergebnisse können Therapien zur kognitiven Rehabilitation jedoch derzeit nicht für die breite klinische Praxis empfohlen werden.

5.7 | Psychodynamische oder psychoanalytische Therapien bei Schizophrenie

Psychodynamisch/tiefenpsychologisch orientierte Therapien bei Psychosen zielen auf die Verarbeitung von intrapsychischen Konflikten, indem vergangene emotionale Erfahrungen und ihre Bedeutung für die gegenwärtige Situation aufgearbeitet werden. Eine einheitliche Begrifflichkeit und Definition der verschiedenen psychodynamisch orientierten Schulen und Therapieverfahren insbesondere bezüglich der Behandlung psychotischer Symptome existieren jedoch nicht.

Eine Reihe von Studien zeigte, dass psychodynamische oder psychoanalytische Psychotherapieverfahren bei Schizophrenie die stationäre Entlassungsfähigkeit nicht verbesserten, von den Therapeuten nicht als wirksamer eingeschätzt wurden als medikamentöse oder kombinierte medikamentös-psychosoziale Therapien und auf die Krankheitssymptome keinen Einfluss hatten (**Ia**) [328].

Eine psychodynamisch/tiefenpsychologisch orientierte supportive Therapie zur langfristigen Betreuung von Patienten mit nicht-akuten schizophrenen Erkrankungen hat eine lange Tradition. Allerdings liegen hier lediglich Erfahrungsberichte vor. Ein empirischer Wirksamkeitsnachweis wurde bislang nicht erbracht. Unbenommen davon bleibt, dass die supportive Therapie schizophrener Psychosen in der Klinischen Praxis eine große Bedeutung hat, dieses Verfahren bisher aber nicht ausreichend wissenschaftlich beforscht wurde.

| A
Psycho-
dynamische
Verfahren
bei Schizo-
phrenie	**(84) Empfehlungsstärke A** Die Wirksamkeit psychodynamischer/tiefenpsychologischer oder psychoanalytischer Psychotherapieverfahren zur Symptomreduktion oder Rückfallverhütung bei schizophrenen Erkrankungen ist bisher nicht nachgewiesen. Diese Verfahren können zur Routinebehandlung bei der Schizophrenie daher nicht empfohlen werden, sind aber in Einzelfällen durchaus sinnvoll.

5.8 | Klientenzentrierte Gesprächspsychotherapie bei Schizophrenie

Die klientenzentrierte Gesprächspsychotherapie nach Rogers wurde vom wissenschaftlichen Beirat Psychotherapie bei der Bundesärztekammer und der Bundespsychotherapeutenkammer für die vertiefte Ausbildung zum psychologischen Psychotherapeuten zugelassen und wird daher hier berücksichtigt. Zur klientenzentrierten Gesprächspsychotherapie sind für die Indikation Schizophrenie keine wissenschaftlich hochwertigen Untersuchungen verfügbar.

(85) Empfehlungsstärke C

Aufgrund unzureichender Evidenz für die Wirksamkeit im Sinne von Symptomreduktion oder Rückfallverhütung kann die Durchführung von klientenzentrierter Gesprächspsychotherapie zur Behandlung der Schizophrenie nicht empfohlen werden.

C
Gesprächs-
psycho-
therapie
bei Schizo-
phrenie

5.9 | Ergotherapie

Mit Ergotherapie wird die zielgerichtete Beeinflussung von Symptomen einer Erkrankung bzw. von Schädigungen, Fähigkeitsstörungen und Beeinträchtigungen im Rahmen einer Behinderung durch eine spezifische Aktivität bezeichnet, zu der der Patient auf Grund vorausgegangener handlungsbezogener Diagnostik veranlasst und angeleitet wird. In der Psychiatrie spielt Ergotherapie traditionell eine große Rolle. Sie kann als eine der ältesten Behandlungsformen psychischer Krankheit gelten und nimmt vor allem im stationären Setting und in der Rehabilitation zeitlich großen Raum ein [383].

Zu den Zielen von Ergotherapie gehören die Behandlung psychopathologischer Symptome, die den Verlust von Handlungskompetenzen beinhalten oder nach sich ziehen, die Überwindung von Fähigkeitsstörungen, die Erhöhung der Kompetenz für die Bewältigung von Alltagsaufgaben und sinnvoller Freizeitgestaltung, die Erhaltung oder Wiederherstellung von Fähigkeiten und Fertigkeiten, die für eine Berufstätigkeit relevant sind, und die Ablenkung von pathologischem Erleben. Die klinische Begründung für den Einsatz erfolgt weitgehend auf der Grundlage heuristischer Konzepte, die anthropologische, soziologische und psychologische Aspekte umfassen [384, 385]. Empirisch gesicherte Ergebnisse beziehen sich im Wesentlichen auf den arbeitstherapeutischen Schwerpunkt (siehe Kapitel 6).

5.10 | Weitere Therapieformen

Zu weiteren bei der Schizophrenie angewendeten Verfahren gehören u. a. Kreativtherapien wie die gestaltende Kunsttherapie,
Musiktherapie, Tanztherapie, Drama und Bewegungstherapie.
Hauptmerkmale dieser Verfahren sind die Bedeutung der therapeutischen Beziehung und die handlungsorientierte Anwendung
künstlerischer Medien und Prozesse in ihrer wechselseitigen Be-
zogenheit. Hauptsächliche Ziele dieser Therapieformen im Sinne
einer Stärkung der Ich-Funktionen sind eine Wiedergewinnung
des Selbst- und Realitätsbezugs durch Verbesserung von Ich-Erle-
ben und Selbstvertrauen, Entwicklung vor allem der Körper- und
Raumwahrnehmung, Verbesserung der kognitiven Funktionen,
Denkorganisation, Konzentration und Impulssteuerung, Autonomie und Gefühlsausdruck.

Hochwertige Untersuchungen zur Wirksamkeit von Kreativtherapien bei der Schizophrenie liegen nicht vor [386, 387]. In einem
systematischen Review zur Kunsttherapie bei schizophrenen Erkrankungen wurden lediglich zwei Studien eingeschlossen, aus
denen keine auswertbaren Daten extrahiert werden konnten
[387].

6 Hilfesysteme und soziotherapeutische Interventionen

6.1 | Einleitung

In Deutschland fand insbesondere nach der Psychiatrie-Enquête eine Umstrukturierung des Hilfesystems für Menschen mit schweren psychiatrischen Erkrankungen mit einer Verlagerung von Ressourcen vom stationären Sektor zur wohnortnahen Versorgung statt. Als problematisch wurde die Versorgung einer gleichbleibend hohen Zahl von schwer erkrankten Menschen, insbesondere mit Schizophrenie, angesehen, die häufige Krankheitsrezidive haben und fortwährende Unterstützung benötigen. Daher wurden, vor allem in den USA und England, Versorgungsmodelle erprobt, die eine intensive Betreuung dieser Menschen ermöglichen und stationäre Aufnahmen verringerten. Von diesen Versorgungsmodellen stellten sich vor allem die aufsuchende gemeindepsychiatrische Behandlung im Team (*Assertive Community Treatment*, ACT) und gemeindepsychiatrische Teams (*Community Mental Health Teams*) als wirksam heraus [388].

Wichtig in der Bewertung dieser Versorgungsmodelle ist, dass Veränderungen der Versorgungskomponenten und -prozesse nicht notwendigerweise zu messbaren Verbesserungen auf der individuellen Ebene führen müssen. Veränderungen der klinischen Symptomatik zeigen sich deutlicher nach einer Verbesserung der psychopharmakologischen oder psychotherapeutischen Behandlung [389]. Die Auswirkungen einer veränderten Struktur psychiatrischer Versorgungsdienste müssen jedoch auch am verbesserten Zugang zur Behandlung, an der Bedarfsdeckung, dem langfristigen Einfluss auf soziale Netze und an der Kontinuität der Versorgung gemessen werden, was schwieriger zu operationalisieren ist [388].

Für die Versorgung der Menschen mit Schizophrenie sind folgende wissenschaftlich evaluierte Bestandteile von Bedeutung:

▪ Integrierte Versorgung in Form von gemeindepsychiatrischen Teams (*Community Mental Health Teams*), Case Management, aufsuchender teambasierter gemeindepsychiatrischer Behandlung (*Assertive Community Treatment*) und Kooperationen zwischen niedergelassenen Ärzten, Kliniken und komplementären Einrichtungen

▍ Facharztpraxiszentrierte ambulante Behandlung
▍ Tageskliniken
▍ Stationäre Behandlung
▍ Kriseninterventionsteams und sozialpsychiatrische Dienste im Gemeindeumfeld
▍ Milieutherapeutisch orientierte Versorgungsstrukturen und Soteria
▍ Rehabilitations- und Arbeitsförderungsstrukturen.

Good Clinical Practice Zugang zum Versorgungssystem	**(86) Good Clinical Practice** Eine wichtige Komponente psychiatrischen Managements ist die Erleichterung des Zugangs zum Versorgungssystem einschließlich einer Ressourcenkoordination im psychiatrisch-psychotherapeutischen und allgemeinen medizinischen und rehabilitativen Bereich.
Good Clinical Practice Partizipation	**(87) Good Clinical Practice** Partizipation der Betroffenen und aller am Versorgungssystem Beteiligten sollten erklärte Merkmale der Behandlung der Schizophrenie sein.
Good Clinical Practice Wohnortnähe	**(88) Good Clinical Practice** Wohnort- und Gemeindenähe sollten, soweit möglich und sinnvoll, Merkmal jeder psychiatrischen Behandlung sein.
Good Clinical Practice Integration in soziale Bezüge	**(89) Good Clinical Practice** Alle Hilfeansätze sollten zum Ziel haben, die Betroffenen in soziale Bezüge zu integrieren. Selbsthilfe der Betroffenen wie der Angehörigen sollte gefördert werden, das Selbstbewusstsein der Betroffenen gestärkt, ihre Wünsche nach Informationen und ihr Einbezug bei Therapieentscheidungen nachdrücklich unterstützt werden.

6.2 | Integrierte gemeindenahe Versorgung

▌ Multiprofessionelle gemeindepsychiatrische Teams

Gemeindepsychiatrische Teams (*Community Mental Health Teams*) sind multidisziplinäre, gemeindeorientierte Teams unter Beteiligung unterschiedlicher Professionen, die innerhalb eines Versorgungssektors für die Erhebung des Versorgungsbedarfs, die Überwachung und Verschreibung von Medikamenten und die Bereitstellung verschiedener Formen psychosozialer Interventionen unter Einschluss von Familieninterventionen, insbesondere für schwerer psychisch Erkrankte zuständig sind. In Deutschland übernehmen niedergelassene Psychiater, sozialpsychiatrische Dienste, Teams von Institutsambulanzen und z. T. Gesundheitsämter in unterschiedlichem Maße diese Aufgabe.

Eine wohnortnahe Behandlung im Rahmen von gemeindepsychiatrischen Teams führt zu größerer Zufriedenheit der Patienten, einer geringeren Einweisungsquote ins Krankenhaus, zur Verbesserung der sozialen Funktionen und der sozialen Netze im Vergleich zur Standardtherapie, scheint jedoch mit keiner eindeutigen Verbesserung der Symptomatik oder der Lebensqualität verbunden zu sein (**Ia**) [390, 391]. In einigen Studien wurde gezeigt, dass bei bestimmten Patienten möglicherweise die Abhängigkeit vom Versorgungssystem vergrößert werden kann (**Ib**) [392, 393].

▌ Case Management

Case Management wurde als psychiatrische Versorgungsform bei chronisch Erkrankten zuerst in den 70er Jahren in den USA eingeführt, um eine Koordination gemeindebezogener Gesundheitsleistungen zu erreichen. Vorrangiges Ziel ist es, den Kontakt zu Personen mit schweren psychiatrischen Erkrankungen aufrecht zu erhalten und die von verschiedenen Institutionen angebotenen Dienste wirksam zu koordinieren. Ein wesentlicher Bestandteil des Case Management ist die Zuordnung einer Schlüsselperson als Case Manager zu einem Patienten, die die Inanspruchnahme der Gesundheitsdienste individuell koordiniert.

In Deutschland liegt die Verantwortung für die ambulante Behandlung schizophrener Patienten neben der Betreuung durch die niedergelassenen Ärzte und die Institutsambulanzen bei den Ärzten und Sozialarbeitern in verschiedenen kirchlichen und nicht-kirchlichen Institutionen. Die **Soziotherapie in Deutschland** ist dem Konzept des Case Management verpflichtet.

Die Studien zum **Case Management** zeigen, dass bei einer Erhöhung der Zufriedenheit der Teilnehmer und geringem Einfluss auf die klinischen Symptome möglicherweise die gesamte Zahl stationärer Aufenthalte bei chronisch erkrankten Menschen mit Schizophrenie erhöht wird, die gesamte Verweildauer und der Anteil der überhaupt stationär Aufgenommenen jedoch gesenkt wird (Ia–Ib) [394]. Durch eine **Intensivierung des** *Case Management* und eine Verringerung der Zahl der von einem Case Manager betreuten Patienten sind keine positiven Auswirkungen auf die stationären Aufnahmeraten, die klinischen Symptome, die soziale Anpassung oder Verhaltensprobleme zu erwarten (IIa) [395].

▌ Aufsuchende gemeindepsychiatrische Teams (Assertive Community Treatment, ACT)

Aufsuchende gemeindepsychiatrische Teams sind multidisziplinäre Teams mit Psychiatern, Krankenschwestern, Sozialarbeitern und ggf. Psychologen und Ergotherapeuten, die eine hohe Betreuungsintensität gewährleisten. Die Teams sehen die akut erkrankten ebenso wie die suizidalen oder potentiell aggressiven Patienten häufig in ihrer gewohnten Umgebung im Rahmen von Hausbesuchen oder vereinbarten Visiten. Der Schwerpunkt liegt nicht auf der persönlichen Verantwortung eines Case Managers, sondern auf der Teamarbeit. Ziel der aufsuchenden gemeindepsychiatrischen Behandlung ist es,

▌ Menschen mit schweren psychischen Erkrankungen im Kontakt zum Versorgungssystem zu halten

▌ Krankenhausaufnahmen zu vermeiden und

▌ Krankheitsverläufe zu verbessern (v.a. Lebensqualität und soziale Anpassung).

Die multidisziplinären aufsuchenden gemeindepsychiatrischen Teams haben gemeinsame Behandlungsverantwortung, arbeiten möglichst kooperativ mit dem Erkrankten, haben keine individuell festgelegte Zahl an Patienten, für die sie alleine zuständig sind, leisten sämtliche psychiatrische und soziale Versorgung für die Betroffenen, möglichst ohne sie an andere Institutionen zu verweisen, betreuen die Patienten zuhause oder am Arbeitsplatz, suchen unkooperative Patienten aktiv auf und haben einen Schwerpunkt auf der Berücksichtigung medikamentöser Compliance.

Für schwer erkrankte Menschen mit Schizophrenie hat sich diese aufsuchende gemeindenahe Behandlung im multiprofessionellen Team (*Assertive Community Treatment*) als wirksame Versorgungsform in Bezug auf ein unabhängigeres Leben in der Gemeinde, Förderung der Beschäftigungsmöglichkeiten, Aufrechterhaltung des Kontaktes zu psychiatrischen Diensten und zur Reduktion der Wiederaufnahmerate und der Verweildauer im Krankenhaus erwiesen (Ia) [396]. Die psychischen Symptome werden jedoch im Vergleich zur Standardbehandlung kaum zusätzlich beeinflusst (Ia) [396].

---

(90) Empfehlungsgrad A

Teambasierte und gemeindenahe Versorgungsstrukturen, die aus Psychiatern, Pflegekräften, Sozialarbeitern und ggf. Psychologen und Ergotherapeuten bestehen, sollten zur Koordination und Kooperation der Versorgung von schwer erkrankten Menschen mit Schizophrenie, zur Gewährleistung therapeutischer Kontinuität und zur Reduktion der Krankenhausaufnahmen etabliert werden. Wesentliche Aufgaben dieser integrierten Teams sollten neben der psychiatrischen Standardbehandlung die Gewährleistung von Hausbesuchen und die gemeinsame Verantwortung für die gesundheitliche als auch die soziale Versorgung der Betroffenen sein.

> A
> Team-
> basierte
> gemeinde-
> psychia-
> trische
> Behandlung

---

(91) Empfehlungsgrad A

Die Etablierung von Strukturen des Case Management oder der Soziotherapie, die auf einen einzelnen Arzt, einzelne Sozialarbeiter oder Fachkrankenpflegeperonal als Schlüsselpersonen zentriert sind, wird nicht für die Routineversorgung von Menschen mit schweren schizophrenen Psychosen empfohlen.

> A
> Case
> Manage-
> ment und
> Sozio-
> therapie

6.3 | Facharztzentrierte ambulante Behandlung und Überweisungskriterien zum Facharzt/zur Klinik

▌ Erstmaliges Auftreten einer schizophrenen Episode

---

(92) Good Clinical Practice

Die Erkrankung Schizophrenie beginnt in drei Viertel der Fälle mit einer mehrjährigen Prodromalphase vor Auftreten des ersten psychotischen Symptoms. In diesem Frühstadium der Krankheit werden die Betroffenen oft zuerst vom Hausarzt gesehen. Zu den Prodromalsymptomen zählen: Depression, Angst, zunehmende Negativsymptomatik und funktionelle Beeinträchtigung begleitet von sozialen Dysfunktionen.
Soweit Prodromalsymptome krankheitswertiges Ausmaß und Progredienz zeigen, sollte die Überweisung zur weiteren Abklärung von Diagnose und Psychoserisiko an einen kompetenten psychiatrischen Dienst (Facharzt, psychiatrische Ambulanz, Früherkennungszentrum) erfolgen.

> Good Clinical Practice
> Überweisung bei Prodromalsymptomen

▌ **Erneutes Auftreten einer schizophrenen Episode**

Good Clinical Practice Fachärztliche psychiatrische Behandlung bei psychotischen Symptomen	**(93) Good Clinical Practice** Geht die Prodromalsymptomatik in die beginnende psychotische Episode über, was sich in abgeschwächten psychotischen Symptomen, etwa Beeinträchtigungserleben, überwertigen Ideen und Wahn, aber auch durch akute Formen der Psychoseentwicklung zeigen kann, ist die Überweisung an einen kompetenten psychiatrischen Dienst (Facharzt, psychiatrische Ambulanz, Früherkennungszentrum) dringend. Bei einer voll entwickelten psychotischen Symptomatik ist eine sofortige Überweisung erforderlich.

Good Clinical Practice Gesamtbehandlungsplan	**(94) Good Clinical Practice** Bei eindeutigen Diagnose einer Schizophrenie in Form einer voll entwickelten Psychose ist regelmäßig fachärztlich psychiatrische Behandlung, bei entsprechender Schwere der Krankheit oder Risiken der Selbst- und Fremdgefährdung eine stationäre psychiatrische Behandlung notwendig. Der Hausarzt ist in jedem Fall zu informieren. Die Erarbeitung eines Gesamtbehandlungsplans, der die medizinische und psychiatrische Intervention einschließlich Medikation, psychotherapeutischer und soziotherapeutischer Maßnahmen umfasst, und für Krisenintervention bei drohenden Rückfällen Vorsorge trifft, ist erforderlich. Im Rahmen dieses Plans sind die Kontakte zu Angehörigen und gesetzlichen Betreuern zu berücksichtigen und für die Rehabilitation des Kranken Vorkehrungen zu treffen.

Bei erneutem Auftreten psychotischer Symptome sollten vom ambulant betreuenden Facharzt gemeinsam mit dem Patienten medikamentöse Anpassungen und psychosoziale Interventionen in die Wege geleitet werden.

(95) Good Clinical Practice	Good Clinical Practice
Eine ambulante wohnortnahe Behandlung ist einer stationären Behandlung vorzuziehen. Wenn eine ambulante Behandlung nicht ausreichend erscheint, sollten für die Überweisung in eine stationäre oder teilstationäre Einrichtung folgende **Aspekte berücksichtigt** werden: 1. **Anamnese:** Vorherige erfolgreiche ambulante Behandlungen bei psychotischen Episoden 2. **Einschätzungen und Präferenzen des Betroffenen:** Falls der Betroffene ambulant behandelt werden möchte, sollte eine Zusammenarbeit mit Angehörigen oder Teilen des sozialen Umfeldes angestrebt werden 3. **Compliance:** Unter Berücksichtigung von Nebenwirkungen kann eine Optimierung der medikamentösen Therapie die Compliance erhöhen und eine stationäre Behandlung vermieden werden. Bei fehlender Compliance ist eine niederschwelligere Einweisung in eine stationäre oder teilstationäre Institution sinnvoll 4. **Vorheriges Ansprechen auf medikamentöse Therapie** 5. **Komorbidität, Alkohol- und Drogenmissbrauch:** Die Berücksichtigung und Behandlung komorbider somatischer Erkrankungen und insbesondere Alkohol- und Drogenmissbrauch 6. **Risiko von Selbst- und Fremdgefährdung:** Das Selbstgefährdungsrisiko ist bei Menschen mit Schizophrenie erhöht, zudem sind sie einer erhöhten Gefahr des körperlichen und seelischen Missbrauchs durch andere ausgesetzt. Bei Vorliegen deutlicher Hinweise darauf oder Gefahr von Aggression und Fremdgefährdung sollte eine stationäre Behandlung in Betracht gezogen werden.	Kriterien der Überweisung in stationäre Behandlung

6.4 | Tageskliniken, Nachtkliniken und andere Übergangseinrichtungen

▮ Struktur und Funktion von Tageskliniken

In vielen psychiatrischen Krankenhäusern, jedoch auch unabhängig von stationären Einrichtungen existiert eine Vielfalt von tagesklinischen Einheiten, die vor allem von Patienten nach einem stationären Aufenthalt übergangsweise zur Wiedereingliederung genutzt werden. Die Vielfalt auch der eigenständigen Tageskliniken erschwert jedoch eine klare Definition.

Tagesklinischen Einrichtungen können insgesamt vier Funktionen zugeordnet werden [397]:

▮ Alternative zur stationären Aufnahme bei akuten psychiatrischen Problemen

▮ Verkürzung der Dauer stationärer Aufenthalte bei Patienten mit akuten Erkrankungen (übergangsweise tagesklinische Behandlung)

▮ Rehabilitation von Patienten mit chronischen psychiatrischen Erkrankungen

▮ Intensivierung der Behandlung von Patienten (v. a. solche mit Depressionen oder Angststörungen), die ambulant nicht ausreichend behandelt werden können.

Tageskliniken bieten als multidisziplinäre Einrichtungen eine umfassende dem stationären Setting entsprechende psychiatrische Behandlung (d. h. medizinische, diagnostische, psychiatrische, psychosoziale und ergotherapeutische Maßnahmen) und bestehen zumindest aus Psychiatern, Krankenschwestern und Sozialarbeiter. Sie sind an Wochentagen tagsüber geöffnet und führen keine Betten. **Beschäftigungsprogramme,** die die Arbeitsfähigkeit und die Arbeitsfindung psychiatrisch erkrankter Menschen fördern, aber keine umfassende psychiatrische Behandlung anbieten, und **informelle Programme und Tagesstätten,** die einen Treffpunkt für Patienten darstellen, an dem Aktivitäten, Unterstützung und gemeinsame Unternehmungen, jedoch keine umfassende psychiatrische Behandlung angeboten werden sind keine Tageskliniken.

▮ Nachtkliniken und andere Übergangseinrichtungen

Sogenannte Nachtkliniken werden für bestimmte Patienten mit psychischen Störungen angeboten, die aufgrund von Ängsten oder in Ermangelung eines tragfähigen Milieus zuhause nicht übernachten können oder wollen, tagsüber jedoch einer Beschäftigung nachgehen. Die Patienten kehren abends in die Klinik zurück und übenachten dort. Der Aufenthalt in Nachtkliniken und anderen Übergangseinrichtungen ist in der Regel zeitlich beschränkt und dient der Vorbereitung einer vollständig ambulanten Therapie. Nachtkliniken wurden bisher noch nicht ausreichend nach evidenzbasierten Kriterien wissenschaftlich evaluiert.

▮ Wirksamkeit und Empfehlungen

Tageskliniken zeigten in Studien kaum Vorteile als Alternative zur ambulanten Therapie. Tageskliniken erwiesen sich jedoch als Alternative zur stationären Behandlung an Schizophrenie Erkrankten wirksam in Bezug auf eine raschere Verbesserung des psychischen Zustandes und in Bezug auf eine Reduktion der insgesamt im Krankenhaus verbrachten Tage. Der Anteil der remittierten Patienten war in den Studien gleich wie bei den stationär Behandelten **(Ia)** [397].

(96) Empfehlungsgrad A

Eine vollstationäre Behandlung kann einen erheblichen Eingriff in die Lebenskontinuität bedeuten. Deshalb ist eine tagesklinische Behandlung als Alternative zur stationären Behandlung dann zu bevorzugen, wenn es sowohl der besonderen diagnostischen und therapeutischen Mittel des Krankenhauses bedarf, der Patient aber auch selbständig oder mit Unterstützung Dritter eine tagesklinische Einrichtung regelmäßig aufsuchen kann.

Eine tagesklinische Behandlung setzt voraus, dass der besondere Schutz des Krankenhauses wegen der Gefahr selbtschädigender Handlungen oder Suizidalität oder wegen Gefährdung Dritter nicht notwendig ist. Zudem kann eine tagesklinische Behandlung in der Akutphase nur dann realisiert werden, wenn eine ausreichende Betreuung in der Nacht im häuslichen Umfeld zur Verfügung steht.

A
Tagesklinik als Alternative zur stationären Behandlung

(97) Empfehlungsgrad C

Bei Patienten, die aufgrund von Ängsten oder in Ermangelung eines tragfähigen Milieus zuhause nicht übernachten können oder wollen, oder bei denen noch keine vollständig ambulante Therapie möglich ist, kann die Behandlung in einer Nachtklinik oder anderen Übergangseinrichtungen erwogen werden.

C
Übergangs-einrichtungen bei bestimmten Patienten

6.5 | Stationäre Behandlung

▮ Krankenhausaufenthalte: akute und geplante

In vielen euopäischen Ländern haben nach einer Reduktion der psychiatrischen Betten die Aufnahme- oder Wiederaufnahmeraten zunächst nicht abgenommen, sondern teilweise zugenommen. Durch den Aufbau gemeindepsychiatrischer Dienste existieren allerdings eine Reihe weiterer Versorgungsmöglichkeiten, die parallel zu Veränderungen der stationären Versorgung ausgebaut werden sollten.

Durch den starken Druck auf eine Verkürzung der Verweildauern wird es notwendig, den Einfluss unterschiedlich langer Aufenthaltsdauern und unterschiedlich strukturierter bzw. geplanter stationärer Aufenhtalte auf das Behandlungsergebnis, insbesondere bei Patienten mit häufigen stationären Aufenthalten zu evaluieren und Alternativen zur Krankenhausaufnahme anzubieten.

Trotz der sinnvollen zunehmend wohnort- und gemeindenahen Behandlung der Schizophrenie erscheint ein Mindestmaß an stationären Betten für Menschen mit schizophrenen Psychosen zur Krisenintervention, für besondere Therapien und zur gesetzlichen Unterbringung notwendig.

Patienten mit **geplanten kurzen stationären Aufenthalten** haben keine höhere Wiederaufnahmerate und waren in den Studien eher zum geplanten Zeitpunkt entlassen als solche mit langen Aufenthalten (**Ia–Ib**) [398].

Good Clinical Practice	**(98) Good Clinical Practice**
Indikation zur stationären Therapie	Eine stationäre Behandlung kann einen erheblichen Eingriff in die Lebenskontinuität bedeuten. Alternativen zur stationären Aufnahme sollten in jedem Fall von Wiedererkrankung geprüft werden. Stationäre Behandlung ist dann indiziert, wenn der Patient der besonderen diagnostischen und therapeutischen Mittel oder des Schutzes des Krankenhauses wegen Selbst- oder Fremdgefährdung bedarf. Dies kann z. B. der Fall sein bei Therapieresistenz, manifester Suizidgefahr, ausgeprägten Wahn- oder Angstzuständen, nicht gewährleisteter Ernährung und Pflege, ausgeprägter Antriebshemmung oder Adynamie, die Remission behindernden familiären Konflikten, die Behandlung komplizierenden Begleiterkrankungen oder sonstigen nicht ambulant zu versorgenden Problemen.

Good Clinical Practice	**(99) Good Clinical Practice**
Indikation zur stationären Therapie	Bei Erfordernis stationärer Behandlung sollten wenn möglich kurze, geplante Aufenthalte angestrebt werden.

Zu Kriterien, die bei Aufnahmeentscheidungen in eine psychiatrische Klinik berücksichtigt werden sollte, siehe Abschnitt 6.3.

6.6 | Kriseninterventionsteams im Gemeindeumfeld

▮ Kriseninterventionsteams und Sozialpsychiatrischer Dienst

Als Kriseninterventionsteam wird jede Art von krisenorientierte Behandlung einer akuten psychiatrischen Episode durch ein Team bezeichnet, das für solche Situationen speziell ausgebildet ist – im Gegensatz zur Standardbehandlung, bei der eine Krankenhausaufnahme während der Krisen stattfindet, eine Form der Krisenintervention. Das sogenannte *Home Treatment* mit einer Behandlung des Patienten in seiner häuslichen Umgebung anstelle eines stationären Aufenthaltes stellt eine wichtige Form der Arbeit von Kriseninterventionsteams dar [143].

Kriseninterventionsteams führten in den Studien zu einer höheren Zufriedenheit der Patienten und können bei geringem Einfluss auf klinische Symptome die Wahrscheinlichkeit einer stationären Aufnahme verringern und möglicherweise zu einer Verkürzung stationärer Aufenthalte führen (**Ia**) [400].

---

(100) Empfehlungsgrad A

Psychiatrische Notdienste, sozialpsychiatrische Dienste, Netzwerke niedergelassener Fachärzte und/oder Ambulanzen von Kliniken sollten die Funktion von gut erreichbaren und möglichst mobilen Kriseninterventionsteams in definierten Versorgungsregionen übernehmen, um den Bedürfnissen von Menschen mit schizophrener Psychose an ihrem Wohnort zu entsprechen und stationäre Aufnahmen wenn möglich zu vermeiden.

A

Krisen-inter-ventions-team

6.7 | Milieutherapeutisch orientierte Versorgungs-strukturen und Soteria

▮ Milieutherapie und Soteria

Das zwischen 1971 und 1983 in den USA durchgeführte Soteria-Projekt wurde als innovative Versorgungsoption für junge Menschen mit neu diagnostizierter Schizophrenie konzipiert. Im Zentrum stand die Frage, ob eine spezifische, intensive psychosoziale Behandlung mit einem auf interpersonelle Beziehungen fokussierten therapeutischen Milieu und die Minimierung antipsychotischer Medikation zu gleichen oder besseren Behandlungsergebnissen führt wie psychiatrische Standardbehandlung in einer psychiatrischen Klinik. Weiterhin sollte der Anteil schizophrener Patienten ohne medikamentöse antipsychotische Langzeitbehandlung verringert werden.

In Deutschland wurden in einzelnen psychiatrischen Kliniken Soteria-Elemente in die psychiatrische Routineversorgung integriert. Charakteristisch für die Soteria-Behandlung ist der Rahmen eines kleinen, Wohngemeinschaft-ähnlichen, intensiven, interpersonell fokussierten therapeutischen Milieus. Das Personal ist besonders darauf bedacht, die Symptome der Psychose nicht regelhaft medikamentös zu unterdrücken, sondern die Patienten in ihrer eigenen Bewältigung psychotischer Symptome und Verhaltens zu begleiten. Ziel ist die Remission der Psychose.

Aus zwei kontrollierten Studien gab es Hinweise darauf, dass eine Subgruppe von jüngeren Patienten mit Schizophrenie, denen eine intensive psychosoziale Behandlung angeboten wird, ohne antipsychotische Therapie remittieren und über 2 Jahre stabil bleiben kann (**IIa**) [401, 402]. Der Einfluss einzelner psychosozialer Interventionen auf das Behandlungsergebnis im Rahmen der Behandlung bleibt jedoch unklar, solide Prädiktoren für Remissionen ohne Antipsychotika sind nicht verfügbar.

B	
Soteria und Antipsychotika-freie Therapie bei Erst-erkrankung	**(101) Empfehlungsgrad B** Es existiert eine Subgruppe von Patienten, die nach einer ersten psychotischen Episode ohne Antipsychotika remittieren. Eine klare Identifikation dieser Patienten ist derzeit nicht möglich. Eine Empfehlung zur Therapie ohne Antipsychotika kann daher nicht gegeben werden. Eine Übernahme von Soteria-Elementen in die Routineversorgung zur Stärkung der psychosozialen Behandlung, Verbesserung der Behandlungsatmosphäre und Gemeindeorientierung ist sinnvoll.

6.8 | Rehabilitations- und Arbeitsförderungsstrukturen

▮ Rehabilitation bei der Schizophrenie

Die Erkrankung Schizophrenie kann zum Abbruch der Ausbildung, Verlust des Arbeitsplatzes und zur Gefährdung partnerschaftlicher und familiärer Bindungen führen. Verhaltensauffälligkeiten und Einbußen von praktischen Alltagsfertigkeiten können die Chancen einer sozialen Wiedereingliederung nach einer oder mehreren Krankheitsepisoden verringern. Die Rehabilitation dient daher dem Wiedererwerb und der Übung von sozialen Fertigkeiten mit dem Ziel eines Zugewinns an Kompetenz und Autonomie in den Bereichen Wohnen, Alltag, soziale Kontakte, Arbeit und Freizeit.

Für die langfristige Versorgung von Menschen mit Schizophrenie ist eine möglichst enge Zusammenarbeit ambulanter und stationärer Versorgungsstrukturen und eine gemeinsame Berücksichtigung medizinischer und sozialer Bedürfnisse der Betroffenen anzustreben. Nach der akuten Krankheitsphase gewinnen neben der kontinuierlichen medizinisch-psychiatrischen und allgemeinmedizinischen Behandlung komplementäre Dienste an Bedeutung. Diese komplementären Dienste haben zum Ziel, soweit erforderlich, eine soziale und berufliche Rehabilitation bei an Schizophrenie Erkrankten zu fördern. Dies kann zunächst in Form von Tageskliniken, Freizeit- und Kontaktangeboten, Tagesstätten, betreutem Wohnen und beruflicher Wiedereingliederung oder Arbeit in beschützter Umgebung erfolgen. Von großer Bedeutung ist die Förderung von Compliance und die psychoedukative Betreuung von Familienangehörigen. Im Hinblick auf die Wiedereingliederung sind, wenn möglich, stationäre Aufenthalte, insbesondere lange Aufenthaltsdauern, zu vermeiden. Die Zusammenarbeit aller vorhandenen Versorgungskomponenten kann vertraglich geregelt innerhalb eines gemeindepsychiatrischen Verbundes (GPV) erfolgen.

Die Rehabilitation bei Betroffenen mit leichteren Krankheitssymptomen findet, soweit erforderlich, durch niedergelassene Psychiater oder Psychotherapeuten, Institutsambulanzen oder anderen Einzeleinrichtungen statt. Die berufliche und soziale Wiedereingliederung schwer oder chronisch Erkrankter sollte in spezialisierten Einrichtungen oder Netzwerken durchgeführt werden, die neben der positiven Beeinflussung der krankheitsbedingten Schädigung (*impairment*) auch die Besserung oder Überwindung der funktionellen Einschränkung (*disability*) und der sozialen Beeinträchtigung (*handicap*) zum Ziel haben.

Die Wirksamkeit von Rehabilitationsmaßnahmen bei der Schizophrenie ist bisher wenig erforscht. Welche Komponenten von Rehabilitationseinrichtungen wie Werkstätten für behinderte Menschen (WfbM), beruflichen Trainingszentren, betreuten Wohnformen, Übergangswohnheimen, Freizeit- und Kontaktstätten oder psychosozialen Diensten die Wiedereingliederung bei unterschiedlichen Patientengruppen am besten fördern, bleibt oft ungeklärt. Lediglich für berufliche Rehabilitationsprogramme gibt es ausreichend Evidenz aus kontrollierten Studien.

Programme zur Wohn- und sozialen Rehabilitation zeigten in unkontrollierten Studien positive Auswirkungen auf die Integration von Menschen mit Schizophrenie (III).

█ Berufliche Rehabilitation: Berufsvorbereitungstraining, beschützte Beschäftigung und Training am Arbeitsplatz

Das Ziel einer Arbeit auf dem ersten Arbeitsmarkt kann von vielen Menschen mit Schizophrenie nicht erreicht werden. In Deutschland existiert derzeit eine Vielfalt von Programmen zur beruflichen Rehabilitation, die jedoch häufig in ihrer Funktion als Ort langfristiger Beschäftigungsmöglichkeiten in Anspruch genommen werden [403]. Die sogenannten Werkstätten für Behinderte (WfB) sind neben Selbsthilfefirmen und verschiedenen Zuverdienstprojekten dem komplementären Arbeitsbereich zuzuordnen und sollen den Erkrankten eine langjährige Teilnahme an der Arbeitswelt ermöglichen, von der sie ohne WfB ausgeschlossen wären. Außerdem gibt es in Deutschland eine Reihe von beruflichen Förderungswerken für psychisch Erkrankte mit dem Ziel der Berufsberatung, -vorbereitung und Umschulung und Rehabilitationseinrichtungen für psychisch Kranke (RPKs) der Sozialversicherungsträger, die jedoch nur einer eng begrenzten Klientel zur Verfügung stehen.

In letzter Zeit werden neuere Strategien beruflicher Rehabilitation ins sogenannte *prevocational training* mit dem Ziel der Berufsvorbereitung vor der Rückkehr in den ersten Arbeitsmarkt mit tagestrukturierenden und übergangsbeschäftigenden Maßnahmen und ins sogenannte *supported employment* unterteilt. Dieses *supported employment* findet an normalen Arbeitsplätzen als bezahlte, jedoch von spezialisierten Diensten unterstützte Arbeit statt. Die Befürworter des *supported employment* kritisierten am *prevocational training*, dass es Abhängigkeit fördert, die Erkrankten daran hindert, kompetitive Arbeit zu verrichten und zudem wichtige Fähigkeiten für die Arbeitswelt nicht fördert. Daher bevorzugt das *supported employment* die zügige Eingliederung in den Arbeitsmarkt ohne Vorbereitungszeit.

Bezüglich **beruflicher Rehabilitation** bei schizophrenen Menschen, die arbeiten möchten, sind Programme mit einer raschen Beschäftigungsförderung direkt auf einem Arbeitsplatz (supported employment) besser wirksam als die schrittweise Heranführung an eine Beschäftigung im Rahmen langfristiger Programme (**Ia**) [404, 405].

Good Clinical Practice Hauptfürsorgestellen	**(102) Good Clinical Practice** Bei Menschen, die noch im Erwerbsleben stehen, sollte noch während der stationären Behandlung der psychosoziale Fachdienst der Hauptfürsorgestellen eingeschaltet werden, um den bestehenden Arbeitsplatz auf dem ersten Arbeitsmarkt zu erhalten.
A Beschäftigungsförderung	**(103) Empfehlungsstärke A** Zur beruflichen Rehabilitation bei schizophrenen Menschen, die arbeiten möchten, sollten Programme mit einer raschen Beschäftigungsförderung direkt auf einem Arbeitsplatz und unterstützendem Training (*supported employment*) genutzt und ausgebaut werden.
C Akzeptable Wohnformen	**(104) Empfehlungsstärke C** Für Patienten, die nicht selbständig leben können, sollten für sie akzeptable Wohnformen gefunden werden.
C Rehabilitationsprogramme	**(105) Empfehlungsstärke C** Menschen mit schizophrener Psychose sollten nach der Akutphase in Rehabilitationsprogramme eingeschlossen werden, wenn sie dies wünschen und dies für ihre Rehabilitation notwendig erscheint.

6.9 | Selbsthilfe

Neben dem primären sozialen Netzwerk (Familienangehörige, Freunde, Nachbarn) können sekundäre Netzwerke wie Selbsthilfegruppen zur Stabilisierung und Verbesserung der sozialen Integration beitragen. In Selbsthilfegruppen kann ein Erfahrungsaustausch stattfinden, der dazu beiträgt, dass psychosoziale Krisen und Konflikte besser bewältigt werden [406–408]. Die Selbsthilfe spielt bei psychotischen Erkrankungen eine zunehmend wichtige Rolle.

(106) Empfehlungsstärke C

Selbsthilfegruppen können im Aufspüren der eigenen Frühwarnzeichen durch Erfahrungsaustausch und im Aufbau eines individuellen Krisennetzes eine bedeutende Rolle spielen. Im Rahmen der Behandlung sollten Betroffene zum Besuch von Selbsthilfegruppen ermutigt werden. Der Einbezug von Selbsthilfegruppen in die Behandlungspläne, in psycho-, sozio- und ergotherapeutische Behandlungen und in die Erarbeitung von individuellen Warnzeichen zur frühen Erkennung von Rückfall-Symptomen ist sinnvoll.

C
Selbsthilfe-
gruppen

7 Behandlung unter besonderen Bedingungen

7.1 | Behandlung in der initialen Prodromalphase

▮ Grundlagen und allgemeine Empfehlungen bei der Früherkennung und Frühintervention

In den weitaus meisten Fällen gehen der psychotischen Erstmanifestation uncharakteristische Störungen von Antrieb und Emotionalität, von Denk- und Sprechweisen, von Wahrnehmung und Propriozeption sowie Anzeichen erhöhter Anspannung und herabgesetzter Belastbarkeit voraus. Diese Defizite liegen überwiegend noch unterhalb des Ausprägungsgrades der Negativsymptomatik [409].

Solche subjektiven, häufig subklinischen Beeinträchtigungen des Denkens, Wahrnehmens und Empfindens konnten in einer epidemiologischen Vollerfassung aller schizophrenen Neuerkrankungen in einem Versorgungsgebiet retrospektiv als Vorläufersymptome (initiale Prodrome) bei über 70% der schizophrenen Ersterkrankten beobachtet werden [410].

Der Begriff der **Prodromalsymptome** wird in der Literatur nicht einheitlich gebraucht.

> Unterschieden werden sollten:
> ▮ das **initiale Prodrom** (die Phase vor Erstmanifestation)
> ▮ sowie **Prodromalsymptome** vor einem **drohenden Rezidiv** (**Warnsignale**)

Bezogen auf die Erstbehandlung kann die Prodromalphase in die **Dauer der unbehandelten Erkrankung** („**Duration of untreated illness – DUI**") – den Zeitraum vom Beginn der initialen Prodromalsymptomatik bzw. dem Auftreten des ersten Anzeichens einer psychischen Erkrankung bis zur adäquaten antipsychotischen Behandlung – und in die **Dauer der unbehandelten Psychose** („**Duration of untreated psychosis – DUP**") – den Zeitraum vom Auftreten des ersten positiven psychotischen Symptoms bis zur Einleitung der ersten adäquaten Behandlung unterteilt werden [411].

Die durchschnittliche Dauer der DUI wurde mit ca. 3,3–6,3 Jahre ermittelt, die Zeitdauer von der Manifestation des ersten schizophrenietypischen Positivsymptoms bis zur Ersthospitalisation (DUP) betrug im Durchschnitt ein bis zwei Jahre [412, 413].

Die meisten Studien zeigten einen Zusammenhang zwischen einer längeren DUP und einem ungünstigen Krankheitsverlauf und wiesen auf die Notwendigkeit einer möglichst frühzeitigen Intervention nach Auftreten der ersten Positivsymptomatik zur Vermeidung später schwer behandelbarer Langzeitfolgen hin [414, 415], in anderen konnte keine Korrelation gefunden werden [416, 417].

In einigen Untersuchungen konnte insbesondere verdeutlicht werden, dass ein verzögerter Behandlungsbeginn mit verzögerter und unvollständiger Remission der Symptomatik [418–421] längerer stationärer Behandlungsbedürftigkeit und höherem Rückfallrisiko [422], geringerer Compliance, höherer Belastung der Familie und höherem „Expressed Emotion"-Niveau [423], einem erhöhten Depressions- und Suizidrisiko, größerer Belastung der Arbeits- und Ausbildungssituation, erhöhtem Substanzmissbrauch und delinquentem Verhalten sowie deutlich höheren Behandlungskosten korrelierte [424].

Zur Länge der DUI und ihrem Einfluss auf den Krankheitsverlauf liegen bisher nur wenige Studien vor. Diese allerdings ergaben Hinweise auf das Entstehen der später oft schwer behandelbaren sozialen Defizite bereits in der frühen Prodromalphase [415, 425].

Unter der Annahme, dass eine frühzeitige Behandlung auch bereits vor dem Auftreten des ersten positiven Symptoms den Krankheitsverlauf günstig beeinflussen kann, sind in zahlreichen Ländern **Früherkennungs- und -behandlungszentren** entstanden [426–428]. In diesen Zentren wurden Instrumente entwickelt, die Patienten mit einem erhöhten Risiko („ultra-high-risk" oder „at mental risk state") für die Entwicklung einer Psychose identifizieren [429, 430]. Eines davon ist der ERIraos [431], welcher aus dem „Instrument for the Retrospective Assessment of the Onset of Schizophrenia – IRAOS" [432], der „Bonner Scale of the Assessment of Basic Symptoms, BSABS" [433] und dem internationalen „Early Recognition Inventory, ERI" hervorgegangen ist. Die zur Früherkennung zur Verfügung stehenden verschiedenen Instrumente können mit einer mittleren bis hohen prädiktiven Stärke die Wahrscheinlichkeit des Übergangs in eine manifeste Psychose (bei einer Rate an falsch positiven Einschätzungen von etwa 20 %) vorhersagen [434, 435].

Bei einigen Früherkennungs-Instrumenten (z. B. ERIraos) werden ein (frühes) **psychosefernes Prodrom** mit **unspezifischen Symptomen, reduzierter sozialer Funktion** und erhöhten **genetischen oder perinatalen Risiko** (Tabelle 7.2) von einem (späteren) **psychosenahen Prodrom** unterschieden. Bei letzterem sind bereits (abgeschwächte) **attenuierte psychotische Symptome** oder

Tabelle 7.1. Psychosenahes Prodrom

1. Attenuierte psychotische Symptome:

  a mindestens eines der folgenden Symptome mit einem Score von zwei (ERIraos):

    ▌ Beziehungsideen

    ▌ Eigentümliche Vorstellungen oder magisches Denken

    ▌ Ungewöhnliche Wahrnehmungserlebnisse

    ▌ Eigenartige Sprech- und Denkweise

    ▌ Paranoide Ideen

  b mehrfaches Auftreten dieser Symptome über einen Zeitraum von einer Woche hinaus

2. Brief Limited Intermittent Psychotic Symptoms (BLIPS):

  a Dauer der BLIPS weniger als sieben Tage und nicht häufiger als zweimal pro Woche in einem Monat

  b spontane Remission

  c mindestens eines der folgenden Symptome:

    ▌ Halluzinationen (PANSS P3 >= 4)

    ▌ Wahn (PANSS P1, P5 oder P6 >= 4)

    ▌ formale Denkstörungen (PANSS P2 >= 4)

Tabelle 7.2. Psychosefernes Prodrom

1. Symptome:

  a mindestens eines der folgenden 10 Symptome (ERIraos):

    ▌ Gedankeninterferenz

    ▌ Zwangähnliches Perseverieren bestimmter Bewusstseinsinhalte

    ▌ Gedankendrängen, Gedankenjagen

    ▌ Gedankenblockierung

    ▌ Störung der rezeptiven Sprache

    ▌ Störung der Diskriminierung von Vorstellungen/Wahrnehmungen

    ▌ Eigenbeziehungstendenz („Subjektzentrismus")

    ▌ Derealisation

    ▌ Optische Wahrnehmungsstörungen

    ▌ Akustische Wahrnehmungsstörungen

  b mehrfaches Auftreten dieser Symptome über einen Zeitraum von mindestens einer Woche

2. Psychischer Funktionsverlust und Risikofaktoren:

    ▌ Reduktion des GAF-M-Scores (Global Assessment of Functioning gemäß DSM-IV) um mindestens 30 Punkte über mindestens einen Monat **plus**

    ▌ mindestens ein erstgradiger Angehöriger mit der Lebenszeitdiagnose einer Schizophrenie (ERIraos) **oder** prä- und perinatale Komplikationen (ERIraos)

„Brief Limited and Intermittent Psychotic Symptoms – BLIPS" vorhanden (Tabelle 7.1).

Um Patienten mit einem hohen Risiko für schizophrene Erkrankungen bereits in der initialen Prodromalphase zu identifizieren und im Sinne einer **indizierten Prävention** erste Behandlungsschritte einzuleiten, ist die Bereithaltung eines möglichst niederschwelligen Angebotes notwendig [421, 434]. Zum Aufbau eines **Früherkennungsnetzwerkes** ist die Kooperation mit anderen Institutionen, wie z. B. anderen psychiatrischen Kliniken, niedergelassenen Fachärzten und Hausärzten, Behörden, Institutionen im Bildungs- und Ausbildungswesen notwendig. Räumliche Distanzen sollen durch die Etablierung von aufsuchenden Diensten überwunden werden.

Da zur Zielgruppe auch Jugendliche und Heranwachsende gehören, sollte die Früherkennung und -intervention in enger Zusammenarbeit mit Abteilungen für Kinder- und Jugendpsychiatrie sowie anderen Einrichtungen für Kinder und Jugendliche erfolgen.

Um die nachstehend formulierten Ziele zu erreichen, werden zunehmend Früherkennungs- und -therapiezentren implementiert, welche sowohl gezielte Öffentlichkeitsarbeit betreiben als auch störungsorientierte und syndromorientierte Behandlungsangebote vorhalten. Es sollte berücksichtigt werden, dass eine Intervention in der Prodromalphase stets mit einem Risiko behaftet ist, Menschen zu behandeln, die später keine Erkrankung entwickeln würden. Bisher konnte die Verkürzung der Dauer der unbehandelten Psychose durch Früherkennungsprogramme nicht eindeutig belegt, aber anhand von Vergleichsuntersuchungen vermutet werden **(III)** [436].

Ziele einer **Frühintervention** sind:
▍ Besserung aktueller Beschwerden und Symptome
▍ Vermeidung von sozialen Behinderungen
▍ Verhinderung oder Verzögerung der ersten psychotischen Episode.

Bei der Behandlung in der Prodromalphase bzw. von Patienten mit einem erhöhten Risiko für eine psychotische Störung sollten einige **wichtige Therapieelemente** wie z. B. eine kontinuierliche Betreuung, fortlaufende Verlaufsbeobachtung, Angebot soziotherapeutischer Hilfen oder bei Bedarf spezifischer psychologischer und pharmakologischer Therapieverfahren vorgehalten werden [421, 434].

Good Clini-cal Practice Therapie-elemente der Frühin-tervention	**(107) Good Clinical Practice** Der vollentwickelten schizophrenen Psychose gehen in ca. 75% der Fälle eine **präpsychotische Prodromalphase** im Mittel von mehrjähriger Dauer und nachfolgend eine mehr oder weniger rasche Entwicklung psychotischer Symptome von einem Jahr mittlerer Dauer als **psychotische Frühphase** voraus. Deswegen sollten die während der Frühphase bereits in Behandlung kommenden Kranken ▌ eine durchgehende Betreuung und fortlaufende Verlaufsbeobachtung erfahren ▌ bei relevanter krankheitswertiger Symptomatik in der präpsychotischen Prodromalphase das Angebot einer kognitiven Verhaltenstherapie und soziotherapeutischer Hilfen bekommen, um die Krankheitssymptome zu mildern, das Risiko für eine Verschlimmerung des Krankheitsprozesses und des Auftretens einer Psychose sowie die frühen sozialen Folgen zu reduzieren ▌ eine Behandlung mit antipsychotischer Medikation bei Auftreten psychotischer Symptome und eine antidepressive Medikation bei ausgeprägter depressiver Verstimmung (möglichst ohne erhebliche adrenerge Wirkkomponente) angeboten bekommen.

Sowohl für **psychosenahe Prodrome** (attenuierte psychotische Symptome und BLIPS) als auch **psychoseferne Prodrome** ist die Kombination einer individuellen Problemlösung aktueller Konfliktsituationen mit supportiven Gesprächen und ein zusätzliches psychoedukatives Angebot im Gruppen- oder Einzelsetting unter Einbezug der Angehörigen sinnvoll. Ergänzend kann eine psychologische Einzel- bzw. Gruppentherapie angeboten werden, die z. B. aus einem Belastungs- und Symptom- und Krisenmanagement besteht. Die frühe („primärprophylaktische") antipsychotische Behandlung ist noch Gegenstand der Forschung und kann derzeit außerhalb spezieller Indikationen nicht empfohlen werden, da die Übergangswahrscheinlichkeit nicht als ausreichend hoch eingeschätzt wird und eine mit Risiken und Nebenwirkungen verbundene Intervention derzeit nicht vertretbar ist **(IV)** [437].

C Diagnostik/ Therapie komorbider Störungen	**(108) Empfehlungsgrad C** Bei Kranken, die in der Prodromalphase oder in der ersten psychotischen Episode in Behandlung kommen, ist ein sorgfältiges Screening auf den Konsum psychoaktiver Substanzen (Missbrauch oder Abhängigkeit), insbesondere auf noradrenerg und dopaminerg wirkame Drogen (Amphetamine, Cannabis, Kokain) sowie die Beachtung depressiver Verstimmungen und einer eventuellen Komorbidität mit körperlichen Erkrankungen erfoderlich.

Ethische Bedenken bei der Frühintervention sollten im Rahmen einer ausführlichen Nutzen/Risiko-Abwägung diskutiert werden. Eine Früherkennung und -intervention sollte lediglich im Sinne einer „indizierten Prävention" betrieben werden. Eine Behandlung Gesunder muss vermieden werden. Eine Primärprävention der Schizophrenie beispielsweise durch Programme zur Reduktion von Drogenmissbrauch, besserer Schwangerenvorsorge und Aufklärung über psychische Erkrankungen ist hingegen möglich [438].

Bei hilfesuchenden Menschen mit hohem Psychose-Risiko ist das Ziel der Intervention zunächst die Besserung der bereits vorhandenen (Prodromal)-Symptomatik sowie im weiteren auch die Vermeidung von sozialen Behinderungen sowie die Verhinderung oder Verzögerung der ersten psychotischen Episode. In Studien sollten die verwendeten Einschlussstrategien lediglich Menschen mit einem hohen Risiko erfassen, um die Rate an falsch positiven Einschätzungen niedrig zu halten. Die psychosozialen und medikamentösen Behandlungsangebote sollten auf das individuelle Risiko zugeschnitten sein, so dass hier ein günstiges Risiko-Nutzen-Verhältnis besteht. Wichtig ist auch, dass der Schizophrenie-Begriff, der mit Stigmatisierung verbunden sein kann, durch das neutralere Konzept der „frühen oder beginnenden Psychose" ersetzt wird.

---

(109) Good Clinical Practice

Kranke, die in der präpsychotischen Prodromalphase oder in der beginnenden psychotischen Episode zur Behandlung kommen, sollten

▮ über die Erkrankung mit vertretbarem therapeutischem Optimismus und psychologischer Unterstützung bei der Verarbeitung dieses Wissens informiert werden

▮ nicht mit der vorzeitigen Diagnose einer Schizophrenie belastet und stigmatisiert werden, zumal sie in der Prodromalphase nicht mit ausreichender Wahrscheinlichkeit gestellt werden kann. Es sollte z. B. von einem erhöhten „Risiko einer weiteren Verschlechterung der seelischen Gesundheit" gesprochen werden.

▮ Angehörige sollten in den Informationsprozess mit einbezogen werden.

Good Clinical Practice

Vorgehen bei der Frühintervention

▮ **Phamakotherapie**

Es liegen nur für einige wenige Substanzen randomisierte, doppelblinde, kontrollierte Studien zur **pharmakologischen Behandlung des initialen Prodroms** vor, wobei zum Teil auch Kombinationen mit psychotherapeutischen Interventionen erfolgten. Entsprechend dem niedrigeren Risiko für die Entwicklung von EPS wurde bisher nur eine Pharmakotherapie mit atypischen **Antipsychotika** überprüft.

Für **Olanzapin** (mittlere Dosis 10,2 mg/) liegen im Vergleich zu Placebo für den kurzen Beobachtungszeitraum von 8 Wochen Hinweise auf eine überlegene Wirksamkeit in bezug auf eine Besserung der prodromalen Symptomatik vor. Die Gewichtszunahme war bei den mit Olanzapin behandelten Teilnehmern jedoch signifikant größer (**IIb**) [439]. Die Teilnehmerzahl war jedoch gering, die Ergebnisse sind als Zwischenauswertung zu betrachten.

Für **Risperidon** in der Dosierung 1–2 mg/d in Kombination mit modifizierter manualisierter kognitiver Verhaltenstherapie liegt eine einfach verblindete Studie vor, in der gegen eine alleinige bedarfsangepasste unterstützende Psychotherapie in Kombination mit Familienedukation und Case Management verglichen wurde [356]. Es gibt Hinweise, dass bei den Teilnehmern, die tatsächlich die Risperidon-Medikation einnahmen, zusammen mit der manualisierten kognitiven Verhaltenstherapie nach 6 Monaten die Wahrscheinlichkeit des Übergangs in eine psychotische Symptomatik verringert wurde (**III**). Die Studie hat nur begrenzte Aussagekraft, da unklar bleibt, welche Therapiebestandteile (Risperidon oder CBT) wirksam waren.

Derzeit wird bei psychosenahen Prodromen in einer randomisierten, doppelblinden Studie überprüft, ob eine Therapie mit Amisulprid in niedriger Dosierung eine Verbesserung der Psychopathologie und eine Reduktion der Übergangswahrscheinlichkeit im Vergleich gegen Placebo erbringen kann [440]. Eine Bewertung anhand der Interimsbeobachtung ist derzeit noch nicht möglich.

C Therapie mit Antipsychotika	**(110) Empfehlungsgrad C** Der **Einsatz von Antipsychotika** in der Prodromalphase ist noch Gegenstand der Forschung und sollte nur bei vorliegen von zumindest abgeschwächten (attenuierten) oder kurzdauernden psychotischen Symptomen unter Berücksichtigung der Gesamtsituation durchgeführt werden.
C Auswahl und Dosis des Antipsychotikums	**(111) Empfehlungsgrad C** Eine pharmakotherapeutische Intervention in der Frühphase der psychotischen Episode sollte aufgrund des besseren Risiko-Nutzen-Verhältnisses mit einem nach Wirkprofil geeigneten atypischen Antipsychotikum in niedriger Dosis durchgeführt werden.

Da in der Prodromalphase häufig auch depressive Verstimmungen und Angstzustände vorliegen können, ist je nach klinischer Einschätzung und vorherrschender Psychopathologie neben psychotherapeutischen Interventionen auch eine Pharmakotherapie angezeigt. Klinische Studien mit größerer Fallzahl oder kontrollierte Studien liegen hierzu bei prodromalen Patienten nicht vor.

(112) Empfehlungsgrad C	C
Bei entsprechender Indikation – erhebliche depressive Verstimmung oder innere Unruhe und krankhafte Angst in der präpsychotischen Prodromalphase – sollte nach den üblichen Richtlinien eine **antidepressive oder anxiolytische Pharmakotherapie** erfolgen.	Therapie mit anderen Psychopharmaka

▮ Psychotherapeutische Interventionen

Für die Wirksamkeit **psychotherapeutischer Interventionen** zur Besserung der Symptomatik und Verzögerung oder Verhinderung der ersten schizophrenen Episode bei Menschen mit Prodromalsymptomen gibt es zahlreiche Verlaufsbeobachtungen in Früherkennungszentren [441, 442].

In einer randomisierten, kontrollierten Studie wurde eine spezifische kognitiv-verhaltenstherapeutische Intervention (CBT) in Kombination mit Risperidon mit einer unspezifischen Behandlung verglichen [356]. Allerdings konnte der relative Einfluss der kognitiven Verhaltenstherapie bzw. der Risperidonmedikation nicht herausgearbeitet werden, so dass zur Wirksamkeit der CBT alleine keine Aussage möglich war (III).

In einer weiteren randomisierten, kontrollierten Studie wurde die Wirksamkeit einer kognitiven Verhaltenstherapie (maximal 26 Sitzungen während 6 Monate) mit einem bloßen Monitoring verglichen (Ib). Dabei zeigte sich im Beobachtungszeitraum von einem Jahr unter der kognitiven Therapie ein signifikant geringerer Übergang in eine Psychose (bezogen auf eine Verschlechterung der PANSS-Positiv-Items: Halluzinationen mit einem Rating > 3, Wahn mit einem Rating > 3, und Desorganisation mit einem Rating > 4) und eine signifikant geringere Notwendigkeit einer medikamentösen antipsychotischen Behandlung [357].

A/C	**(113) Empfehlungsgrad A/C**
Element in der Psychotherapie	Zur **psychotherapeutischen Intervention** im Frühverlauf, d. h. in der präpsychotischen Prodromalphase und im Frühstadium der ersten psychotischen Episode sollten entweder eine kognitive Verhaltenstheapie (A) oder eine psychoedukative Intervention (C) unter Einschluss einer individuellen Lösung aktueller Konfliktsituationen, supportiver Gespräche und dem Angebot einer Einbeziehung der Angehörigen (bei Zustimmung des Patienten) zur Anwendung kommen. Verhaltenstherapeutische Elemente im Gruppensetting und ein Training kognitiver Fertigkeiten können diese Therapieelemente ergänzen.

Für die Wirksamkeit systemischer oder tiefenpsychologischer psychotherapeutischer Ansätze bestehen außer der klinischen Beobachtung im Einzelfall bei prodromalen Patienten derzeit keine sicheren Hinweise, so dass hier keine Empfehlung ausgesprochen werden kann. Im psychotherapeutischen Prozess sind hinsichtlich der Wirksamkeit neben der Auswahl des Verfahrens („Störungsspezifität") auch andere Variablen wie z. B. die Interaktion mit dem Therapeuten bedeutsam [443].

∎ Hilfesysteme, soziotherapeutische und ergotherapeutische Interventionen

Durch die Änderung bzw. Ergänzung des bestehenden **Versorgungssystems mit der Etablierung von Früherkennungs- und Therapiezentren** sollen Betroffene frühzeitiger als bisher einer adäquaten Behandlung zugeführt werden. Im Umfeld solcher Zentren wie z. B. EPPIC in Australien sind weitere Angebote entstanden, um Traumatisierungen durch die Behandlung zu verhindern, dem Auftreten sozialer Defizite vorzubeugen und den Krankheitsverlauf zu verbessern.

Zu den veränderten Versorgungsangeboten, die auf die Hauptrisikogruppe für beginnende Psychosen zugeschnitten sind, gehört die Einbeziehung der Hausärzte und der erstversorgenden Heil- und Sozialberufe zur rechtzeitigen Erkennung der Erkrankung, die Möglichkeit, flexiblere Untersuchungstermine zu vereinbaren, die Bevorzugung ambulanter Therapie im häuslichen Umfeld („home based treatment") und die Bildung von Kriseninterventionsteams mit kurzen Wartezeiten, beständiger Erreichbarkeit und Aufrechterhaltung der Behandlungskontinuität [444].

Der Schwerpunkt der Interventionen bei Personen mit erhöhtem Psychoserisiko in einer Einrichtung wie der australischen „Personal Assessment and Crisis Evaluation Clinic (PACE) ist die psychosoziale Betreuung mit individueller Lösung von aktuellen

Problemen, Stressmanagement und Unterstützung der Familie
[421]. Bisher existieren keine randomisierten, kontrollierten Studien zum Vergleich verschiedener Versorgungssysteme oder der
Wirksamkeit der obengenannten Angebote. Im Vergleich gegen
frühere Behandlungsverfahren entsteht der Eindruck einer besseren Akzeptanz und günstigen Beeinflussung sowohl der Symptome als auch des weiteren Verlaufes (**IV**). Die Überprüfung einer
Überlegenheit dieser Versorgungsangebote gegenüber der Standardbehandlung ist Gegenstand künftiger Evaluation. Eine ambulante Behandlung im häuslichen Umfeld auch ggf. durch aufsuchende Kriseninterventionsteams scheint eine vielversprechen-
de Alternative zur bisher üblichen ambulanten Therapie in der
Klinik oder beim Facharzt in der Praxis darzustellen.

---

(114) Empfehlungsgrad C

Sozio- und ergotherapeutische Interventionen zur Verringerung
oder Vermeidung sozialer Folgen sollten dem Patienten in der
präpsychotischen Phase oder mit beginnender psychotischer
Störung ergänzend angeboten werden.

C
Sozio-
und Ergo-
therapie

7.2 | Therapie bei Erregungszuständen

Menschen mit Schizophrenie können aufgrund psychotischer
Symptome wie Verfolgungswahn und Halluzinationen oder aufgrund anderer Krankheitssymptome wie starker Angst ein agi-
tiertes oder aggressives Verhalten zeigen. Zunehmend werden
auch Faktoren der Umwelt oder der behandelnden Institutionen
wie Überfüllung auf Stationen, Mangel an Privatsphäre, lange
Wartezeiten auf Behandlung und Langeweile in reizarmen Institutionen als ursächliche oder modulierende Faktoren für aggressives Verhalten erkannt.

Obgleich die Erkrankung Schizophrenie häufig mit Gewalttätigkeit assoziiert wird, ist der Anteil von Patienten mit schizophrenen Störungen beispielsweise an Tötungsdelikten mit etwa
10% nicht sehr groß [189]. Gewaltakte kamen in Deutschland lediglich bei 0,05% schizophrener Patienten vor (also etwa 200-mal
seltener als Suizidhandlungen). Gewalttätiges Verhalten tritt bei
Menschen mit Schizophrenie jedoch deutlich häufiger auf als bei
Personen ohne jegliche psychiatrische Erkrankung.

Die Einschätzung von Aggressivität und Gewalttätigkeit gehört zu den Kernkompetenzen psychiatrischer Tätigkeit. Vergleichbar gute Gewaltprädiktoren sind die kriminologische Anamnese, jüngeres Alter, eine hohe Anzahl an Voraufenthalten in psychiatrischen Kliniken, ein komorbider Substanzmissbrauch und eine antisoziale Persönlichkeitsstörung.

Für die stationäre Behandlung sind klinische Faktoren von größerer Bedeutung. Hier erwies sich eine ausgeprägte Positivsymptomatik als bester Gewaltprädiktor, insbesondere Denkstörungen und Feindseligkeit. Eine große Bedeutung haben in der stationären Therapie auch die Atmosphäre der Einrichtung, die Personalausstattung und -qualifikation und organisatorische Abläufe.

Good Clinical Practice

Vorgehen bei gewalttätigem Verhalten

(115) Good Clinical Practice

Die Reaktion auf gewalttätiges Verhalten sollte zunächst in der Strukturierung der Umgebung, einer Reizabschirmung und verbaler Beruhigung bei sicherem Auftreten der Therapeuten bestehen. Ziel der Behandlung sollte eine Beruhigung des Patienten sein, durch die eine Partizipation am weiteren Behandlungsprozess weitestgehend ermöglicht wird.

Maßnahmen wie Isolierung oder Fixierung sollten lediglich nach Scheitern aller anderen Deeskalationsversuche angewendet werden. Die rasche medikamentöse Sedierung zur Verhaltenskontrolle kann notwendig sein, sollte jedoch unter Wahrung aller rechtlicher Vorgaben und enger Überwachung nur bei entsprechender Indikation oder erst dann erfolgen, wenn andere Maßnahmen nicht erfolgreich waren.

Ziel einer raschen sedierenden und anxiolytischen Therapie bei der Schizophrenie ist primär die Beruhigung und die Verminderung der Wahrscheinlichkeit von Gewalttätigkeit und Schaden für den Betroffenen und seine Umgebung. Die zugrunde liegende psychiatrische Erkrankung wird in der Regel hierdurch nicht behandelt. Eine ideale Therapie der Agitiertheit und Aggression sollte schnell wirken, wenig Nebenwirkungen aufweisen und in der Folge eine Partizipation der Patienten am Behandlungsprozess weitestgehend ermöglichen.

Es gibt begrenzte Evidenz aus einzelnen Studien, dass eine Kombinationstherapie von Haloperidol 5 mg plus Lorazepam 2 mg der Gabe einer einzelnen Substanz in der Reduktion von aggressivem Verhalten und Agitiertheit und der Schnelligkeit des Wirkeintritts überlegen ist (**Ib**) [446, 447].

Einige Studien zeigten, dass Lorazepam oder Flunitrazepam eine vergleichbar gute Wirkung in der Akuttherapie agitierten Verhaltens haben wie Haloperidol (**Ib**) [448–451].

Es gibt begrenzte Evidenz aus Studien, dass Olanzapin 10 mg i.m. gegenüber Haloperidol 7,5 mg bezüglich der Reduktion von Aggression und Agitiertheit bei geringeren Nebenwirkungen gleich wirksam ist (**Ib**) [452, 453].

---

(116) Good Clinical Practice

Eine orale Gabe von Medikamenten bei Erregungszuständen ist, wenn möglich, einer parenteralen Gabe vorziehen. Die geringste wirksame Dosis sollte verabreicht und, falls notwendig, schrittweise höher dosiert werden.

Wenn eine rasche medikamentöse sedierende Therapie angewendet wird, sollte der Arzt und das beteiligte Personal über die Risiken der Medikamente, insbesondere bei schneller Benzodiazepin- und Antipsychotikagabe, Bescheid wissen und Reanimationstechniken beherrschen. Insbesondere ist die Gefahr des Bewusstseinsverlustes, der Übersedierung, eines ungünstigen Einflusses auf die therapeutische Beziehung und die Kumulation psychotroper Wirkungen durch Kombination mit anderen Medikamenten zu berücksichtigen. Außerdem sollten Notfallinstrumente und -medikamente unter Einschluss des Benzodiazepinantagonisten Flumazenil vor Ort verfügbar sein.

Alle Berufsgruppen, die an der Behandlung agitierter Menschen mit Schizophrenie beteiligt sind, sollten in therapeutischen Beruhigungs- und Deeskalationstechniken geschult sein, die Drogen- und Alkoholvorgeschichte und somatische Erkrankungen und Störungen in der Akuttherapie berücksichtigen und regelmäßig in Reanimationstechniken unterwiesen werden.

Good Clinical Practice
Medikation bei Fremdaggressivität

---

(117) Empfehlungsstärke B

Bei vergleichbarer Wirksamkeit von Lorazepam und konventionellen Antipsychotika in der Akutbehandlung von Aggression und psychomotorischer Erregung sollte bei Patienten, für die eine Entscheidung für eine definitive medikamentöse oder nicht-medikamentöse Strategie oder für die Art der antipsychotischen Behandlung noch nicht gefallen ist, aufgrund des günstigeren Nebenwirkungsprofils zunächst eine Behandlung mit Lorazepam erfolgen.

B
Medikamentöse Therapie bei psychomotorischer Erregung

C Benzodiazepine bei psychomotorischer Erregung	**(118) Empfehlungsstärke C** Die Gabe von Diazepam oder von anderen langwirksamen Benzodiazepinen oder von niederpotenten konventionellen Antipsychotika ohne Vorliegen besonderer Gründe gegen Benzodiazepine wird zur Behandlung von Erregungszuständen aufgrund des ungünstigen Nebenwirkungsspektrums nicht empfohlen.
A Akuttherapie bei Erregung	**(119) Empfehlungsstärke A** Bei Patienten, deren aggressives Verhalten eindeutig auf psychotische Symptome zurückzuführen ist, ist eine Kombinationsbehandlung von Lorazepam mit einem Antipsychotikum zu empfehlen.
C Fixierung und Isolierung	**(120) Empfehlungsstärke C** Maßnahmen wie Fixierung und Isolierung sollten nur im Notfall ausnahmsweise ergriffen werden, sind zu dokumentieren und dem Betroffenen zu erklären. Der Betroffene sollte in jedem Fall die Möglichkeit zur Äußerung seiner Meinung und Diskussion seiner Erfahrungen haben.

Bei nicht ausreichender Behandlung der erregt-gespannten oder ängstlichen Symptomatik kann ein Theapievesuch mit Carbamazepin oder Lithium erwogen werden.

Tabelle 7.3. Mögliche Stufentherapie der medikamentösen Behandlung bei Erregungszuständen

1. Lorazepam oral als Monotherapie, Beginn mit 2 mg, eventuell Wiederholung
   oder: atypisches Antipsychotikum oral.
   Bei psychotischem Erregungszustand Kombination beider Substanzen.
2. Lorazepam intravenös (i.v.) oder intramuskulär (i.m.) (1 bis 3 mg)
   oder: atypisches Antipsychotikum (Olanzapin, Ziprasidon) i.m., ggf. Kombination
   (*eine Kombination von Olanzapin und Benzodiazepinen parenteral ist zu vermeiden*)
3. Kombination Lorazepam 2 mg und Haloperidol 5 mg i.m.,
   eventuell Wiederholung, ggf. Zuclopenthixol-Azetat i.m.
4. Kombination Lorazepam 2 mg und Haloperidol 5 mg i.v.
5. Andere Medikamente: Phasenprophalyktika (Lithium, Valproinsäure, Carbamazepin)

▌ Die intravenöse Gabe sollte nur in der Klinik oder unter kontinuierlicher ärztlicher Überwachung erfolgen.

▌ Fixierung bei akuter nicht anders abzuwehrender Eigen- oder Fremdgefährdung.

▌ Bei allen o.g. Maßnahmen ist eine engmaschige, kontinuierliche Überwachung des Patienten notwendig.

Eine mögliche Vorgehensweise bei akuter psychotischer Episode mit begleitendem Erregungszustand ist im **Algorithmus 7** dargestellt.

7.3 | Suizidalität

▌Häufigkeit

Kohortenstudien zeigten, dass etwa 10% der Menschen mit einer neu diagnostizierten Schizophrenie innerhalb eines Jahres einen Suizidversuch unternehmen, wobei Halluzinationen und vorheriges suizidales Verhalten die stärksten Risikofaktoren darstellten [454]. Suizidversuche bei schizophrenen Patienten enden häufiger tödlich, was darauf hinweist, dass gewaltsamere Methoden verwendet werden [455]. Genetische und andere neurobiologische Faktoren sollen suizidales Verhalten unabhängig von den genetischen Faktoren in Bezug auf die Grunderkrankung beeinflussen.

Häufigkeit von Suizidversuchen

▌Risikofaktoren und Einschätzung suizidalen Verhaltens

Risikofaktoren, die sich als starke **Prädiktoren suizidalen Verhaltens** bei schizophrenen Patienten erwiesen haben, und die in der Einschätzung der Suizidalität berücksichtigt werden sollten, sind:
1. Depressive Symptome
2. Vorherige Suizidversuche
3. Schwere der Erkrankung, insbesondere Halluzinationen und Denkstörung
4. Panikattacken und Angstsymptomatik
5. Inadäquate antipsychotische Medikation
6. Geringe Compliance
7. Wiederholte kurze Krankenhausaufenthalte
8. Hohe prämorbide Intelligenz und größere Einsicht in die Natur der Erkrankung und ihre Konsequenzen
9. Substanzmissbrauch
10. Vorhandensein medikamenteninduzierter Akathisie
11. Frühe Erkrankungsstadien
12. Belastende Lebensereignisse
13. Geringe soziale Unterstützung
14. Zeitraum nach stationärer Entlassung.

Risikofaktoren für suizidales Verhalten bei Schizophrenie

Depressive Symptome, die häufig unterdiagnostiziert werden, sollten als wichtige Risikofaktoren für suizidales Verhalten in der Schizophrenie-Behandlung systematisch erfasst und eingeschätzt werden, da eine effektive Therapie möglich ist. Insbesondere ein niedriges Selbstwertgefühl und das Gefühl des Unerwünschtseins tragen zur postpsychotischen Depression und suizidalem Verhalten bei.

Good Clinical Practice

Einschätzung und Vorgehen bei Selbstgefährdung

> **(121) Good Clinical Practice**
>
> Während der Akutphase, jedoch auch in der Stabilisierungs- und Erhaltungsphase der Schizophrenie-Behandlung sollte eine kontinuierliche Einschätzung suizidaler Gedanken, Pläne und suizidalen Verhaltens erfolgen. Insbesondere imperative Stimmen, Verfolgungsängste, Fremdbeeinflussungserleben, depressive Symptome und Angstzustände sollten dahingehend überprüft werden, ob sie Auswirkungen auf Suizidgedanken oder selbstschädigendes Verhalten haben. Auch die Vermeidung von Akathisie und anderen belastenden medikamentösen Nebenwirkungen und die Reduktion von Substanzmissbrauch sind anzustreben.

▌ Behandlung

Good Clinical Practice

Unterbringung und Betreuung

> **(122) Good Clinical Practice**
>
> Bei fehlender Krankheitseinsicht und Selbst- oder Fremdgefährdung, die anderweitig nicht abgewendet werden kann, muss gegebenenfalls von dem Instrument der Zwangseinweisung mit Hilfe länderspezifischer Unterbringungsgesetze (PsychKG oder UBG) oder von der Einrichtung einer Betreuung Gebrauch gemacht werden.

C

Aufklärung

> **(123) Empfehlungsstärke C**
>
> Bei der Durchführung psychoedukativer Maßnahmen und in der Patientenaufklärung ist darauf zu achten, dass durch die Einsicht in den chronischen Verlauf der Erkrankung keine Verstärkung der Suizidalität durch Stigmatisierung und ein Gefühl der Aussichtslosigkeit auftritt. Die Betroffenen sollten mit den behandelnden Therapeuten Ängste in Bezug auf die Diagnose besprechen können.

Es zeigte sich bisher kein signifikanter Unterschied zwischen atypischen und typischen Antipsychotika als Substanzgruppen in der Verhinderung suizidalen Verhaltens (III) [456]. Bei erhöhtem Suizidrisiko hat sich Clozapin anderen Antipsychotika in der Verringerung suizidalen Verhaltens als überlegen erwiesen (Ib) [457].

(124) Empfehlungsstärke A

Bei stark und kontinuierlich erhöhtem Suizidrisiko wird eine Therapie mit Clozapin zur Reduzierung der Suizidalität empfohlen. Bei erheblicher depressiver Symptomatik ist eine ergänzende Behandlung mit Antidepressiva sinnvoll.

A

Clozapin
Anti-
depressiva

7.4 │ Psychiatrische Komorbidität

7.4.1 Depression und Angstsymptomatik

Depressive Symptome im Verlauf der Schizophrenie sind häufig und mit einem erhöhten Suizidrisiko verbunden. Die Kriterien einer Depression sollen etwa 25% aller Patienten erfüllen [202].

(125) Good Clinical Practice

Menschen mit Schizophrenie sollten regelmäßig auf das Vorliegen depressiver Symptome befragt und untersucht werden.

Good Clinical Practice

Erfassung
depressiver
Symptome

Die Diagnose einer schizoaffektiven Störung nach ICD-10 sollte nur dann erfolgen, wenn die Symptome einer Schizophrenie und einer Depression zur gleichen Zeit begonnen haben und eine vergleichbare Ausprägung haben. Falls schizophrene Symptome eindeutig vor den affektiven Symptomen präsent waren, ist die Diagnose einer Schizophrenie zu stellen. Bei Vorliegen synthymer Wahnsymptome oder Halluzinationen während einer Depression sollte keine schizoaffektive Störung diagnostiziert werden.

Es gibt gute Evidenz, dass depressive Symptome bei Schizophrenie durch eine Behandlung mit typischen Antipsychotika gebessert werden können (Ib) [459–461]. Es liegt derzeit nur beschränkte Evidenz vor, dass depressive Symptome mit Clozapin und andern Atypika gebessert werden (IIa) [462–464]. Das Beibehalten einer antipsychotischen Erhaltungstherapie mit typischen Antipsychotika kann im Vergleich zum Absetzen dieser Therapie ein Auftreten depressiver Symptome vermindern (Ib) [465]. Diese Wirkung ist auch bei Erhaltungstherapie mit Atypika zu erwarten (III).

Good Clinical Practice Vorgehen bei depressiver Symptomatik	**(126) Good Clinical Practice** Bei Vorliegen depressiver Symptome sollte zunächst sichergestellt sein, dass eine antipsychotische Behandlung in ausreichender Dosis erreicht wurde und medikamentöse Nebenwirkungen erfasst und berücksichtigt wurden. Bei Vorliegen von belastenden Nebenwirkungen sollten diese zunächst behandelt oder auf ein atypisches Antipsychotikum umgestellt werden.

Antidepressiva können in Kombination mit einer antipsychotischen Therapie depressive Symptome reduzieren (**Ia**) [466]. Solide Ergebnisse liegen jedoch nur für trizyklische Antidepressiva und Trazodon vor, für Sertralin und Fluoxetin gibt es lediglich Hinweise aus je einer Studie (**Ib**) [467]. Die einzige Placebo-kontrollierte Studie zu Sertralin in der Behandlung depressiver Symptomatik bei remittierter Schizophrenie zeigte einen deutlichen Placebo-Effekt und keine bessere Wirksamkeit von Sertralin [468].

A Antidepressive Therapie	**(127) Empfehlungsgrad A** Bei persistierenden depressiven Symptomen trotz Optimierung der antipsychotischen Therapie sollte eine zusätzliche medikamentöse antidepressive Therapie begonnen und über mindestens 9 Wochen fortgeführt werden. Bei der Auswahl der Antidepressiva sollte das erhöhte psychotische Exazerbationsrisiko bei Noradrenalin-Wiederaufnahmehemmern und die begrenzte Datenlage zu SSRIs berücksichtigt werden.

Es gibt beschränkte Evidenz, dass Lithium, Carbamazepin oder Valproinsäure depressive Symptome insgesamt oder bei Patienten, die kaum auf eine typische antipsychotische Therapie ansprechen, die depressive Symptomatik verbessert (**IIb**) [469–471].

B Phasenprophylaktika bei depressiver Symptomatik	**(128) Empfehlungsgrad B** Lithium, Carbamazepin oder Valproinsäure können zur Standardtherapie depressiver oder psychotischer Symptomatik bei der Schizophrenie nicht empfohlen werden. Eine Therapie mit Lithium, Carbamazepin oder Valproinsäure kann jedoch bei unzureichender Wirksamkeit adäquater antipsychotischer Therapie und gleichzeitig vorliegender Therapieresistenz der depressiven Symptomatik auf Antidepressiva als Alternative zu Antidepressiva erwogen werden.

7.4.2 Substanzmissbrauch und Substanzabhängigkeit

▮ Einleitung

In verschiedenen Untersuchungen zeigte sich bei Menschen mit Schizophrenie eine hohe Lebenszeitprävalenz von ca. 15–69% für das gemeinsame Vorkommen von schizophrener Erkrankung und Substanzmissbrauch [472, 527] Der ätiologische Zusammenhang zwischen beiden Störungen ist allerdings bislang nicht abschließend geklärt. Folgende Hypothesen werden diskutiert:

1. Die Substanzstörung ist Folge der schizophrenen Psychose, wobei am meisten das Modell der Selbstmedikation vertreten wird
2. Schizophrene Psychosen sind durch den Substanzkonsum entscheidend mitverursacht
3. Schizophrene Psychosen und Substanzstörungen haben eine gemeinsame hereditäre bzw. genetische Ursache.

Verglichen mit schizophrenen Patienten ohne Substanzkonsum, zeigten Patienten mit dieser komorbiden Störung folgende Besonderheiten [472–475, 527]

▮ niedrigerer sozioökonomischer Status
▮ reduzierte psychosoziale Funktionen
▮ höhere Rehospitalisationsrate
▮ höheres Suizidrisiko
▮ erhöhte Kriminalität
▮ höhere Rückfallrate
▮ geringere Behandlungseinbindung
▮ höhere Rate an HIV-Infektionen
▮ eine höhere Belastung der Angehörigen
▮ höheres Maß an Aggressivität.

Die epidemiologischen Risikofaktoren für die Entwicklung einer Substanzabhängigkeit als auch für die Entwicklung einer schizophrenen Psychose wie männliches Geschlecht, niedriges Erstmanifestationsalter und niedrigerer sozioökonomischer Status sind weitgehend vergleichbar. Das Risiko für Patienten mit einer schizophrenen Störung, gleichzeitig eine Substanzstörung aufzuweisen, war 4,6fach höher als in der Allgemeinbevölkerung [476].

Neben Alkohol stellt zumeist Cannabis die am häufigsten konsumierte Substanz bei schizophrenen Patienten dar [477]. Ein multipler Substanzgebrauch ist die Regel [478, 479]. In einer Gruppe von stationär aufgenommenen ersterkrankten schizophrenen Patienten, konnte ein gemeinsames Vorkommen von alkoholbezogenen Störungen und übrigem Drogenkonsum in 71% gefunden werden [472]. In anderen Untersuchungen ohne Differenzierungen Ersterkrankter wurde bei nahezu 40% der schizophrenen Patienten ein Substanzkonsum von zwei oder mehr Substanzen beobachtet [480].

Good Clinical Practice

Exploration von Drogenkonsum

> **(129) Good Clinical Practice**
>
> Bei schizophrener Erkrankung sollte gezielt nach Drogenkonsum gefragt und dieser ausführlich exploriert werden. Bei klinischem Verdacht auf das Vorliegen eines zusätzlichen Substanzgebrauches sollte, wenn möglich, eine toxikologische Untersuchung erfolgen.

▌ Grundlagen der Therapie

Bei Patienten mit der Doppeldiagnose einer schizophrenen Psychose und eines komorbiden Substanzmissbrauchs oder -abhängigkeit wird ein integrativer Therapieansatz empfohlen, da die Behandlung dieser Patientengruppe in voneinander getrennten Institutionen (primär Psychiatrische Klinik und parallele oder nachfolgende Behandlung der Substanzstörung in einer suchtspezifischen Einrichtung) weniger wirksam erscheint [481].

Good Clinical Practice

Integratives Behandlungskonzept

> **(130) Good Clinical Practice**
>
> Bei Patienten mit schizophrener Psychose und komorbider Substanzstörung sollte ein *integrativer Therapieansatz* gewählt werden, bei dem in einem Setting und durch das selbe Therapeutenteam angemessene Interventionen für beide Störungen angeboten werden. Wichtig ist eine konstante Betreuungsperson, die ambulant langfristig verfügbar ist und eine niederschwellige Zugangsmöglichkeit zum Versorgungssystem darstellt.

Neben der fehlenden Kontinuität in der Betreuung sind schizophrene Patienten in einem suchtzentrierten Setting mit eher konfrontativem Interaktionsstil, hoher Eigenverantwortlichkeit und der beständigen Selbstmotivation insbesondere bei bestehenden kognitiven Defiziten häufig überfordert. Die Folgen mangelnder Berücksichtigung spezifischer Erfordernisse dieser Patientengruppe sind häufige Behandlungsabbrüche, Rezidive der Substanzstörung und Exazerbation der psychotischen Störung [482, 483].

Im Rahmen eines integrativen Ansatzes kann das therapeutische Angebot entsprechend dem Konzept der niederschwelligen, langzeitlich angelegten Behandlung individuell auf den aktuellen Gesundheitszustand, die aktuelle Motivation, die kognitiven und psychosozialen Ressourcen und die derzeitigen Bedürfnisse des

Patienten abgestimmt werden [484, 485]. Dabei sollte die Behandlung unter Erstellung eines persönlichen Störungs- und Veränderungsmodells unter Berücksichtigung der Biografie und der aktuellen Lebensumstände des Patienten erfolgen [486].

▍ Pharmakotherapie in der Akutphase

Die pharmakologische Behandlung von Patienten mit der Komorbidität von Schizophrenie und Substanzstörung sollte generell in einen Gesamtbehandlungsplan eingebettet sein und im Rahmen eines integrativen Therapieansatzes erfolgen. Prinzipiell können mehrere wesentliche Behandlungsabschnitte und -schwerpunkte bei Patienten mit der Doppeldiagnose einer schizophrenen Störung und eines Substanzkonsums unterteilt werden, die einer pharmakologischen Therapie bedürfen:

Ausrichtung der Therapie nach Behandlungsschwerpunkten: ▍ Therapie von Intoxikationen und Entzugssymptomen ▍ Therapie von psychiatrischen Symptomkonstellationen, z. B. schizophrenen oder depressiven Symptomen ▍ Rückfallverhütung bei der schizophrenen Erkrankung ▍ Management unerwünschter Begleitwirkungen der antipsychotischen Medikation ▍ Reduktion/Rückfallverhütung in Bezug auf den Substanzkonsum.	Therapie nach Behandlungsschwerpunkten

(131) Empfehlungsgrad C Die Behandlung von Intoxikationen bei Patienten mit Schizophrenie und komorbidem Substanzkonsum unterscheidet sich nicht von der Therapie von intoxizierten Patienten ohne schizophrene Erkrankung. Allerdings sind Wechselwirkungen mit einer eventuell vorbestehenden antipsychotischen Medikation zu berücksichtigen.	C Therapie von Intoxikationen

(132) Empfehlungsgrad C Die Behandlung von Entzugssymptomen sollte in erster Linie mit Benzodiazepinen erfolgen, da sie relativ geringe pharmakologische Wechselwirkungen mit anderen Psychopharmaka aufweisen, eine günstige Steuerbarkeit und auch Antagonisierbarkeit durch z. B. Flumazenil zeigen sowie eine Schutzwirkung vor entzugsbedingten Krampfanfällen und der Entwicklung eines Delirs bieten.	C Therapie von Entzugssymptomen

Die begleitende antipsychotische Medikation (insbesondere Clozapin, Zotepin) kann die Krampfschwelle senken (**IV**) [487]. Die Dosierung der Benzodiazepine ist individuell, zumeist in einem Bereich von 20–200 mg Diazepam pro Tag zu wählen. Alternativ kann zur Behandlung des Alkoholentzugssyndroms auch an Carbamazepin in einer Dosierung von 600–1200 mg pro Tag gedacht werden (**IV**) [487].

Höheres Risiko für EPS

Für die **Therapie psychotischer Symptome** bei Komorbidität mit Substanzstörungen sollten folgende Besonderheiten berücksichtigt werden. Drogen können zu verstärkten Halluzinationen, paranoiden Symptomen oder Ängstlichkeit [488] führen. Die Wahrnehmungsstörungen, welche durch die Drogen selbst hervorgerufen werden, können jedoch häufig von den Patienten selbst abgegrenzt werden. Antipsychotika führen nicht notwendigerweise zur vollständigen Aufhebung der psychomimetischen Wirkung der Substanzen [489]. Bei der Therapie ist auch einzubeziehen, dass bei Patienten mit Doppeldiagnose eine schlechtere medikamentöse Compliance oder generelle Therapieadhärenz besteht [490]. Zudem besteht bei dieser Patientengruppe ein höheres Risiko für das Auftreten von extrapyramidal-motorischen Störungen [491] und ein möglicher additiver Effekt für orthostatische Dysregulationen. Darüber hinaus können noch länger z.B. aus dem Fettgewebe nachresorbierende Substanzen gerade in der ersten Behandlungsphase für pharmakokinetische Wechselwirkungen verantwortlich sein. Alkohol wurde für eine Reduktion der Serumspiegel der Antipsychotika verantwortlich gemacht [492]:

Durch die Drogen hervorgerufenen zusätzlichen produktiv-psychotischen Symptome remittieren in der Regel bei Abstinenz rasch, somit bedürfen schizophrene Patienten mit zusätzlichem Substanzgebrauch keine höher dosierte antipsychotische Therapie als solche ohne komorbiden Substanzmissbrauch (**IV**) [487]. Auch unter adäquater antipsychotischer Therapie ist eine Symptomprovokation durch Psychostimulantien möglich [493, 494]. Bei der antipsychotischen Behandlung ist an die Möglichkeit der Verstärkung der kokain-induzierten Hyperthermie zu denken [495].

C
Auswahl und Dosierung des Antipsychotikums

(133) Empfehlungsgrad C
Bei Patienten mit komorbidem Substanzkonsum sollten Antipsychotika mit hoher antipsychotischer Potenz und niedriger anticholinerger Begleitwirkung eingesetzt werden, da sich ansonsten anticholinerge Drogenwirkungen verstärken können. Die Dosierung ist ähnlich wie bei schizophrenen Patienten ohne begleitende Substanzstörung zu wählen.

Zur antipsychotischen Behandlung wird in älteren Übersichtarbeiten Haloperidol und Flupentixol, für Patienten mit persistierenden psychotischen Symptomen oder Nebenwirkungen auf klassische Antipsychotika Clozapin empfohlen. Aufgrund der häufigen Non-Compliance wird die großzügige Anwendung einer Depot-Applikation (Haloperidol- oder Flupentixoldecanoat) als günstige Therapieoption betrachtet (III) [487]. Bei Kokainkonsum und Clozapintherapie muss auf Interaktionen beider Substanzen und eine engmaschige Kreislaufkontrolle bei der Eindosierung von Clozapin geachtet werden [496].

Es gibt Hinweise, dass Olanzapin bei therapieresistenter Schizophrenie und zusätzlichem Drogenkonsum (III) [497] sowie bei Patienten mit schizoaffektiver oder schizophrener Psychose und zusätzlicher Substanzstörung nach Umstellung von konventionellen Antipsychotika wirksam ist (III) [498].

Da Depressionen eine Ursache des Substanzgebrauches im Sinne der Selbstmedikationshypothese sein könnten, könnte eine antidepressive Pharmakotherapie zumindest die Frequenz des Substanzgebrauches reduzieren (IIb–III) [499, 500]. Dabei ist die (seltene) mögliche Exazerbation psychotischer Symptome durch die antidepressive Therapie limitierend zu berücksichtigen. Eine weitere unerwünschte Wirkung unter der Therapie mit Trizyklika ist die Auslösung von hypertensiven Krisen bei gleichzeitigem Gebrauch von Drogen mit adrenerger Stimulation [494]. Deswegen sollten MAO-Hemmer bei dieser Patientengruppe nicht eingesetzt werden.

(134) Empfehlungsgrad B	B
Bei schizophren Erkrankten mit komorbidem Substanzgebrauch sollte bei andauerndem depressivem Syndrom nach der Detoxifikation eine antidepressive Pharmakotherapie z. B. mit trizyklischen Antidepressiva (TZA) wie Imipramin und Desipramin in einer Dosierung von 150–200 mg/d erfolgen, da hierdurch neben der Verbesserung der depressiven Symptome auch eine Reduktion des Substanzkonsums erreicht werden kann.	Antidepressive Therapie

Kontrollierte Studien zur Rezidivprophylaxe einer erneuten psychotischen Exazerbation bei Patienten mit Doppeldiagnose liegen nicht vor. Patienten mit therapieresistenter Schizophrenie mit begleitendem Drogenkonsum profitieren von einer Clozapintherapie hinsichtlich eines psychotischen Rezidivs in gleichem Maß wie die Gruppe ohne Substanzkonsum [501].

C Einsatz von Anticholinergika	**(135) Empfehlungsgrad C** Bei erhöhter Rate von Dyskinesien bei schizophrenen Patienten mit komorbidem Substanzgebrauch ist eine begleitende frühzeitig einsetzende Antiparkinson-Medikation mit z.B. Biperiden zu erwägen.

Das Benzamid-Antipsychotikum Tiaprid kann bei Dyskinesien ebenfalls eingesetzt werden (**IV**) [487].

Es gibt Hinweise aus unkontrollierten Studien, dass Flupenthixoldecanoat den Alkoholkonsum und das Verlangen nach Alkohol bei schizophrenen Patienten reduzieren kann (**III**) [502]. In einzelnen Studien bei Menschen mit Schizophrenie und Kokainkonsum konnte unter der Therapie mit Flupenthixoldecanoat neben einer Verbesserung der Psychopathologie eine Reduktion des Kokainkonsums verzeichnet werden (**IIb**) [503].

C Einsatz von Depotmedikation	**(136) Empfehlungsgrad C** Bei Patienten mit Doppeldiagnose ist vor dem Hintergrund einer reduzierten Compliance der Einsatz einer Depotmedikation wie z.B. Flupentixoldecanoat sinnvoll. Dies kann auch zur Reduktion des Verlangens (Craving) und des Substanzgebrauches insbesondere bei komorbider Alkoholabhängigkeit beitragen.

Es gibt Hinweise, dass unter Clozapin-Therapie eine Abnahme des Konsums von Drogen zu erreichen ist (**III**) [504–507]. Es zeigte sich eine Korrelation hinsichtlich einer Reduktion des Drogenkonsums und der Verbesserung der klinischen Symptomatik insgesamt [508] bzw. der Negativsymptomatik [509].

Auch für Risperidon und Olanzapin gilt, dass Craving, Rückfallraten [510] und Kokainkonsum [511] im Vergleich zu typischen Antipsychotika eher günstiger beeinflusst werden (**III**). Nach Umstellung von typischen Antipsychotika auf Olanzapin wurde bei schizophrenen Patienten mit komorbidem Drogenkonsum eine Abnahme des Substanzkonsums (Alkohol, Kokain, Cannabis, Amphetamine, Halluzinogene) [512], eine Verbesserung der psychopathologischen Symptome und der sozialen Funktion beobachtet [513].

C Einsatz von atypischen Antipsychotika	**(137) Empfehlungsgrad C** Aufgrund zumindest gleichwertiger Wirksamkeit der atypischen Antipsychotika auf Positiv-Symptome und deutlichen Hinweisen auf überlegene Wirkung auf Negativ- sowie kognitive Symptome bei schizophrenen Patienten ohne komorbiden Substanzkonsum, sollten bei Vorliegen komorbider Substanzstörung Atypika

bevorzugt werden. Es gibt ebenfalls Hinweise für eine bessere Wirksamkeit oraler Atypika (Clozapin, Olanzapin, Risperidon) gegenüber konventionellen oralen Antipsychotika bei Komorbidität mit Substanzstörungen hinsichtlich einiger psychopathologischer Symptome und in Bezug auf eine Reduktion des Verlangens nach Drogen und des tatsächlichen Drogenkonsums.

Einzelne Studien weisen darauf hin, dass das trizyklische Antidepressivum Desipramin adjuvant zur antipsychotischen Therapie bei kokainabhängigen schizophrenen Patienten zu einer Reduktion des Craving [514] und des Kokainkonsums [515] führen kann **(Ib)**. Auch die zusätzliche Gabe von Imipramin bei dysphorischen schizophrenen Patienten mit komorbidem Kokain- und Cannabismissbrauch kann möglicherweise mit geringerem Kokain- nicht jedoch Cannabiskonsum verbunden sein [516].

In einzelnen Studien wurde auch für **Naltrexon**, einem lang wirkenden Opioid-Rezeptor-Antagonisten bei Verschreibung zusätzlich zu Antipsychotika eine Reduktion des Alkoholkonsums bei schizophrenen Patienten mit komorbider Alkoholabhängigkeit beobachtet werden **(III)** [517]. Naltrexon ist allerdings in Deutschland noch nicht zur Therapie der Alkoholabhängigkeit zugelassen. Für **Acamprosat**, einem N-methyl-D-aspartat (NMDA)-Rezeptor-Modulator, der ebenso wie Naltrexon als Anti-Craving-Substanz verwendet wird, liegen keine Studien bei schizophrener Erkrankung vor.

Disulfiram kann vermutlich durch seine Eigenschaft, die Dopamin-Beta-Hydroxlyase zu blockieren, selbst Psychosen induzieren [518, 519]. Daher wird der Einsatz von Disulfiram bei Patienten mit Schizophrenie und komorbider Alkoholabhängigkeit kontrovers beurteilt. Es wurden keine relevanten Komplikationen bei Patienten mit Doppeldiagnose gesehen und eine ähnliche Compliance wie bei alkoholabhängigen Patienten ohne schizophrene Grunderkrankung beobachtet. Zu beachten ist, dass Disulfiram den Metabolismus der Antipsychotika beschleunigen kann.

---

(138) Empfehlungsgrad C

Zur Reduktion des Verlangens nach der Einnahme der Substanz (Craving) können bei schizophren Erkrankten mit komorbider Kokainabhängigkeit oder Missbrauch trizyklische Antidepressiva (TZA) wie z.B. Desipramin oder Imipramin zusätzlich zur antipsychotischen Erhaltungstherapie eingesetzt werden. Für die zusätzliche Gabe von Acamprosat bei komorbider Alkoholabhängigkeit liegen keine Erfahrungen vor. Disulfiram kann wegen seiner potentiell psychose-induzierenden Eigenschaft bei dieser Patientengruppe nicht generell empfohlen werden.

C

Einsatz von Anti-Craving-Substanzen

▌ Psychotherapeutische Interventionen

Psychotherapeutische Interventionen sollen den Patient dazu befähigen, mit beiden Erkrankungen konstruktiv und rückfallverhütend umzugehen, um dadurch kurz- und vor allem langfristig mehr Lebensqualität und eine bessere Lebensperspektive mit der Erkrankung zu bekommen [520, 521].

Die psychotherapeutische Behandlung sollte folgendes berücksichtigen [509, 522, 523]:

Good Clinical Practice

Behandlungselemente Psychotherapie

---

(139) Good Clinical Practice

Bei der Wahl der therapeutischen Ziele (Schadensbegrenzung, Drogen-Konsumreduktion und Abstinenz) sollte der aktuelle motivationale und gesundheitliche Zustand des Patienten berücksichtigt und die Interventionen darauf ausgerichtet werden. Behandlungselemente zu folgenden Punkten sollten enthalten sein:
▌ Erhöhung der Therapiemotivation
▌ Verbesserung der Compliance
▌ Dauerhafte Einbindung der Patienten und ihrer Bezugspersonen in das Therapieprogramm.

Ein integriertes Behandlungskonzept bei gemeinsamem Auftreten von Schizophrenie und Suchterkrankung sollte folgende folgende Maßnahmen enthalten:

1. Maßnahmen zur **Behandlung der Schizophrenie** zur Förderung von Krankheitseinsicht und Compliance bezüglich der regelmäßigen Einnahme von Medikamenten, dem Erkennen von psychotischen Frühwarnsymptomen und dem Rückfallmanagement
2. Maßnahmen zur **Behandlung der Abhängigkeitsproblematik** zum Erkennen und Akzeptieren des Missbrauchs, der Förderung von Abstinenzzuversicht bzw. -Motivation, der Rückfallprophylaxe und Rückfallmanagement und der Schaffung von „gesunden" Alternativen zum Substanzmissbrauch
3. Maßnahmen zur **Behandlung des Erkennens und Akzeptierens der Zusammenhänge zwischen Substanzkonsum und Verlauf der schizophrenen Psychose** und der Förderung von Lebensqualität.

Da viele Patienten Schwierigkeiten haben, sich von vornherein auf eine langfristige abstinenzorientierte Therapie einzulassen [524], wurde hierzu folgendes gestuftes Vorgehen analog der traditionellen suchtspezifischen Therapie vorgeschlagen [484, 485]:

1. In der Kontaktphase sollte eine vertrauensvolle therapeutische Arbeitsbeziehung gestaltet werden.
2. In der Motivationsphase sollte die Entwicklung von Behandlungsmotivation für eine abstinenzorientierte Therapie im Vordergrund stehen.
3. In der „aktiven" Therapiephase wird der Fokus auf das Management der schizophrenen Psychose, Rückfallprävention und Rückfallmanagement gelegt
4. In der Stabilisierungsphase soll die Abstinenz gefestigt und eine individuelle berufliche und lebensbezogene Perspektive des Patienten erarbeitet und umgesetzt werden.

Erstes und dringlichstes Therapieziel ist das Verbleiben des Patienten in der Therapie und die Stabilisierung seines gesundheitlichen Zustandes [509, 525]. Das Konzept berücksichtigt, dass die meisten Patienten mit komorbider schizophrener Psychose aus vielen Gründen ihren Substanzmissbrauch zunächst nicht nennenswert reduzieren können, da sie z.B. damit krankheitsbezogene Symptome (beispielsweise Negativsymptomatik, dysphorische emotionale Zustände) oder unangenehme Nebenwirkungen der antipsychotischen Medikation bekämpfen [488, 536]. Hinzu kommt, dass sie wenig Zuversicht haben, ihren Drogenkonsum eigenständig kontrollieren zu können und nur bedingt abstinenzförderliche Ziele entwickeln [527].

In der integrativen Behandlung der Patientengruppe mit Doppeldiagnose werden Interventionsstrategien und -verfahren eingesetzt, die sich in der Versorgung von Suchtpatienten und Patienten mit Schizophrenie bewährt haben [475]. Die verwendeten Interventionsstrategien sind modifiziert und auf die speziellen Bedürfnisse dieser Patientengruppe zugeschnitten worden.

---

(140) Good Clinical Practice

Die *integrativen Therapieprogramme* sollten folgende verschiedene Behandlungselemente enthalten:
▌ Motivationsfördernde Strategien
  (z.B. motivationals Interview)
▌ Psychoedukative Elemente
▌ Kognitive Verhaltenstherapie
▌ Familienintervention
▌ Sonstige Therapieinterventionen.

Good Clinical Practice

Behandlungselemente der integrativen Therapieprogramme

Diese psychotherapeutischen Interventionen können sowohl einzeln als auch in der Gruppe durchgeführt werden. Die Gruppe kann offen, halboffen und geschlossen gestaltet werden und die Anzahl der Teilnehmer sowie der Therapeuten ist unterschiedliche und an die jeweiligen Ressourcen anzupassen. Im Rahmen der soziotherapeutischen Versorgung und der verfügbaren Alternativen des Versorgungssystems kommen auch eine aufsuchende Strategie mit diesen Therapiebausteinen in Betracht [528].

Motivationsfördernde Elemente wie z. B. das motivationale Interview als spezielles verhaltenstherapeutisches Verfahren zielen darauf, in einem empathischen Ansatz die Eigenverantwortlichkeit und die eigenen Fähigkeiten auf dem Weg zur Verhaltensänderung zu fördern. Das Bewusstsein über den negativen Einfluss des Substanzgebrauches soll geweckt werden und die vorhandenen Möglichkeiten dargestellt werden, den Konsum einzuschränken. Aussagen und Ansichten des Patienten, die zur Eigenmotivation beitragen, werden positiv verstärkt [522]. Ein einmaliges motivationales Interview hat sich bezüglich einer Reduktion der späteren Inanspruchnahme nicht als wirksam herausgestellt (**Ib**) [529].

Ein weiteres Behandlungselement ist die Vermittlung von störungsrelevantem Wissen an Patienten und deren Bezugspersonen im Rahmen von **psychoedukativen Maßnahmen**, in denen zusätzlich ein funktionaler Umgang mit Krankheitsanzeichen und rückfallverhütenden bzw. -bewältigenden Maßnahmen erarbeitet wird [481]. Zur Festlegung eines effektiven und standardisierten Ablaufes sowie als ständige Orientierungshilfe auch für Erfahrene ist eine manualisierte Vorgehensweise hilfreich. Für schizophrene Störungen alleine liegen eine Reihe psychoedukativer Manuale vor [530], für Patienten mit Doppeldiagnosen (schizophrene Störung mit komorbidem Substanzkonsum) nur wenige deutschsprachige Manuale [531, 532].

Durch die Anpassung der **kognitiv-behaviorale Techniken** an die besonderen Gegebenheiten mit dem Schwerpunkt auf praktischen Übungen können auch Patienten mit eingeschränkten kognitiven Funktionen ausreichend profitieren [522, 533]. Wichtig sind hierbei die Identifikation und das Management des Drogenverlangens („Craving"), die Veränderung dysfunktionaler Einstellungen und der Aufbau gesundheitsdienlicher Aktivitäten. In offenen, prospektiven Studien konnte der Erfolg bezüglich der Abnahme stationärer Behandlungstage [534], einer Reduktion des Substanzkonsums und der Positivsymptomatik [535] gezeigt werden (**III**). Eine Erweiterung des Programms um spezifischere Interventionen wie Case Management, Stressmanagement, Rückfallpräventionsmodulen und Intensivierung kann zu einer besseren Haltequote und Abnahme des Drogenkonsums führen [536]. Andere Studien zeigen keinen zusätzlichen Einfluss additiver Gruppentherapieprogramme einschließlich intensiveren Case Managements [537] oder Vorteile der kognitiv-verhaltenstherapeutischen Gruppenbehandlung im Vergleich zum Case Management (**IIb**) [538]. Auch für das verhaltenstherapeutische **Kontingenzmanagement** konnte eine Reduktion des Kokainkonsums in einer Studie gezeigt werden [539], wobei andere Drogen, für deren Reduktion es keine finanziellen Anreize gab, häufiger konsumiert wurden.

Familieninterventionen sollen dazu dienen, bei den Angehörigen eine größere Akzeptanz für die Doppeldiagnoseproblematik und eine störungszentrierte interaktive bzw. Problemlösekompetenz zu schaffen. Dies erscheint auch vor dem Hintergrund bedeutsam, dass Substanzkonsum negativ und Medikamentencompliance positiv mit dem Ausmaß der emotionalen und sozialen Unterstützung korreliert [540, 541]. Generell gilt als gesichert, dass sich das therapeutische Ergebnis durch die Einbindung relevanter Bezugspersonen in die Behandlung günstig beeinflussen lässt (III) [481, 542].

Ein integratives Therapieprogramm mit den Bestandteilen Psychoedukation, kognitiv-behaviorale Therapie und Familienintervention erwies sich einer randomisierten kontrollierten Studie einer Standardtherapie als überlegen (Ib) [523].

Integrative, mehrdimensionale Therapieprogramme sollten langfristig angelegt sein und durch geringe Anforderungen zu Beginn der Therapie möglichst vielen Patienten einen Zugang zu dem Programm ermöglichen. Einen besonderen Stellenwert nehmen auch aufsuchende und motivationale Strategien ein [522, 528, 481].

---

(141) Empfehlungsgrad B

Psychotherapeutische Maßnahmen sollten im Rahmen eines integrativen, multimodalen Ansatzes durchgeführt werden und Techniken des *motivationalen Interviews* enthalten. Weitere Bestandteile sollten die Vermittlung von störungsrelevantem Wissen unter Einbeziehung der Angehörigen, der selbstverantwortlichen Umgang mit der Erkrankung und die Krisenbewältigung im Sinne *psychoeduaktiver Maßnahmen* sein. *Kognitive Verhaltenstherapie* sollte ebenfalls mit ein zentraler Bestandteil bei der Behandlung sein. Ergänzend können *Familieninterventionen* eingesetzt werden.

Für die Wirksamkeit eines solchen Programms im Sinne der Reduktion von Drogenkonsum, Verbesserung der schizophrenen Symptomatik, der Behandlungscompliance, der sozialen Funktion und der Lebensqualität gegenüber der Routinebehandlung liegt ausreichende Evidenz vor.

Der Zugang sollte niederschwellig und die Therapie langfristig angelegt sein.

B

Bestandteile des Therapieprogramms: Motivationales Interview, Psychoedukation, kognitive Verhaltenstherapie, Familienintervention

▮ Soziotherapeutische und ergotherapeutische Interventionen und Versorgungssyteme

Da bei gleichzeitigem Vorliegen von schwerer psychischer Erkrankung wie der Schizophrenie und einer Substanzstörung die Behandlung deutlich eschwert sein kannt, ist das Standard-Case Management angesichts häufiger Rezidive, einer schlechteren sozialen Funktion, einer höheren Rate an kriminellen Delikten und einer insgesamt ungünstigeren Prognose bei persistierendem Substanzkonsum häufig nicht ausreichend. Daher wurden verschiedene Versorgungsmöglichkeiten für diese spezielle Patientengruppe mit einer Doppeldiagnose etabliert. **Case Management** hat einen zentralen Stellenwert innerhalb eines speziellen Behandlungsangebots für Patienten mit Doppeldiagnose. Die Abbruchrate eines integrierten Angebotes innerhalb eines gemeindepsychiatrischen Zentrums ohne spezifisches Case Management war in einer Untersuchung hoch [543]. Ein **intensives Case Management** dagegen bewirkte eine hohe Haltequote im Programm und eine niedrigere Rehospitalisierung [528, 544]. Ob dadurch eine Änderung der Substanzstörung und Reduktion des Drogenkonsums erreicht werden kann, bleibt unklar [544–547]. Die Qualität und Intensität scheint für die Therapie der Substanzstörung ein entscheidender Wirk-Faktor zu sein [548, 549].

Doppeldiagnoseprogramme sind überwiegend für ein ambulantes Setting gedacht, stationäre Behandlungen ergeben sich aus einer möglichen krisenhaften Zuspitzung der Sucht- oder Psychosesymptomatik mit der Notwendigkeit einer raschen Stabilisierung. Von dort aus soll die frühestmögliche Wiedereingliederung in das ambulante Programm erfolgen, da komorbide Patienten die Einhaltung der Abstinenz oder eines gemäßigten Konsums in ihrem langfristigen Lebensumfeld erlernen sollen [481]. Patienten, die das ambulante Angebot annehmen können, zeigen im Durchschnitt auch einen besseren Verlauf und profitieren von der angebotenen Behandlung [550, 551].

Eine randomisierte Sudie zur Wirksamkeit des **Assertive Community Treatment (ACT)** bei Substanzkomorbidität zeigte eine höhere Haltequote, einen signifikant stärkeren Rückgang des Substanz- und Alkoholkonsums, ein höheres Maß an erreichter finanzieller Unterstützung und höhere Lebensqualität bei ACT im Vergleich zu Standard Case Management (**IIa**) [475]. Diese aufsuchende gemeindepsychiatrische Behandlung in einem multidisziplinären Team aus Psychiatern, Krankenschwestern und Sozialarbeitern mit hoher Betreuungsintensität kann daher zu einer Verbesserung der Behandlung führen. Auch in anderen Studien ergaben sich Hinweise auf Vorteile der ACT-Behandlung gegenüber einer nicht-integrierten Therapie (**III**) [552, 553] und nicht-aufsuchender gemeindepsychiatrischer Behandlung (**III**) [554].

ACT scheint kognitiv-behavioralen Ansätzen gleichwertig zu sein [548] (III).

---

(142) Empfehlungsgrad B

Im Lebensumfeld der Patienten sollte eine aufsuchende gemeindenahe Behandlung (**Assertive Community Treatment**) implementiert werden, da diese sowohl hinsichtlich der sozialen Situation und der Lebensqualität als auch einer Verbesserung der Psychopathologie und einer Reduktion des Substanzkonsums Vorteile gegenüber der Standardbehandlung verspricht.

> **B**
> Aufsuchende gemeindenahe Behandlung

Insbesondere für wohnsitzlose Patienten mit Doppeldiagnose wurden Programme zu **Wohnmöglichkeiten** und Heimunterbringung entwickelt [555], da diese Patienten z.B. bei Fortführung des Substanzkonsums oft von bestimmten psychosozialen Optionen wie Betreutes Wohnen (Wohngemeinschaften) ausgeschlossen werden. Neben der Schwierigkeit des Wechselns von Heimunterbringung zu unabhängigem Wohnen konnte in einer Studie gezeigt werden, dass die Beibehaltung der bisherigen Wohnmöglichkeit verbunden mit einem integrierten, ggf. aufsuchenden Behandlungsangebot gegenüber einem nicht-integrierten System von Wohnmöglichkeit, Gesundheitsdiensten und Suchtbehandlung bessere Ergebnisse bezüglich der optimalen Wohnversorgung liefert [554].

---

(143) Empfehlungsgrad C

Rehabilitation und Wohnsituation sollten in ein integriertes Therapieangebot eingebettet sein, wobei bei Doppeldiagnose ähnliche Grundsätze gelten sollten wie bei schizophrenen Patienten ohne Substanzstörung.

> **C**
> Wohnmöglichkeit, Rehabilitation

7.5 | Somatische Komorbidität

Menschen mit schizophrenen Erkrankungen haben eine doppelt so hohe altersstandardisierte Mortalität im Vergleich zur Allgemeinbevölkerung [556]. Zu der niedrigeren Lebenserwartung tragen neben unnatürlichen Todesursachen (z.B. Suizide) auch die erhöhte Rate an kardiovaskulären, endokrinen, ernährungsbedingten, gastrointestinalen, neurologischen und respiratorischen Erkrankungen bei [557, 558]. Menschen mit chronischer Schizophrenie sind durch perönlichen Lebensstil und Verhaltensweisen wie Alkohol- und Nikotinkonsum, einseitige oder ungesunde Ernährung, Bewegungsmangel und Gewichtszunahme stärker gefährdet, Zivilisationserkrankungen zu bekommen als die Allgemeinbevölkerung.

Körperliche Erkrankungen können durch psychotische Symptome verdeckt werden. Zudem tragen Menschen mit schizophrenen Psychosen ihre körperlichen Beschwerden häufig anders vor als Menschen ohne psychiatrische Auffälligkeiten. Die sollte in der Beurteilung körperlicher Symptome berücksichtigt werden. Einige Studien zeigten, dass bei etlichen Patienten mit Schizophrenie die Behandlung einer körperlichen Erkrankung später als bei anderen Kranken und häufig erst dann erfolgt, wenn die Erkrankung schon in ein schweres oder lebensbedrohliches Stadium übergegangen ist [559]. Diese Verschleppung von Diagnosen wurde mit der Dominanz des psychiatrischen Krankheitsbildes und teilweise auch mit der schwierigen Differenzierung somatischer und psychischer Symptomatik erklärt.

Psychopharmaka weisen ebenfalls eine Reihe von Nebenwirkungen auf, die zu einer erhöhten somatischen Morbidität beitragen können. Hier sind insbesondere zu nennen:

▮ kardiale Nebenwirkungen wie fatale Herzrhythmusstörungen mit Torsade des pointes und Übergang in Kammerflimmern durch eine Verlängerung der QT-Zeit, insbesondere bei vorbestehendem LQTS („long QT-Syndrome"), Myokarditis unter Clozapin und

▮ endokrine Nebenwirkungen wie Diabetes mellitus und der assoziierten Gewichtszunahme aufgrund einer Therapie mit Antipsychotika.

Good Clinical Practice

Berücksichtigung somatischer Erkrankungen

(144) Good Clinical Practice

Bei der Behandlung der Schizophrenie sollte eine besondere Sensibilität für somatische Erkrankungen vorhanden sein, eine adäquate Diagnostik somatischer Erkrankungen erfolgen und Überweisungen in somatische Fachabteilungen und Konsile nicht aufgrund psychischer Symptome verzögert werden. Für die medikamentöse Therapie somatischer Erkrankungen bei der Schizophrenie sind eine gute Kenntnis der Nebenwirkungen und Interaktionen der eingesetzten Medikamente wichtig.

C

Diabetes-Screening

(145) Empfehlungsgrad C

Bei der Therapiekontrolle im Rahmen der Behandlung der Schizophrenie, vor allem bei Therapie mit einem atypischen Antipsychotikum, sollte in regelmäßigen Abständen von maximal 1 Jahr, insbesondere jedoch während des ersten halben Jahres der Behandlung, bei allen Patienten ein Diabetes-Screening durchgeführt werden.

(146) Empfehlungsgrad C

Bei Behandlung mit Clozapin oder Olanzapin ist ein regelmäßiges Diabetes-Screening obligat.

C
Diabetes bei Clozapin und Olanzapin

(147) Empfehlungsgrad C

Bei Vorliegen eines Diabetes mellitus erfolgt eine Stufentherapie nach aktuellen evidenzbasierten Diabetes-Leitlinien. Außerdem sollte bei Antipsychotika-induziertem Diabetes eine Umstellung der antipsychotischen Therapie oder eine Dosisreduktion erwogen werden.

C
Vorgehen bei Diabetes

(148) Empfehlungsgrad C

Bei übergewichtigen Patienten sollte zu Therapiebeginn und im weiteren Verlauf eine Ernährungsberatung und -therapie mit dem Ziel einer hypokalorischen Kost und einer Anleitung zu vermehrter körperlicher Bewegung durchgeführt werden.

C
Vorgehen bei Übergewicht

(149) Empfehlungsgrad C

Bei kardial erkrankten Menschen sollten nur Psychopharmaka gegeben werden, die keine wesentlichen kardialen Nebenwirkungen wie z.B. eine ausgeprägte QT-Verlängerung aufweisen (z.B. Thioridazin, Ziprasidon u.a.), und solche, welche den Blutdruck nicht relevant senken.

Antipsychotika, welche die QT-Zeit verlängern können, sind vor allem Thioridazin und Ziprasidon; Antidepressiva, welche die QT-Zeit verlängern, sind vor allem trizyklische Substanzen.

C
Antipsychotika bei kardialen Erkrankungen

(150) Empfehlungsgrad C

Bei Auftreten einer behandlungsbedürftigen somatischen Erkrankung sollte, sofern keine Verschlechterung durch Nebenwirkungen psychotroper Medikamente zu erwarten sind, die psychopharmakologische Behandlung ohne Unterbrechung fortgesetzt werden.

C
Antipsychotische Therapie bei somatischen Erkrankungen

(151) Empfehlungsgrad C

Bei Patienten mit nachgewiesener Leberzirrhose sollte geprüft werden, ob die Dosierung der Antidepressiva und der Antipsychotika aufgrund der höheren Arzneimittelspiegel reduziert (ggf. halbiert) und bei Bedarf vorsichtig aufdosiert werden kann.

C
Dosisreduktion bei Leberzirrhose

7.6 | Schwangerschaft und Stillzeit

Die Rate an ungeplanten Schwangerschaften ist bei Frauen mit schizophrener Erkrankung im Vergleich zu altersentsprechenden Vergleichspopulationen erhöht [560]. Frauen mit einer schizophrenen Erkrankung haben ein höheres Risiko für Geburtskomplikationen, Frühgeburten und für die Geburt von Kindern mit niedrigem Körpergewicht. Diese Befunde können nur zum Teil mit einer Erhöhung der bekannten Risikofaktoren Rauchen, Alkoholkonsum, Drogenmissbrauch und niederem sozioökonomischen Status erklärt werden [561].

Aus mehreren Studien gibt es Hinweise, dass die Behandlung mit typischen Antipsychotika in der Schwangerschaft mit einer leicht erhöhten Rate an Fehlbildungen und einer Verringerung der Körpergröße und des Gewichts der Kinder verbunden sein kann [562–565]. Für Olanzapin gab es keine Hinweise auf erhöhte Risiken für Spontanaborte, Fehlgeburten oder Entwicklungsbeeinträchtigungen, allerdings scheint die Rate an Gestationsdiabetes und schwangerschaftsbedingter Hypertonie erhöht zu sein [566]. Auch Gewichtszunahmen und Hyperglykämien treten bei Clozapin- oder Olanzapinbehandlung in der Schwangerschaft häufiger auf [567]. Für andere Atypika gibt es kaum Studien. Die Gabe typischer Antipsychotika während der Stillzeit war in einzelnen Studien mit psychomotorischer Beeinträchtigung des Kindes verbunden [568]. Mit Ausnahme einzelner Studien zu Olanzapin, bei denen in einem Einzelfall unter Therapie Ikterus, Sedierung und kardiale Probleme beim Kind auftraten, gibt es keine validen Studien zur Auswirkung anderer Atypika während der Stillzeit.

Frauen mit Schizophrenie sind besonders in der Schwangerschaft einem erhöhten Risiko für Exazebationen ausgesetzt. Insbesondere das abrupte Absetzen von Antipsychotika ist mit einer Rezidivrate innerhalb der folgenden drei Monate verbunden [569]. Daher müssen Folgen einer Antipsychotika-Exposition für das ungeborene Kind gegenüber dem Risiko des Absetzens oder der Dosisreduktion von Antipsychotika abgewogen werden. Durch die psychotische Erkrankung und eine häufig damit einhergehende Schwächung des unterstützenden sozialen Netzes kann die Mutter-Kind-Beziehung beeinträchtigt werden. Daher sind die Optimierung der antipsychotischen Therapie in Schwangerschaft und Stillzeit, besondere Formen der Schwangeschaftserkennung und -betreuung und Familienplanungsmaßnahmen unter Einbindung des psychiatrischen Behandlungsnetzwerks von besonderer Bedeutung.

(152) Good Clinical Practice

Für Frauen mit chronischer Schizophrenie, die sich im reproduktiven Alter befinden, sollten Familienplanungs- und -beratungsmaßnahmen, Aufklärung über HIV-Übertragungswege und Informationen über die Früherkennung von Schwangerschaften angeboten und gegebenenfalls vom behandelnden Psychiater in die Wege geleitet werden.

Good Clinical Practice

Beratung von Frauen mit Schizophrenie

(153) Good Clinical Practice

Bei schwangeren Frauen mit Schizophrenie sollte eine aktive Beratung mit dem Ziel der Reduktion oder Vermeidung von Rauchen, Alkoholgenuss oder Drogenkonsum erfolgen. Die Stabilität der Familie und des sozialen Netzes sollte eingeschätzt und gegebenenfalls Unterstützungssysteme mobilisiert werden.

Good Clinical Practice

Risikofaktoren in der Schwangerschaft

(154) Empfehlungsgrad C

Die Behandlung mit psychotropen Medikamenten in der Schwangerschaft sollte auf Situationen beschränkt sein, bei denen die Folgen der medikamentös unbehandelten Erkrankung die möglichen Gefahren der kindlichen Medikamenten-Exposition überwiegen. Hierbei sollten die Schwere der Symptome, der bisherige Krankheitsverlauf und das soziale Netz berücksichtigt werden.

C

Psychotrope Medikation in der Schwangerschaft

(155) Empfehlungsgrad C

In der Schwangerschaft sollte generell die niedrigst mögliche Dosis von Antipsychotika, unter der eine psychische Stabilität erreichbar ist, verwendet werden.

C

Dosierung

(156) Empfehlungsgrad B

Ein abruptes Absetzen antipsychotischer Medikation bei Vorliegen einer Schwangerschaft sollte aufgrund der erhöhten Rezidivgefahr vermieden werden. Bei Entscheidung für ein Absetzen der antipsychotischen Therapie sollte schrittweise und kontrolliert reduziert werden.

B

Absetzen der Medikation

(157) Empfehlungsgrad C

Während der Schwangerschaft, insbesondere jedoch während des ersten Trimesters, sollten keine Phenothiazine gegeben werden.

C

Phenothiazine

C	**(158) Empfehlungsgrad C**
Gewichts-zunahme und Dia-betes	Aufgrund der erhöhten Gefahr von Gewichtszunahme und Diabetes und des erhöhten Anfalls- und Agranulozytose-Risikos bei Clozapin sollte, wenn möglich, eine Clozapintherapie in der Schwangerschaft vermieden werden.

C	**(159) Empfehlungsgrad C**
Stillen unter Antipsychotika	Aufgrund unzureichender Evidenz für eine Unbedenklichkeit kann Müttern, die Antipsychotika erhalten, nicht empfohlen werden, ihr Kind zu stillen.

7.7 | Geschlechtsspezifische Aspekte

▌ Besonderheiten des Krankheitsverlaufs und der Medikation bei Frauen

Die meisten epidemiologischen Studien zeigen, dass die Erkrankung Schizophrenie bei beiden Geschlechtern gleich häufig auftritt [570]. Weibliche Betroffene sind jedoch im Durchschnitt älter bei der ersten psychiatrischen Aufnahme und haben einen zweiten Erkrankungsgipfel nach der Menopause [571]. Typischerweise erkranken Frauen im Alter von 25 bis 29 Jahren, wohingegen das Ersterkrankungsalter bei Männern zwischen 20 und 24 liegt. Der Erkrankungsverlauf ist in der Regel günstiger als bei männlichen Betroffenen. Affektive Symptome wie Depression sind häufiger bei Frauen, wohingegen Negativsymptome wie Apathie, Affektverflachung und soialer Rückzug bei Männern ausgeprägter sein soll.

Diese Geschlechtsunterschiede wurden häufig auf eine mögliche protektive Wirkung des Hormons Östrogen auf die neuronale Entwicklung und auf dessen mögliche antidopaminerge Eigenschaften zurückgeführt [572]. Obgleich Östrogen-Wirkungen auf die Ausprägung der psychopathologischen Symptomatik nachgewiesen wurden, bleibt der Einfluss auf den Krankheitsverlauf unklar [573].

Die Östrogenhypothese ist bisher nicht bestätigt worden. Zudem bleibt unklar, ob Frauen häufig niedrigere Dosierungen von Antipsychotika erhalten, weil ihre Symptome mit weniger Medikation ausreichend behandelbar sind, oder ob ihnen aus anderen Gründen geringere Dosierungen verschrieben werden. Frauen mit schizophrener Ersterkrankung scheinen auf die antipsychotische Therapie besser anzusprechen als Männer [574], was sich neben der klinischen Beurteilung auch in neuroendokrinologischen Veränderungen (Prolaktin, Homovanillinsäure) darstellt [575]. Während des Menstruationszyklus und während hormoneller Umstellungen wie Schwangerschaft und Menopause sollte stets geprüft werden, ob eine Umstellung oder Dosisanpassung der antipsychotischen Medikation und anderen Psychopharmaka erforderlich ist.

▌ **Missbrauch bei Frauen mit Schizophrenie**

Frauen mit Schizophrenie sind einem erhöhten Risiko von sexuellem und anderem Missbrauch ausgesetzt [576]. Bei Hinweisen auf Missbrauch sollte eine adäquate Behandlung angeboten werden.

▌ **Zusammenfassung/Empfehlungen**

(160) Empfehlungsgrad B/C	B/C
Menstruationszyklus, Schwangerschaft, Postpartalperiode und Menopause führen zu hormonellen Umstellungen, die mit einer Veränderung der klinischen Symptomatik bei Frauen mit Schizophrenie einhergehen und eine Veränderung der Medikation und der Dosis erfordern können. Während dieser Zeit sollte die Entwicklung der klinischen Symptome besonders beobachtet werden. In der prä- und perimenstruellen Phase kann eine temporäre Erhöhung der Medikation, in der Mitte des Zyklus eine Dosiserniedrigung erforderlich sein.	Veränderung klinischer Symptome bei Frauen mit Schizophrenie

(161) Empfehlungsgrad C	C
Eine adjuvante Östrogentherapie bei postmenopausalen Frauen mit Schizophrenie sollte erwogen werden, wenn sie auch medizinisch inidziert ist, da hierdurch klinische Symptome gebessert werden, die Antipsychotika-Dosis erniedrigt und das Risiko für Spätdyskinesien vermindert werde kann.	Adjuvante Östrogentherapie

(162) Empfehlungsgrad C	C
Bei Frauen mit Schizophrenie sollte ein regelmäßiges Screening auf Brustkrebs erfolgen.	Brustkrebs-Screening

(163) Empfehlungsgrad C	C
Außerdem sollte eine regelmäßige Erfassung und Behandlung insbesondere folgender medikamentöser Nebenwirkungen stattfinden: Hyperprolaktinämie, Galaktorrhoe, andere Zyklusstörungen, sexuelle Dysfunktion, Libidoverlust, Dyslipidämie und Störungen des Glucose-Stoffwechsels.	Erfassung medikamentöser Nebenwirkungen

C Empfäng- nisver- hütung	**(164) Empfehlungsgrad C** Frauen mit Schizophrenie sollten regelmäßig über Methoden der Empfängnisverhütung informiert werden.

C Missbrauch	**(165) Empfehlungsgrad C** Frauen mit Schizophrenie sind einem erhöhten Risiko von sexuellem und anderem Missbrauch ausgesetzt. Bei Hinweisen auf Missbrauch sollte eine adäquate Behandlung abgeboten werden.

7.8 | Höheres Lebensalter

Im Alter sind aufgrund einer veränderten Pharmakokinetik und wegen häufiger somatischer Komorbidität Besonderheiten der Psychopharmakotherapie zu berücksichtigen. Es besteht eine geringere Inaktivierung von Medikamenten bei eingeschränktem First-Pass-Effekt, eine veränderte Verteilung im Sinne einer Abnahme des Körperwassers und Zunahme des Fettgewebeanteils, eine Abnahme der Eliminationshalbwertszeit, Zunahme des Verteilungsvolumens und eine Abnahme der Clearance. Außerdem reagiert das Zentralnervensystem im Alter in der Regel stärker auf psychotrope Medikamente. Häufige Folge ist eine deutlichere Sedierung durch Psychopharmaka.

C Pharmako- therapie im Alter	**(166) Empfehlungsgrad C** Bei alten Menschen mit Schizophrenie sollte die Zahl der eingesetzten Pharmaka so weit als möglich beschränkt werden.

C Nutzen- Risiko- Bewertung im Alter	**(167) Empfehlungsgrad C** Bei Schizophrenie im höheren Alter ist für jedes einzelne neu zu verordnende Medikament die Indikation und die mögliche Nutzen-Risiko-Bewertung kritisch zu hinterfragen.

C Niedrigere Erhaltungs- dosis im Alter	**(168) Empfehlungsgrad C** Da die Erhaltungsdosis psychotroper Medikamente im Alter häufig zu hoch ist, sollte bei Antidepressiva, Antipsychotika, Benzodiazepinen und Phasenprophylaktika in der Regel eine im Vergleich zur Standarddosis deutlich niedrigere Erhaltungsdosis – häufig die Hälfte der Standarddosis – zur Anwendung kommen.

(169) Good Clinical Practice

Im Interesse einer guten Compliance sollten im Alter die Behandlungsschemata möglichst einfach und verständlich gestaltet werden.

Good Clinical Practice

Einfache Behandlungsschemata im Alter

8 Kosten-Effektivität der Behandlung

∎ Kosten der Erkrankung

Kosten der Schizophrenie in Deutschland

Die Schizophrenie ist eine Erkrankung mit beträchtlichen persönlichen, aber auch volkswirtschaftlichen Auswirkungen. Die Schizophrenie ist die teuerste einzelne psychiatrische Erkrankung in Deutschland. In Querschnittuntersuchungen oder zeitlich eng begrenzten Längsschnittstudien errechneten sich durchschnittliche direkte Gesamtkosten der Schizophrenie in den 90er Jahren des 20. Jahrhunderts von etwa 14 000 EURO [22, 23]. Für primär stationär versorgte Patienten ergeben sich um ein Vielfaches höhere Behandlungskosten als für überwiegend ambulant betreute. Die in Geldwert umgerechneten Folgen der Schizophrenie (sogenannte indirekte Kosten) sind nochmals um mindestens das Doppelte höher. Hochrechnungen auf die Gesamtkosten, die in Deutschland für die medizinische und soziale Versorgung aller an Schizophrenie Erkrankten entstehen, sind äußerst problematisch, da die Verteilung auf die jeweiligen Versorgungseinrichtungen unklar ist, keine hochwertigen Längsschnittuntersuchungen vorliegen und in den letzten Jahren eine starke Reduktion der Verweildauern kostenträchtiger Krankennhausaufnehmen stattfand.

Kosten der Schizophrenie in Europa

Auf der Basis einer Prävalenz-Stichprobe von Menschen mit Schizophrenie in fünf verschiedenen Ländern im Rahmen der EPSILON-Studie (European Psychiatric Services: Inputs Linked to Outcome Domains and Needs) konnten für 1998 jährliche Behandlungskosten der Schizophrenie von durchschnittlich etwa 7500 EURO in Europa errechnet werden. Die Behandlungskosten, die sowohl stationäre als auch ambulante Behandlung als auch Tageszentren, Betreuung in der Gemeinde und Kosten betreuten Wohnens umfassten, variierten stark zwischen den Ländern [577]. Männliche Patienten hatten um 50% höhere Versorgungskosten, außerdem waren ein niedriges soziales Funktionsniveau und eine hohe Zahl psychiatrischer Voraufenthalte Prädiktoren für hohe Kosten. Die Kosten der Enthospitalisierung bzw. dezentralen gemeindepsychiatrischen Versorgung von Menschen mit Schizophrenie entsprechen etwa der Hälfte derjenigen einer Dauerunterbringung in einem psychiatrischen Krankenhaus, wobei in den letzten 30 Jahren die Ausgaben für Krankenhausaufenthalte abgenommen und diejenigen für betreute Wohnformen und ambulante Versorgung zugenommen haben [578].

▌ Kosten-Effektivität der Therapie

Mit Krankheitskostenstudien könne keinerlei Aussagen gemacht werden über eine sinnvolle Verwendung vorhandener Behandlungsressourcen. Mittels gesundheitsökonomischer Evaluationen (Kosten-Effektivitäts- oder Kosten-Nutzwert-Analysen) können hingegen unterschiedliche Interventionen bezüglich der Ergebnisse und Kosten verglichen werden. Entscheidend ist die Kostenperspektive, da die Kosten aus gesamtgesellschaftlicher Perspektive höher sind als aus Sicht der Krankenkassen. Zudem sind in Deutschland eine Reihe von unterschiedlichen Finanzierungsträgern an der medizinischen, sozialen und rehabilitativen Versorgung von Menschen mit Schizophrenie beteiligt.

Gesundheitsökonomische Evidenz ist zu wenigen Therapien verfügbar. Es gibt Hinweise, dass eine aufsuchende gemeindepsychiatrische Behandlung (*Assertive Community Treatment*) bei Menschen mit Schizophrenie, die häufige Krankenhausaufenthalte haben, zu deutlich geringeren Kosten im Vergleich zur Standardbehandlung führt [579]. Die Kosten-Effektivität einzelner Versorgungssysteme in Deutschland im Vergleich zu anderen bleibt jedoch unklar, so lange keine vergleichenden Studien vorliegen.

Gesundheitsökonomische Studien und Reviews weisen darauf hin, dass es sowohl Vorteile im Bereich der Wirksamkeit als auch der Kosten für atypische Antipsychotika im Vergleich zu typischen Antipsychotika geben könne. Die Ergebnisse sind jedoch uneinheitlich und gelten lediglich für die Akuttherapie. Es sind kaum Kostenunterschiede bei der Erhaltungstherapie erkennbar. Die Studien demonstrierten, dass alle positiven Kostenwirkungen der Atypika auf einer möglichen Reduktion stationärer Aufnahmen beruhten. Es erscheint schwierig, nachzuweisen, dass Reduktionen in der stationären Einweisungsquote bei Atypika-Behandlung und damit verbundene mögliche niedrigere Kosten tatsächlich auf die Verschreibung der Atypika zurückgehen und nicht Folge veränderter Gesundheitspolitik sind. Eine neuere methodisch hochwertige Studie aus den USA [580] wies darauf hin, dass Olanzapin lediglich bei einigen Outcomeparametern (kognitive Funktionen und Akathisie) dem niedrig dosierten Haloperidol überlegen ist, insgesamt jedoch mit höheren Kosten verbunden war.

Insgesamt gibt es keine validen gesundheitsökonomischen Daten zur Kosten-Effektivität der Atypika im deutschsprachigen Raum. Ergebnisse aus anderen Ländern, insbesondere den USA können nicht ohne weiteres übernommen werden, da die Rahmenbedingungen des Gesundheitssystems, Preise und Gebühren

Gesundheitsökonomische Evaluationen

Gesundheitsökonomische Evaluation zu atypischen Antipsychotika

deutlich voneinander abweichen und eine Nicht-Berücksichtigung dieser Unterschiede zu verzerrten Ergebnisse führen kann. Je geringer die stationären Verweildauern bei Menschen mit Schizophrenie sind, d.h. desto weniger sie durch eine Behandlung mit neueren Substanzen verringert werden können, desto weniger ist mit Einsparpotenzialen durch eine Therapie mit Atypika im Vergleich zu typischen Antipsychotika zu rechnen. Es ist derzeit nicht möglich, Schlussfolgerungen zu ziehen, ob die zusätzlichen Kosten und die überlegene Wirsamkeit atypischer Antipsychotika eine sinnvolle Investition darstellen.

Es ist ebenso schwierig, Schlussfolgerungen bezüglich der relativen Kosten-Effektivität verschiedener Atypika bei der Akutbehandlung der Schizophrenie zu ziehen, da Daten fehlen oder widersprüchlich sind.

Good Clinical Practice

Gesundheitsökonomische Evidenz zu Atypika

(170) Good Clinical Practice
Aufgrund der vorliegenden gesundheitsökonomischen Evidenz können keine validen Schlussfolgerungen zur Therapie mit Atypika gegeben werden. Während ältere Studien deutliche Einsparpotentiale durch eine Therapie mit Atypika im Vergleich zu typischen Antipsychotika insbesondere über eine Reduktion der stationären Wiedereinweisungsrate zeigen konnten, wurde dies in etlichen neueren Studien nicht mehr repliziert. Weitere Studien zur vergleichenden Kosten-Effektivität der Behandlung mit Atypika in Deutschland und Europa sind notwendig.

C. Kurzversion

1 Allgemeine Grundlagen

■ Inhalt und Ziel der Behandlungsleitlinie Schizophrenie

Inhalt dieser evidenz- und konsensbasierten Praxis-Leitlinie ist die Diagnostik und Therapie der Schizophrenie (ICD-10: F20). Ziel ist es, den mit der Schizophrenie-Behandlung befassten Ärzten, Psychologen, Pflegekräften, Sozialarbeiter, Ergotherapeuten und sonstigen im medizinisch-psychiatrischen Umfeld Tätigen eine systematisch entwickelte Hilfe zur Entscheidungsfindung in bestimmten Situationen zu bieten und hierzu die wissenschaftlich fundierten Behandlungsverfahren dazustellen und zu bewerten. Durch Empfehlungen für eine optimierte phasenspezifische Therapie sollen die Behandlungsqualität verbessert, die Anwendung von wirksamen Verfahren gefördert und die von kaum oder nicht wirksamen Verfahren verringert werden.

Leitlinien können den Behandler allerdings nicht davon entbinden, seine Entscheidung in der Diagnostik und Therapie unter spezieller Berücksichtigung der beim individuellen Patienten vorliegenden Gegebenheiten und der verfügbaren Ressourcen im Einzelfall zu treffen.

■ Klinisches Erscheinungsbild

Die Schizophrenie ist durch ein charakteristisches Störungsmuster verschiedener psychischer Bereiche wie Wahrnehmung, Denken, Ichfunktionen, Affektivität, Antrieb und Psychomotorik gekennzeichnet. Bezeichnend sind einerseits episodisch auftretende akute psychotische Zustände und andererseits chronische Beeinträchtigungen mit persistierenden positiven (z.B. Wahn, Halluzinationen) und/oder negativen Symptomen (z.B. Affektverflachung, Antriebsminderung, sozialer Rückzug). Zumeist gehen chronische Krankheitsverläufe mit kognitiven und sozialen Beeinträchtigungen einher. Diese Einschränkungen können jedoch auch schon zu Beginn der Erkrankung vorhanden sein oder den ersten positiven Symptomen vorausgehen.

■ Epidemiologie

Die Lebenszeitprävalenz, d.h. das Risiko einer bestimmten Person, im Laufe des Lebens mindestens einmal an Schizophrenie zu erkranken, liegt abhängig von der Enge oder Weite der Definition der Krankheitsdiagnose, aber auch von der Lebenserwartung der Bevölkerung weltweit zwischen 0,5 bis 1,6%. Die Erkrankung tritt bevorzugt zwischen dem 15. und dem 35. Lebensjahr auf. Männer erkranken etwa 3–4 Jahre früher als Frauen, aber das Lebenszeitrisiko zwischen den Geschlechtern ist insgesamt gleich. Zu der niedrigeren Lebenserwartung der schizophrenen Patienten tragen eine erhöhte Rate an Suiziden und Unfällen mit Todesfolge sowie eine erhöhte Rate an körperlichen Krankheiten wie z. B. an kardiovaskulären und respiratorischen Erkrankungen bei.

▌ Verlauf und Prognose

Dem Vollbild der Erkrankung geht in rund drei Viertel aller Erkrankungsfälle ein bis zu mehreren Jahre dauerndes **Vorstadium (initiale Prodromalphase)** voraus, welches durch uncharakteristische Störungen im Bereich von Kognition, Affekt und sozialem Verhalten gekennzeichnet ist. Nach Krankheitsbeginn kommt es unter der Behandlung meist rasch zum Abklingen der ersten psychotischen Episode. Bei etwa 20% der Erkrankten ist damit eine volle Wiederherstellung der psychischen Gesundheit verbunden. Bei den übrigen 80% kommt es zu einer Remission von unterschiedlicher Qualität, von Symptomfreiheit einerseits bis hin zu einem erheblichen Maß kognitiver und sozialer Behinderung andererseits. Prognostische Faktoren, die den Verlauf der Schizophrenie ungünstig beeinflussen, sind eine familiäre Vorbelastung, d. h. psychische Erkrankungen in der Familie, männliches Geschlecht, eine lange Prodromalphase bzw. ein verzögerter Krankheitsbeginn, kognitive Dysfunktion, niedrige prämorbide Intelligenz (IQ) und Negativsymptomatik, eine schlechte prämorbide soziale Anpassung und eine fehlende stabile Partnerschaft, psychosozialer Stress und ein belastendes familiäres Klima (High-EE), Geburtskomplikationen sowie ethnischer Minderheitenstatus oder -ursprung.

▌ Ätiopathogenetisches Grundkonzept

Das „Vulnerabilitäts-Stress-Coping-Modell" ist das zurzeit am besten akzeptierte ätiopathogenetische Modell der Schizophrenie, welches neurobiologische, psychologische und soziale Faktoren berücksichtigt. Es geht von einer permanent, d. h. auch im interepisodischen Intervall vorhandenen subklinischen – neuropsychologisch und psychophysiologisch nachweisbaren – Vulnerabilität i. S. einer Disposition für die Manifestation einer Schizophrenie aus, deren Ursache in genetischen und/oder nicht-genetischen Einflüssen (z. B. Geburtskomplikationen) gesehen wird. Hypothetische endogene und exogene Stressoren biologischer und psychosozialer Natur, die mit dem in seiner Verarbeitungskapazität reduzierten System interagieren, führen bei nicht ausreichenden Bewältigungsmöglichkeiten (Coping) zu dessen passagerem Funktionsversagen mit der klinischen Konsequenz akuter psychotischer Symptomatik. Neurobiochemisch findet dieser Zustand seinen Ausdruck u. a. in einer Überaktivität des mesolimbischen dopaminergen Systems.

▌ Kosten der Erkrankung

Die Schizophrenie ist einer der teuersten psychiatrischen Erkrankungen in Deutschland, wobei etwa 30% der Behandlungskosten bereits im ersten Jahr entstehen. Die direkten und indirekten Kosten sind denen somatischer Volkskrankheiten vergleichbar oder liegen sogar noch darüber.

2 Diagnostik und Klassifikation

▌ Klinische Diagnostik

(1) Good Clinical Practice.
Die Diagnose Schizophrenie sollte anhand operationalisierter Kriterien erfolgen. International anerkannte diagnostische Definitionen liegen operationalisiert in zwei Diagnosemanualen vor (DSM IV oder ICD-10). In Deutschland ist in der medizinischen Versorgung die ICD-10 verbindlich.

Die **Leitsymptome nach ICD-10** für Schizophrenie sind:
1. Gedankenlautwerden, -eingebung, -entzug, -ausbreitung.
2. Kontroll- oder Beeinflussungswahn; Gefühl des Gemachten bzgl. Körperbewegungen, Gedanken, Tätigkeiten oder Empfindungen; Wahnwahrnehmungen.
3. Kommentierende oder dialogische Stimmen.
4. Anhaltender, kulturell unangemessener oder völlig unrealistischer Wahn (bizarrer Wahn).
5. Anhaltende Halluzinationen jeder Sinnesmodalität.
6. Gedankenabreißen oder -einschiebungen in den Gedankenfluss.
7. Katatone Symptome wie Erregung, Haltungsstereotypien, Negativismus oder Stupor.
8. Negative Symptome wie auffällige Apathie, Sprachverarmung, verflachter oder inadäquater Affekte.

Erforderlich für die Diagnose Schizophrenie ist **mindestens ein eindeutiges Symptom** (zwei oder mehr, wenn weniger eindeutig) der **Gruppen 1–4** oder **mindestens zwei Symptome** der **Gruppen 5–8.** Diese Symptome müssen fast ständig während **eines Monats oder länger** deutlich vorhanden gewesen sein. Bei eindeutiger Gehirnerkrankung, während einer Intoxikation oder während eines Entzuges soll keine Schizophrenie diagnostiziert werden.

Die Differentialdiagnose einer schizophrenen Psychose muss zu nicht organischen psychotischen Störungen (schizotype Störungen, induzierte wahnhafte Störung, anhaltende wahnhafte Störung, vorübergehende akute psychotische Störung oder schizoaffektive Störung) sowie organisch bedingten bzw. substanzinduzierten psychischen Störungen erfolgen. 2 bis 5% aller akuten Schizophrenien liegt eine andersartige primäre oder sekundäre Gehirnerkrankung zugrunde.

▌ Zusatzdiagnostik

Zur Sicherung der Diagnose und zum Ausschluss von Begleiterkrankungen sollte eine ausführliche Zusatzdiagnostik erfolgen.

(2) Good Clinical Practice.
Bei einer **Erstmanifestation der Schizophrenie** sollte in jedem Fall mindestens durchgeführt werden:
▌ Eine komplette körperliche und neurologische Untersuchung, ggf. mit testpsychologischer Untersuchung in den Bereichen Exekutivfunktionen, Gedächtnisleistungen und Aufmerksamkeit
▌ ein Blutbild und Differentialblutbild
▌ die Bestimmung des C-reaktiven Proteins
▌ Leberwerte
▌ Nierenwerte
▌ TSH
▌ Drogen-Screening
▌ eine orientierende strukturelle Bildgebung des Gehirns (CT/MRT).

Ein raumfordernder oder entzündlicher Prozess muss ausgeschlossen werden.
Bei entsprechendem Verdacht sollte ein HIV-Test, eine Lues-Serologie, eine Untersuchung des Liquor cerebrospinalis, ein EEG, ein EKG, eine Röntgen-Thorax-Untersuchung oder eine spezielle weiterführende bildgebende Diagnostik mittels zerebralem CT oder MRT erfolgen.
Bei einer **Wiedererkrankung** sollten
▌ neben der Erhebung eines gründlichen körperlichen Untersuchungsbefundes einschließlich des Körpergewichtes und
▌ eines Routinelabors
▌ alle pathologischen Vorbefunde
überprüft werden.

3 Allgemeine Therapie

Allgemeine Behandlungsprinzipien

▌ Gesamtbehandlungsplan und multiprofessionelle Therapie

(3) Good Clinical Practice.

Behandlungsziel ist der von Krankheitssymptomen weitgehend freie, zu selbstbestimmter Lebensführung fähige, therapeutische Maßnahmen in Kenntnis von Nutzen und Risiken abwägende Patient. Hierfür ist die Erstellung eines Gesamtbehandlungsplanes unter Partizipation der Betroffenen und aller am Behandlungsprozess Beteiligten, eine Zusammenarbeit mit Angehörigen, die Koordination und Kooperation der Behandlungsinstitutionen und der Einbezug des nichtprofessionellen Hilfe- und Selbsthilfesystems notwendig. Alle Behandlungsschritte sollten in diesen Gesamtbehandlungsplan integriert werden sowie individuell und phasenspezifisch im Rahmen einer multiprofessionellen und möglichst wohnortnahen Behandlung abgestimmt werden.

Eine Erleichterung des Zugangs zum Hilfesystem für die Betroffenen sowie eine Ressourcenkoordination im psychiatrisch-psychotherapeutischen und allgemeinen Gesundheitswesen ist notwendig.

▌ Phasenspezifische Behandlungsziele

(4) Good Clinical Practice.

Die **Therapieziele in der Akutphase** sind:

▮ Etablierung einer therapeutischen Beziehung
▮ Aufklärung über Krankheits- und Behandlungskonzepte
▮ Beseitigung oder Verminderung der Krankheitserscheinungen und der krankheitsbedingten Beeinträchtigung
▮ Verhinderung und Behandlung von Selbst- und Fremdgefährdung
▮ Einbeziehung von Angehörigen, Bezugspersonen und anderen Beteiligten im Einvernehmen mit den Betroffenen
▮ Verhinderung oder Verminderung sozialer Folgen der Erkrankung
▮ Motivation zur Selbsthilfe
▮ Vorbereitung der postakuten Stabilisierungsphase durch Einleitung rehabilitativer Maßnahmen

Die **Therapieziele in der postakuten Stabilisierungsphase** sind:
▌ Festigung der therapeutischen Beziehung
▌ Stabilisierung bei Remission und Abklingen der psychischen Symptome
▌ Behandlung kognitiver und sozialer Defizite sowie weiterer Negativsymptomatik
▌ Förderung von Partizipation, Krankheitseinsicht und Compliance
▌ Intensivierte Aufklärung über Krankheits- und Behandlungskonzepte
▌ Verstärkte Einbeziehung der Angehörigen und Bezugspersonen in Aufklärung, Rückfallprävention und Behandlung im Einvernehmen mit den Betroffenen
▌ Früherkennung drohender Rückfälle
▌ Entwicklung individueller Coping-Strategien
▌ Harmonisierung von Konflikten in der Familie und Umwelt
▌ Verständniserarbeitung der individuellen Bedeutung der Erkrankung (Sinngebung)
▌ Stabilisierung und Erweiterung sozialer Kontakte
▌ Vorbereitung und Weiterführung rehabilitativer Maßnahmen
▌ Motivation zur Selbsthilfe

Die **Therapieziele in der Remissionsphase** sind:
▌ Aufrechthaltung der therapeutischen Beziehung
▌ Ggf. Symptomsuppression
▌ Förderung sozialer Integration
▌ Rückfallprophylaxe, -früherkennung und -frühintervention
▌ Suizidprophylaxe
▌ Verbesserung der Lebensqualität
▌ Berufliche Rehabilitation
▌ Motivation zur Selbsthilfe

4 Pharmakologische und andere somatische Behandlungsverfahren

4.1 | Pharmakotherapie: Allgemeines

(5) Good Clinical Practice.
Die Pharmakotherapie sollte in ein Gesamtbehandlungskonzept unter Einschluss allgemeiner und spezieller psychotherapeutischer, soziotherapeutischer und ergotherapeutischer Maßnahmen und psychiatrischer Behandlungspflege in Abhängigkeit von einer differentiellen Indikation eingebettet sein.

(6) Good Clinical Practice.
Zu Beginn einer Pharmakotherapie muss eine Aufklärung des Patienten über Wirkungen sowie Nebenwirkungen der Medikamente erfolgen und der Patient sollte in den therapeutischen Entscheidungsprozess miteinbezogen werden.

(7) Good Clinical Practice.
Bei Festlegung der Pharmakotherapie sollte diese auf das **klinische Zielsyndrom** abgestimmt werden. Dabei sollen auch folgende Faktoren Berücksichtigung finden:
- Früheres Ansprechen auf medikamentöse Therapie
- Nebenwirkungserfahrungen
- Applikationsform und Dosierung
- Begleitmedikation und medikamentöse Interaktionen
- Patientenpräferenzen
- Individuelles Risikoprofil

Antipsychotika. Vor Beginn einer antipsychotischen Pharmakotherapie sollte eine laborchemische Routineuntersuchung durchgeführt werden, falls diese nicht ohnehin im Rahmen des diagnostischen Prozesses bereits erfolgt ist. Die Laboruntersuchung (Blutentnahme) soll dazu dienen, individuelle Risiken der Pharmakotherapie abzuschätzen und muss obligat hierzu die Bestimmung der Leberenzyme, des Blutbildes, des Nüchternblutzuckers, der Blutfette und der Nierenretentionswerte enthalten.

Die *kurzfristige* Wirksamkeit antipsychotischer Medikation wird anhand der Verbesserung der Psychopathologie (Positiv-, Negativ-, affektive, kognitive und allgemeine Symptome) im Rahmen einer 6- bis 12-wöchigen Medikationsphase beurteilt. Die *langfristige* Wirksamkeit wird anhand der Rezidivraten (gelegentlich auch der stationären Wiederaufnahmeraten) sowie der Persistenz von Symptomen, der sozialen Funktionsfähigkeit oder der Lebensqualität beurteilt.

▌ Art der Applikation und Dosierung

Individuelle Reaktionsmuster und unerwünschte Begleitwirkungen der Antipsychotika erfordern ein hinsichtlich Substanzwahl, Kombination, Begleitmedikation, Applikation und Dosierung differenziertes Vorgehen.

Die Dosierung der Antipsychotika ist grundsätzlich so niedrig wie möglich zu wählen. Hochdosierungen sind Standarddosierungen nicht überlegen. Eine optimale Dosierung ist dann anzunehmen, wenn eine gute Wirkung auf das gesamte Spektrum der psychotischen Symptome mit differenziellem Schwerpunkt in der jeweiligen Krankheitsphase bei geringen Nebenwirkungen erreicht wird.

▌ Relative Kontraindikationen und Nebenwirkungen

Relative Kontraindikationen für den Einsatz von Antipsychotika sind – je nach Substanzgruppen mit unterschiedlicher Gewichtung – akute Intoxikationen durch zentral wirksame Substanzen, Engwinkelglaukom, Pylorusstenose, Prostatahypertrophie, kardiale Vorschädigung, Leber- und Nierenvorschädigungen, Leukopenie, prolaktinabhängige Tumoren, schwere Hypotonie, hirnorganische Erkrankungen, Epilepsie, Schädigung des extrapyramidal-motorischen Systems, anamnestisch malignes neuroleptisches Syndrom. In jedem Fall muss bei der Substanzwahl eine Nutzen-Risiko-Abwägung unter Berücksichtigung des substanzspezifischen Nebenwirkungsprofils erfolgen.

▌ Benzodiazepine. Benzodiazepine werden häufig adjuvant zur antipsychotischen Therapie verwendet. Als Monotherapie haben sie im Vergleich zu Antipsychotika geringere antipsychotische Wirksamkeit, können jedoch neben Angst und Agitiertheit auch Positivsymptome günstig beeinflussen. In der Regel kommen Benzodiazepine zeitlich limitiert adjuvant zur neuroleptischen Pharmakotherapie zur Anwendung. Besondere Anwendungsbereiche sind neben psychotisch-agitierter und ängstlicher Symptomatik katatone Symptome, Akathisie und belastende Schlafstörungen bei der Schizophrenie. Häufig verwendete Benzodiazepine sind Lorazepam, Diazepam und Clonazepam. Nebenwirkungen sind Sedierung, Ataxie, kognitive Beeinträchtigung und eine paradoxe Enthemmung bei einigen Patienten. Benzodiazepine haben, insbesondere bei längerer Gabe, ein Abhängigkeitspotenzial.

▌ Antikonvulsiva und Lithium. Lithium und Antikonvulsiva wie Carbamazepin, Valproinsäure und Lamotrigin werden lediglich adjuvant zur antipsychotischen Medikation gegeben. Sie sind insbesondere für bestimmte Subgruppen für Patienten indiziert. Für Lithium gibt es, neben den positiven Effekten auf affektive Symptome, Hinweise, dass adjuvant zur antipsychotischen Therapie bei Behandlungsresistenz eine Wirkung zu erzielen ist, die Studienergebnisse sind jedoch nicht konsistent.

▌ Antidepressiva. Antidepressiva verschiedener Klassen wie selektive Serotonin-Wiederaufnahmehemmer (SSRI) oder trizyklische Antidepressiva werden zur Behandlung depressiver Symptome bei der Schizophrenie verwendet. Sie werden adjuvant zur antipsychotischen Therapie verwendet und können auch bei residualen Negativsymptomen, Zwangs- und Angstsymptomen wirksam sein.

4.2 | Andere somatische Verfahren

∎ Elektrokrampftherapie (EKT)

Die Elektrokrampftherapie (EKT) beruht im Wesentlichen darauf, dass in Narkose und unter Muskelrelaxation durch eine kurze elektrische Reizung des Gehirns ein generalisierter Krampfanfall ausgelöst wird. Der genaue Wirkmechanismus ist noch nicht geklärt. Nach heutigem Kenntnisstand ist die Wirkung auf neurochemische Veränderungen verschiedener Neurotransmittersysteme zurückzuführen.

(8) Empfehlungsstärke C
Eine Elektrokrampftherapie (EKT) gehört bei der perniziösen Katatonie zu den Therapieoptionen der ersten Wahl. Bei eindeutiger medikamentöser Behandlungsresistenz nach adäquater Therapie in ausreichender Dosis und Zeitdauer ist der Einsatz der EKT im Einzelfall gerechtfertigt.

∎ Repetitive transkranielle Magnetstimulation (rTMS)

Die transkranielle Magnetstimulation (TMS) stellt ein seit Mitte der 80er Jahre bekanntes Verfahren dar, mit dem durch die Applikation eines Magnetfeldes nicht-invasiv durch die Schädelkalotte kortikale Hirnareale elektrisch erregt werden können. Bei Reizung der motorischen Rinde kann so ein ableitbares Muskelantwortpotenzial (MEP) mit sichtbarer Muskelzuckung erzeugt werden.

(9) Empfehlungsstärke C.
Die Anwendung der rTMS in der Schizophreniebehandlung ist aufgrund noch unzureichender Evidenz zur Wirksamkeit außerhalb von Studien nicht zu empfehlen. Das Verfahren ist derzeit noch nicht zugelassen und sollte nur in Ausnahmefällen als individueller Heilversuch erfolgen.

4.3 | Phasenspezifische Therapie

4.3.1 Akutphase

∎ Allgemeines

(10) Good Clinical Practice.
Während der Akutphase sollte in angemessenen Abständen eine Überprüfung und Dokumentation des psychopathologischen Befundes erfolgen, so dass eine

Eigen- und Fremdgefährdung rechtzeitig erkannt wird und eine Beurteilung des Ansprechens auf die Therapie möglich ist.

Erstmanifestation

Patienten mit einer schizophrenen Erstmanifestation zeigen im Durchschnitt im Vergleich zu mehrfach Erkrankten
▌ eine höhere Ansprechrate auf die antipsychotische Pharmakotherapie
▌ niedrigere Rückfallraten während der Erhaltungstherapie
▌ ein Ansprechen bereits auf eine niedrigere antipsychotische Dosierung und
▌ eine höhere Empfindlichkeit für unerwünschte Arzneimittelwirkungen, insbesondere für extrapyramidal-motorische Störungen.

(11) Empfehlungsgrad C.
Im Falle einer Ersterkrankung sollte eine frühestmögliche antipsychotische Behandlung bei den ersten akuten Symptomen einer Schizophrenie erfolgen, ein geringes Zuwarten bei notwendiger diagnostischer Klärung unter einer Bedarfsmedikation mit Benzodiazepinen ist jedoch gerechtfertigt.

(12) Empfehlungsgrad B.
Bei schizophrenen Ersterkrankungen sollten aufgrund der gegenüber den typischen Antipsychotika zumindest vergleichbaren Wirkung auf die Positivsymptomatik, Hinweisen auf eine überlegene Wirksamkeit bezüglich der Negativsymptomatik und geringerer dosisabhängiger extrapyramidal-motorischer Nebenwirkungen in erster Linie Atypika eingesetzt werden. Allerdings müssen hierbei die substanzspezifischen Nebenwirkungen berücksichtigt werden.

(13) Empfehlungsgrad C.
Bei schizophrenen Ersterkrankungen sollten Antipsychotika im Hinblick auf die Nebenwirkungen möglichst niedrig dosiert werden.

Pharmakotherapie bei Wiedererkrankung

Bei einer akuten Wiedererkrankung, also eines akuten schizophrenen Rezidivs, sollte nach den möglichen Ursachen gesucht werden. So ist die medikamentöse Compliance oder Therapieadhärenz zu evaluieren und der Rückfall dazu in Bezug zu setzen.

(14) Empfehlungsgrad C.
Die Pharmakotherapie sollte bei einer akuten Exazerbation wegen des oft bestehenden hohen Leidensdrucks mit dem Risiko einer Eigen- oder Fremdgefährdung so rasch wie möglich ohne langes Zuwarten wieder aufgenommen oder intensiviert werden.

Auswahl der Medikation

(15) Empfehlungsgrad A.
Zur Behandlung der akuten schizophrenen Episode sollten Antipsychotika als Mittel der Wahl eingesetzt werden.

(16) Empfehlungsgrad A.
Bei der Behandlung der akuten schizophrenen Episode stellen atypische Antipsychotika aufgrund der geringeren Rate an extrapyramidal-motorischen Störungen bei vergleichbarer Wirksamkeit gegenüber konventionellen Antipsychotika Medikamente der ersten Wahl dar, falls nicht der Patient selbst konventionelle Antipsychotika präferiert oder er darauf bereits ohne relevante Nebenwirkungen remittierte.

(17) Empfehlungsgrad A.
Wenn die Entscheidung für eine Behandlung mit typischen Antipsychotika in der Akuttherapie der Schizophrenie getroffen ist, sollten in erster Linie *Haloperidol, Flupentixol, Fluphenazin oder Perazin* verwendet werden, da u.a. hierfür eine qualitativ hochwertige Evidenz vorliegt.

(18) Empfehlungsgrad C.
Eine Monotherapie mit einem Antipsychotikum ist bei der Therapie der akuten schizophrenen Episode ist zu bevorzugen.

(19) Empfehlungsgrad C.
Bei krankhafter Erregung, Angst und innerer Unruhe empfiehlt sich die zeitlich befristete Kombination mit Benzodiazepinen (z.B. Lorazepam) nach den geltenden Bestimmungen.

Beibehalten konventioneller Antipsychotika

(20) Empfehlungsgrad C.
Wenn unter einem konventionellen Antipsychotikum eine gute Kontrolle der Symptome erreicht wurde und eine gute Verträglichkeit und Akzeptanz seitens des Patienten besteht, sollte nicht ohne Veranlassung auf ein atypisches Antipsychotikum umgestellt werden. In jedem Fall sollte der Betroffene jedoch auf das erhöhte Risiko von Spätdyskinesien hingewiesen werden.

Umstellung bei mangelnder Wirksamkeit

(21) Empfehlungsgrad C.
Eine Umstellung der antipsychotischen Pharmakotherapie oder Erhöhung über den empfohlenen Dosisbereich hinaus aufgrund einer nicht ausreichenden Wirkung sollte frühestens nach 2–4 Wochen vorgenommen werden.

Applikationsform des Antipsychotikums

(22) Empfehlungsgrad C.
Es sollte bei kooperativen Patienten die orale Applikationsform als am wenigsten invasive Maßnahme gewählt werden, da dadurch bei ähnlich guter Wirksamkeit die Patientenautonomie am besten gewährleistet wird, es sei denn, es besteht der Patientenwunsch nach einer anderen Darreichungsform.

Dosierung konventioneller Antipsychotika

(23) Empfehlungsgrad C.
Die Dosierung der konventionellen Antipsychotika zur Behandlung der akuten schizophrenen Episode sollte im Bereich von 300 bis maximal 1000 mg/d Chlorpromazin-Äquivalenten (CPZ) liegen. Hierbei sollte die niedrigste wirksame Dosis gewählt werden.

Dosierung von Haloperidol

(24) Empfehlungsgrad A.
Die Dosierung des konventionellen Antipsychotikums Haloperidol in der Behandlung der akuten schizophrenen Episode sollte, wenn möglich, nicht mehr als 10 mg/d betragen, da bei vergleichbarer Wirksamkeit oberhalb dieser Dosierung das Risiko von EPS erhöht ist.

Kombination von Antipsychotika mit Carbamazepin oder Valpronsäure

(25) Empfehlungsgrad B.
Eine Kombination von Antipsychotika mit Carbamazepin zur Behandlung der Positivsymptomatik kann nicht empfohlen werden, für die Kombinationstherapie mit Valproinsäure oder Lithium gibt es nur begrenzte Hinweise für eine bessere Wirksamkeit.

Differentielle Wahl und Dosierung des Antipsychotikums

(26) Empfehlungsgrad B.
Bei vorherrschender Negativsymptomatik sollten als Medikamente der ersten Wahl atypische Antipsychotika mit erwiesener Wirkung auf Negativsymptome eingesetzt werden.

(27) Empfehlungsgrad A.
Zur Behandlung kognitiver Beeinträchtigungen sollten atypische Antipsychotika bevorzugt eingesetzt werden.

Tabelle 4.1. Empfohlene Dosierung (oral) der Antipsychotika in der Akuttherapie

Substanz	Empfohlene Startdosis (mg/d)	DI[1]	Zieldosis Ersterkrankte (mg/d)	Zieldosis Mehrfach-erkrankte (mg/d)	Höchste empfohlene Dosis (mg/d)[2]
Atypika					
▌ Amisulprid	200	(1)–2	100–300	400–800	1200
▌ Aripiprazol	(10)–15	1	15–(30)	15–30	30
▌ Clozapin[3]	25	2–(4)	100–250	200–450	900
▌ Olanzapin	5–10	1	5–15	5–20	20
▌ Quetiapin	50	2	300–600	400–750	750
▌ Risperidon	2	1–2	1–4	3–6–(10)	16
▌ Ziprasidon	40	2	40–80	80–160	160
Konventionelle Antipsychotika					
▌ Fluphenazin	0,4–10	2–3	2,4–10	10–20	20–(40)
▌ Flupentixol	2–10	1–3	2–10	10–60	60
▌ Haloperidol	1–10	(1)–2	1–4	3–15	100
▌ Perazin	50–150	1–2	100–300	200–600	1000
▌ Perphenazin	4–24	1–3	6–36	12–42	56
▌ Pimozid	1–4	2	1–4	2–12	16
▌ Zotepin	25–50	2–(4)	50–150	75–150	450
▌ Zuclopenthixol	2–50	1–3	2–10	25–50	75

[1] DI (Dosierungsintervall): Empfohlene Verteilung der genannten Gesamtdosis über den Tag – Ein Zeitpunkt = 1, Zwei Zeitpunkte = 2 usw., Höchstdosierungen müssen ggf. auf mehrere Zeitpunkte verteilt werden.
[2] Höchste zugelassene Dosis nach Angaben der Fachinformationen. Insbesondere bei den neueren Antipsychotika werden jedoch auch in der klinischen Praxis oft höhere Dosierungen verwendet („off-label-use") und positive Erfahrungen damit (kasuistisch) berichtet.
[3] Clozapin wird üblicherweise nicht zur Behandlung von Ersterkrankungen eingesetzt.

Benzodiazepine für Katatonie

(28) Empfehlungsgrad B.
Bei kataboner Symptomatik oder katatoner Schizophrenie sollten zeitlich begrenzt Benzodiazepine (in Kombination mit Antipsychotika) gegeben werden.

Antipsychotische Monotherapie

(29) Empfehlungsgrad C.
Eine Kombinationsbehandlung im Sinne einer gleichzeitigen Gabe mehrerer Antipsychotika ist mit Ausnahme der Therapieresistenz, nicht zu empfehlen.

4.3.2 Langzeitbehandlung/Rezidivprophylaxe

Ein wesentliches Ziel der antipsychotischen Langzeit- oder Erhaltungstherapie ist neben der Symptomsuppression die Verhinderung von Rezidiven. Hierbei sollte die Kombination einer medikamentösen Langzeitbehandlung mit psycho- und soziotherapeutischen Verfahren angestrebt werden, da die Rückfallrate weiter reduziert wird und der Krankheitsverlauf weiter verbessert werden kann.

Etwa 20% derjenigen Patienten, die eine erste psychotische Episode erleben, zeigen im Verlauf keine erneuten psychotischen Symptome mehr. Bisher existieren jedoch keine prognostischen Prädiktoren für medikamentös unbehandelt günstige Verläufe oder Faktoren, die eine solide Abschätzung des Ansprechens auf die pharmakologische Therapie ermöglichen.

Rezidivprophylaktische Wirksamkeit konventioneller und atypischer Antipsychotika

(30) Good Clinical Practice.
Für die meisten Menschen mit gesicherter Schizophrenie ist die Gabe von antipsychotischen Medikamenten über die Akutphase hinaus indiziert. Hierbei muss zwischen einer Rezidivprophylaxe und einer symptomsuppressiven Therapie unterschieden werden.

(31) Empfehlungsstärke A.
Zur Langzeittherapie sollten Antipsychotika eingesetzt werden.

Auswahl der Medikation

(32) Good Clinical Practice.
Die Auswahl der Langzeitmedikation sollte gemeinsam vom Betroffenen und dem behandelnden Arzt auf der Basis ausreichender Information über Nutzen und Nebenwirkungen getroffen werden. Wenn möglich, sollten Angehörige und ggf. der gesetzliche Betreuer in Absprache mit den Betroffenen in den Entscheidungsprozess mit einbezogen werden.

(33) Empfehlungsstärke C.
Zur Langzeittherapie sollte dasjenige typische oder atypische Antipsychotikum beigehalten werden, unter dem eine Remission in der Akuttherapie bei guter Verträglichkeit erzielt werden konnte.

(34) Empfehlungsstärke A.
Bei der Auswahl des Antipsychotikums ist die überlegene rezidivprophylaktische Wirksamkeit der atypischen Antipsychotika als Gruppe gegenüber typischen Antipsychotika in der Langzeittherapie zu berücksichtigen.

(35) Good Clinical Practice.
Bei der Auswahl zwischen verschiedenen Antipsychotika in der Langzeittherapie ist in jedem Fall das unterschiedliche Nebenwirkungsrisiko im Hinblick auf Spätdyskinesien, Sedierung, kardiale, metabolische und endokrine Effekte zu beachten.

Depot-Antipsychotika

(36) Empfehlungsstärke A/B.
Typische Depot-Antipsychotika (A) und das derzeit einzig verfügbare atypische Depot-Antipsychotikum Risperidon (B) sind aufgrund ihrer gesicherten Applikation und guten Bioverfügbarkeit eine wirksame Alternative zur oralen Medikation und sollten grundsätzlich in der Langzeittherapie in Erwägung gezogen werden.

(37) Good Clinical Practice.
Eine antipsychotische Depotmedikation empfiehlt sich besonders in den Fällen, in denen eine regelmäßige orale antipsychotische Medikation nicht sichergestellt ist, eine gesicherte Applikation aber dringend notwendig erscheint (z. B. schwere Fremd- oder Eigengefährdung im Rezidiv), oder wenn die Depot-Applikation eine Patientenpräferenz darstellt.

(38) Empfehlungsstärke C.
Aufgrund fehlender überlegener Wirksamkeit einzelner typischer Depot-Antipsychotika untereinander sollte die Auswahl anhand des Nebenwirkungsprofils und des Injektionsintervalls vorgenommen werden.

(39) Empfehlungsstärke C.
Bei der Entscheidung für ein antipsychotisches Depotpräparat ist das erwartungsgemäß als günstiger einzustufende Nebenwirkungsprofil des verfügbaren atypischen Depot-Antipsychotikums Risperidon (insbesondere im Hinblick auf das geringere Risiko von Spätdyskinesien) zu berücksichtigen.

Dauer und Dosis der antipsychotischen Langzeitmedikation

(40) Empfehlungsstärke A/B.
Bei einer Erstmanifestation sollte eine medikamentöse antipsychotische Behandlung über mindestens 12 Monate erfolgen.

(41) Empfehlungsstärke C.
Nach einem ersten Rezidiv sollte eine medikamentöse antipsychotische Behandlung kontinuierlich für 2 bis 5 Jahre (und nach multiplen Rezidiven gegebenenfalls lebenslang) erfolgen.

(42) Good Clinical Practice.
Die empfohlene Behandlungsdauer wird häufig durch eine Reihe von Randbedingungen wie die Motivation der Betroffenen, die psychosoziale Situation und die gesamte Versorgungsituation beeinflusst, die in der individuellen Behandlungssituation berücksichtigt werden müssen.

(43) Empfehlungsstärke A.
Bei Mehrfachmanifestation ist einer kontinuierlichen oralen Gabe eines Antipsychotikums ist der Vorzug vor intermittierenden Behandlungsstrategien zu geben.

(44) Empfehlungsstärke B.
Bei Erstmanifestation kann bei stabiler Remission und vorliegenden Gründen gegen die Fortführung einer Langzeitmedikation (z. B. mangelnde Akzeptanz) nach schrittweiser Dosisreduktion der Versuch einer Intervalltherapie mit gezielter Frühintervention bei Auftreten von Prodromen eines drohenden Rezidivs unternommen werden.

(45) Good Clinical Practice.
Wichtige Voraussetzung ist die Einbettung in eine psychoedukative Maßnahme mit Aufspüren der eigenen Frühwarnzeichen sowie der Aufbau eines individuellen Krisennetzes.

(46) Empfehlungsstärke B.
Nach Symptomremission kann die antipsychotische Dosis in der Langzeitbehandlung über längere Zeiträume schrittweise reduziert und auf eine niedrigere Erhaltungsdosis eingestellt werden. Dies gilt für atypische als auch konventionelle Antipsychotika. Bei konventionellen Antipsychotika sollte die Dosis in der Langzeittherapie zwischen 300 und 600 Chlorpromazin-Äquivalenz-Einheiten (CPZ), in Einzelfällen gegebenenfalls auch niedriger liegen, um ein Auftreten extrapyramidaler Nebenwirkungen zu minimieren.

Tabelle 4.2. Empfohlene Dosierung der Antipsychotika in der Langzeittherapie

Substanz	Patienten mit mehreren Krankheitsepisoden	Höchste Dosis*
Atypika		
∎ Amisulprid	100–800	1200
∎ Aripiprazol	15–30	30
∎ Clozapin	200-550	900
∎ Olanzapin	10–20	20*
∎ Quetiapin	300–750	750*
∎ Risperidon	2–6	16
∎ Ziprasidon	80–160	160
∎ Risperidon Depot	25–50	50
Konventionelle Antipsychotika		
∎ Fluphenazin	3–15	15
∎ Flupentixol	2–15	20–(60)
∎ Haloperidol	2–20	25-(100)
∎ Perphenazin	6–36	56
∎ Pimozid	2–8	16
∎ Flupentixol Decanoat (mg/2–3 Wochen)	20–60	100
∎ Fluphenazin Decanoat (mg/2–4 Wochen)	12,5–50	100
∎ Haloperidol Decanoat (mg/4 Wochen)	50–200	300
∎ Perphenazin Decanoat (mg/2–4 Wochen)	12–200	200

* Höhere Dosierungen werden laut Fachinformation nicht empfohlen, wurden aber unter bestimmten Behandlungsbedingungen (z. B. bei Therapieresistenz) in klinischen Studien verwendet.

4.4 | Medikamentöse Behandlungsresistenz

Abklärung Behandlungsresistenz

Je nach Definition der medikamentösen Behandlungsresistenz sollen zwischen ein Drittel und ein Fünftel der Patienten eine geringe Besserung nach adäquater antipsychotischer Therapie aufweisen. Bei Behandlungsresistenz treten häufig langdauernde Krankenhausaufenthalte auf. Eine chronische Hospitalisierung kann jedoch auch bei geringer Symptomatik auftreten und ist kein Indikator mangelnden Ansprechens auf Antipsychotika.

Medikamentöse Behandlungsresistenz wird angenommen bei fehlender oder unbefriedigender Verbesserung der Zielsymptome trotz Behandlung in empfohlener Dosierung und Dauer jeweils zwischen 6 und 8 Wochen mit mindestens 2

Antipsychotika, wovon eines ein Atypikum sein sollte. Die Compliance sollte, gegebenenfalls mittels Spiegelkontrolle, gesichert sein.

Eine multidimensionale Einschätzung der Behandlungsresistenz sollte neben einer persistierenden Positiv- oder Negativsymptomatik auch kognitive Dysfunktionen mit starker Beeinträchtigung, bizarres Verhalten, rezidivierende affektive Symptome und Suizidalität, ein niedriges Funktionsniveau im Arbeits- und sozialen Bereichen und niedrige Lebensqualität berücksichtigen.

(47) Good Clinical Practice.
Bei Verdacht auf eine medikamentös behandlungsresistente Schizophrenie sollten die vorliegenden Zielsymptome genau definiert werden und sicher gestellt sein, dass 2 Antipsychotika, davon mindestens ein atypisches Antipsychotikum in ausreichender Dosierung und über jeweils mindestens 6–8 Wochen in der Zieldosis angewendet wurde. Andere Faktoren, die zu einer Behandlungsresistenz beitragen können, wie fehlende Einnahme verschriebener Medikamente, vorliegende Suchtproblematik oder andere komorbide psychische oder somatische Erkrankungen, gleichzeitige Einnahme anderer Medikamente und psychosoziale Probleme sollten berücksichtigt und gegebenenfalls einer Therapie zugeführt werden.

Vorgehen bei Behandlungsresistenz

(48) Empfehlungsstärke B.
Bei Behandlungsresistenz sollte zunächst von einem konventionellen auf ein atypisches Antipsychotikum umgestellt werden. Bei Behandlungsresistenz unter der Medikation mit einem atypischem Antipsychotikum sollte auf ein anderes Atypikum, bei weiterhin nicht oder gering veränderten Zielsymptomen auf Clozapin umgestellt werden.

(49) Empfehlungsstärke B.
Eine Gabe von Lithium oder anderen Phasenprophylaktika wie Valproinsäure, Carbamazepin oder Lamotrigin sollte erst nach Ausschöpfung anderer Therapien und vor allem bei Vorliegen affektiver Symptomatik erwogen werden. Carbamazepin sollte nicht zusammen mit Clozapin gegeben werden.

(50) Empfehlungsstärke C.
Grundsätzlich sollten Antipsychotika nicht kombiniert werden. In besonderen Fällen therapieresistenter Erkrankung kann die Augmentation von Clozapin mit einem anderen Atypikum versucht werden.

(51) Empfehlungsstärke B.
Bei medikamentös behandlungsresistenter Schizophrenie, insbesondere bei persistierenden psychotischen Symptomen und bei häufigen, trotz adäquater medikamentöser Therapie auftretenden Rezidiven, sollte eine kognitive Verhaltenstherapie zur Anwendung kommen.

(52) Empfehlungsstärke C.
Eine Elektrokrampftherapie (EKT) ist bei eindeutiger medikamentöser Behandlungsresistenz nach adäquater Therapie in ausreichender Dosis und Zeitdauer als ultima ratio zu empfehlen. Die Zustimmung des Patienten muss vorliegen, eventuelle Patientenverfügungen müssen beachtet werden.

4.5 | Nebenwirkungen antipsychotischer Therapie und ihre Behandlung

(53) Good Clinical Practice.
Patient, Angehöriger und Betreuer sollten nicht nur über mögliche Nebenwirkungen aufgeklärt, sondern auch hinsichtlich der auftretenden Zeichen (Symptome) hierfür informiert und bezüglich der jeweils gegebenen Therapiemöglichkeiten beraten werden.

Behandlung von Nebenwirkungen

▮ Unerwünschte neurologische Nebenwirkungen

(54) Empfehlungsstärke C.
Beim Auftreten von extrapyramidal-motorischen Störungen (EPS) unter einer antipsychotischen Behandlung ist im Rahmen einer Risiko-Nutzen-Abwägung eine Umstellung auf ein nebenwirkungsärmeres atypisches Antipsychotikum sinnvoll.

(55) Empfehlungsstärke C.
Bei Frühdyskinesien ist zur Akuttherapie je nach Schweregrad die orale oder intravenöse Gabe eines Anticholinergikums empfohlen, da dies in der Regel zu einer raschen Besserung führt.

(56) Empfehlungsstärke C.
Bei dem Auftreten eines Parkinsonoids sollte eine Dosisreduktion des Antipsychotikums erfolgen, wenn dies anhand des psychopathologsichen Befundes vertretbar ist.

(57) Empfehlungsstärke C.
Zur Behandlung eines neuroleptikainduzierten Parkinsonoids sollten in erster Linie Anticholinergika wie z.B. Biperiden eingesetzt werden, als Alternative kann L-Dopa verwendet werden.

(58) Empfehlungsstärke A.
Bei medikamentöser Behandlungsnotwendigkeit einer Akathisie sollten als erste Wahl Benzodiazepine, bei Beachtung der Richtlinien zur Anwendung von Benzodiazepinen, oder Betablocker eingesetzt werden.

(59) Empfehlungsstärke B.
Bei dem Auftreten von Spätdyskinesien sollte zunächst eine vorsichtige Reduktion der Dosis des Antipsychotikums unter Beachtung des psychopathologischen Befundes erfolgen.

(60) Empfehlungsstärke B.
Bei der medikamentösen Therapie der Spätdyskinesien sollte langfristig auf ein atypisches Antipsychotikum umgesetzt werden, wobei die beste Evidenz für eine Besserung der tardiven Dyskinesien für eine Behandlung mit Clozapin vorliegt.

(61) Good Clinical Practice.
Bei Auftreten eines malignen neuroleptischen Syndroms (MNS) empfiehlt sich das unverzügliche Absetzen der antipsychotischen Medikation, die Stabilisierung und Aufrechterhaltung der Vitalfunktionen unter kontinuierlicher Überwachung, die Fiebersenkung sowie die Verhinderung von Komplikationen unter Einbeziehung intensivmedizinischer Maßnahmen.

(62) Empfehlungsstärke C.
Bei der spezifischen Therapie des gesicherten malignen neuroleptischen Syndroms sollten in erster Linie Dantrolen, Bromocriptin und Amantadin eingesetzt werden. Bei leichteren Formen oder diagnostischer Unsicherheit ist auch die Gabe von Benzodiazepinen (z.B. Lorazepam) zu empfehlen. Bei fehlender oder unzureichender Wirksamkeit ist frühzeitig die EKT einzusetzen.

▌ Unerwünschte metabolische Wirkungen

(63) Empfehlungsstärke C.
Bei dem Auftreten einer antipsychotikainduzierten stärkeren Gewichtszunahme, die mit dem Risiko weiterer gesundheitlicher Beeinträchtigungen verknüpft ist, sollte ein Umsetzen auf ein atypisches Antipsychotikum mit diesbezüglich besserem Nebenwirkungsprofil erfolgen, wenn dies vom psychopathologischen Befund her vertretbar ist.

(64) Empfehlungsstärke B.
Bei einer antipsychotikainduzierten Gewichtszunahme sollte zumindest über eine mehrwöchige Zeitdauer eine regelmäßige psychoedukative Intervention durchgeführt werden, in der neben der intensivierten Wissensvermittlung auch Hinweise zur gesunden Lebensführung vermittelt werden.

(65) Empfehlungsstärke C.
Bei starker Gewichtszunahme und der Notwendigkeit, die bestehende antipsychotische Medikation fortzuführen, ist ein Behandlungsversuch mit einem Histamin-H_2-Blocker (Nizatidin, Ranitidin) oder einem Antidepressivum (Reboxetin, Fluvoxamin) gerechtfertigt.

▌ Kontrolluntersuchungen

Patienten, Angehörige und Betreuer sollten über die erforderlichen Kontrolluntersuchungen ausreichend informiert werden. Insbesondere sollte über das Risiko von Diabetes, Gewichtszunahme und Fettstoffwechselstörungen explizit aufgeklärt werden und die klinischen Zeichen einer Hyperglykämie wie Müdigkeit, Durst und Polyurie erläutert werden. Es sollte versucht werden, Risikopatienten vorab zu identifizieren und stärker zu überwachen. Risikofaktoren für das Auftreten von Typ-II-Diabetes und verminderter Glukosetoleranz sind positive Familienanamnese für Diabetes mellitus, höheres Alter, abdominale Adipositas, bestimmte ethnische Zugehörigkeit, verminderte körperliche Aktivität, bestimmte Essgewohnheiten und vorbestehende Fettstoffwechselstörungen. Regelmäßige Kontrolluntersuchungen des Körpergewichtes, Blutzuckers und der Blutfette sind zu empfehlen (siehe Tabellen 4.4 a und 4.4 b).

Tabelle 4.4 a. Metabolische Untersuchungen unter Antipsychotikatherapie

Bestimmungen	Beginn	erste 4 Wochen	erste 3 Monate	alle 3 Monate	jährlich
▌ Körpergewicht (BMI)	×	×	×	×	
▌ Hüftumfang	×	×	×	×	
▌ Blutdruck	×	×	×	×	
▌ Nüchternserumglukose	×	×	×		×
▌ Nüchternblutfette	×	×	×		×

(in Anlehnung an: Consensus Statement der American Diabetes Association; American Psychiatric Association; American Association of Clinical Endocrinologists; North American Association for the Study of Obesity 2004)

Tabelle 4.4 b. Weitere Kontrolluntersuchungen unter Antipsychotikatherapie

Bestimmungen	Beginn	erste 4 Wochen	erste 3 Monate	alle 3 Monate	halbjährlich
▌ Blutbild [a]	×	×	×	×	
▌ Kreatinin	×	×	×		×
▌ Leberenzyme	×	×	×	×	
▌ Blutdruck/Puls	×	×	×	×	×
▌ EKG [b]	×	×			×
▌ EEG (nur bei Clozapin/ Zotepin)	×		×		×

[a] unter Clozapin in den ersten 18 Wochen wöchentlich, danach monatlich, bei Thioridazin und trizyklischen Antipsychotika ebenfalls häufiger empfohlen
[b] unter Clozapin, Thioridazin, Pimozid, Perazin sowie Ziprasidon häufiger empfohlen

5 Psychotherapeutische Interventionen

5.1 | Allgemeines

Ziele psychologischer Behandlungsverfahren bei schizophrenen Erkrankungen sind die Verminderung der individuellen Vulnerabilität, die Verringerung von ungünstigen Einflüssen äußerer Stressoren, die Verbesserung der Lebensqualität, die Verringerung von Krankheits-Symptomen und die Förderung und Verbesserung von Fähigkeiten zur Kommunikation und Krankheitsbewältigung.

Psychotherapie sollte den biologischen Faktoren bei der Schizophrenie Rechnung tragen und auf die Bewältigung der Krankheit und ihrer Folgen (Akzeptanz einer rezidivierend verlaufenden Erkrankung, Selbstmanagement, Problembewältigung) abstellen. Dabei sind die individuellen Ressourcen in den Mittelpunkt zu stellen.

5.2 | Psychoedukation

▌ Adäquate Information

(66) Good Clinical Practice.
Jeder Betroffene mit einer schizophrenen Erkrankung hat ein Recht darauf, Informationen zu seiner Erkrankung und den verschiedenen Behandlungsalternativen vermittelt zu bekommen. Die Informiertheit des Patienten ist Grundlage kooperativer klinischer Entscheidungsfindung und Voraussetzung gesundungsförderlichen Verhaltens.

Faktoren, die mit einer Ablehnung der empfohlenen Medikation verbunden werden, sind:
▌ Produktive psychotische Symptome und Denkstörungen
▌ Primäre und sekundäre depressive Symptomatik
▌ Kognitive Beeinträchtigung
▌ Niedriger sozioökonomischer Status
▌ Herkunftsland und Migrationsstatus
▌ Einstellungen zur Medikation und zum Versorgungssystem und
▌ Vorhandensein medikamentöser Nebenwirkungen.

▌ Informationsvermittlung

(67) Cood Clinical Practice.
Psychoedukative Interventionen in Gruppen stellen eine gleichzeitig patientenorientierte und ökonomische Möglichkeit der Informationsvermittlung dar.

▌ Psychoedukation

(68) Empfehlungsgrad B.
Zur Optimierung der Rückfallverhütung sollten psychoedukative Interventionen mit geeigneten kognitiv-verhaltenstherapeutischen Elementen kombiniert werden. Dies kann in Einzelbehandlungen, Gruppeninterventionen oder als Familienbetreuung geschehen. Die Behandlung sollte einem Manual folgen und von speziell trainiertem Personal durchgeführt werden.

▌ Zu berücksichtigende Faktoren bei psychoedukativen Verfahren

(69) Empfehlungsgrad B.
Bei der Vermittlung von Informationen über schizophrene Psychosen sollte berücksichtigt werden, dass Betroffene als Folge des Wissens um den Krankheitsverlauf eine erhöhte Suizidalität aufweisen können. Deswegen sollte auf eine begleitende depressive Verstimmung geachtet werden.

5.3 | Kognitive Verhaltenstherapie

▌ Ziele der kognitiven Verhaltenstherapie

Ziel der kognitiven Verhaltenstherapie bei der Schizophrenie sind:
▌ das Ausmaß der psychotischen Positivsymptomatik (v. a. Wahn und Halluzinationen) zu reduzieren und die Flexibilität der Denkprozesse zu fördern
▌ das Leiden an und die Behinderung durch psychotische Positivsymptome zu lindern, um eine bessere soziale Anpassung zu erreichen
▌ emotionale Störungen wie Depression, Angst und Hoffnungslosigkeit zu reduzieren und dysfunktionale Schemata zu modifizieren
▌ ein Verständnis von Psychose aufzubauen, das die aktive Teilnahme des Patienten darin fördert, sein Rückfallrisiko und seinen Grad an sozialen Behinderungen zu reduzieren.

▌ Kognitive Verhaltenstherapie in praepsychotischen Prodromalstadien

(70) Empfehlungsstärke A.
Der Einsatz einer kognitiven Verhaltenstherapie bei Menschen in der präpsychotischen Prodromalphase mit einem hohen Übergangsrisiko in eine Schizophrenie ist zu empfehlen.

▌ Kognitive Verhaltenstherapie zur Reduktion pesistierender Positiv-Symptomatik

(71) Empfehlungsstärke C.
Kognitive verhaltenstherapeutische Sitzungen sollten über einen Zeitraum von mindestens 9 Monaten in mindestens 12 Sitzungen anhand eines anerkannten Manuals mit Fokus auf belastende Hauptsymptome durchgeführt werden.

Kognitive Verhaltenstherapie bei der Schizophreniehandlung sollte Folgendes beinhalten:
▌ Die Intervention sollte beim Betroffenen eine Beziehung zwischen Gefühlen, Gedanken und Handlungen in Hinsicht auf die Zielsymptome herstellen.
▌ Die Intervention sollte eine Korrektur von Wahrnehmungsstörungen, irrationalen Überzeugungen und vernunftwidrigen Vorstellungen und Voreingenommenheiten in Hinsicht auf die Zielsymptome anstreben.
▌ Die Intervention sollte eine bewusste Beobachtung und Protokollierung der Gedanken, Gefühle oder des Verhaltens in Hinsicht auf die Zielsymptome und/oder die Förderung alternativer Bewältigungsstrategien in Hinsicht auf die Zielsymptome beinhalten.

(72) Empfehlungsstärke A.
Kognitive Verhaltenstherapie sollte bei medikamentös behandlungsresistenter Schizophrenie, insbesondere bei persistierenden psychotischen Symptomen, zur Anwendung kommen.

(73) Empfehlungsstärke B.
Kognitive Verhaltenstherapie kann auch zur Verbesserung der Einsicht in die Irrealität psychotische Erlebens (Halluzination, Wahn) und zur Verbesserung der Therapiecompliance eingesetzt werden.

Kognitive Verhaltenstherapie zur Rückfallverhütung

(74) Empfehlungsstärke A.
Kognitive Verhaltenstherapie sollte zur Reduktion des Rückfallrisikos zusätzlich zu einer adäquaten medikamentösen Therapie zur Anwendung kommen.

5.4 │ Familieninterventionen und Zusammenarbeit mit Angehörigen

▌ Einbezug von Angehörigen

(75) Good Clinical Practice.
Angehörige von Patienten mit Schizophrenie sind von der Erkrankung mitbetroffen. Gleichzeitig sind Angehörige langfristig die wichtigste Quelle der sozialen Unterstützung für die Patienten. Angehörige sollten daher in allen Phasen der Erkrankung in die Behandlung einbezogen werden. Wenn dies durch den Patienten

abgelehnt wird, sollte im Interesse einer erfolgreichen Behandlung darauf hingearbeitet werden, das Vertrauensverhältnis zwischen Patienten und Angehörigen zu stärken. Auch ohne Zustimmung des Patienten sollten in diesem Fall den Angehörigen allgemeine Informationen unter Wahrung der Schweigepflicht gegeben werden.

▌ Familienbetreuung

(76) Empfehlungsstärke A.
Zur Senkung der Rückfallwahrscheinlichkeit sollten geeignete Programme der Familienbetreuung zur Anwendung kommen. Betroffene und ihre Bezugspersonen nehmen hier – insbesondere nach einem Rezidiv oder bei erhöhtem Rezidivrisiko, jedoch auch bei persistierender Symptomatik – gemeinsam an einer Reihe von Familiengesprächen teil. Diese Interventionen sollten von hierfür besonders trainiertem Personal durchgeführt werden.

▌ Einbezug des Betroffenen

(77) Empfehlungsstärke B.
Wenn möglich, sollte der Betroffene in die Familienbetreuungsmaßnahmen miteinbezogen werden.

▌ Dauer der Interventionen

(78) Empfehlungsstärke B.
Die Dauer der Familienbetreuungsmaßnahmen sollte bei wöchentlicher oder zweiwöchentlicher Frequenz mindestens 9 Monate betragen.

▌ Angehörigengruppen

(79) Empfehlungsstärke C.
Angehörigengruppen in Form von Gesprächs- oder Informationsgruppen ohne aktive Einbeziehung der Betroffenen sollten in der Schizophrenie-Behandlung genutzt werden und können der Förderung des Krankheitsverständnisses und der Entlastung der Angehörigen dienen. Sie ersetzen jedoch bei schwer erkrankten Menschen mit schizophrener Psychose keine Familienbetreuungsmaßnahmen.

5.5 | Training sozialer Fertigkeiten

Trainingsprogramme sozialer Fertigkeiten basieren auf einer detaillierten Verhaltens- und Fähigkeitsanalyse und nutzen in Gruppen- oder Einzelsitzungen definierte Zielbearbeitung, Strategien zur Stressreduktion, positive Verstärker, Rollenspiele, Training verbaler und nicht-verbaler Kommunikation, Verhaltensübungen bis zur Einübung komplexer Fertigkeiten im Rahmen von Konversationen.

▌ Soziale Aktivitäten

(80) Good Clinical Practice.
Die Hilfe zur eigenen Lebensgestaltung, die Unterstützung bei der Krankheitsbewältigung, die Förderung der beruflichen Wiedereingliederung und die Verbesserung sozialer Aktivitäten haben in der Versorgung von an Schizophrenie Erkrankten einen hohen Stellenwert und sollten bei jeder Therapie angestrebt werden.

▌ Social Skills Training

(81) Empfehlungsstärke B.
Training sozialer Fertigkeiten (*Social Skills Training*) durch speziell ausgebildete Trainer kann als systematische Intervention bei Vorhandensein sozialer Beeinträchtigung mit dem Ziel der Verbesserung der sozialen Kompetenzen durchgeführt werden. Es sollte über längere Zeit fortgeführt werden und durch Aufgaben zum Alltagstransfer ergänzt werden. In der breiten Routineversorgung kann *Social Skills Training* jedoch nicht empfohlen werden.

5.6 | Kognitive Rehabilitation und Trainingsverfahren

Die Rehabilitation kognitiver Defizite (*cognitive remediation*) zielt auf die systematische Förderung kognitiver Prozesse durch wiederholtes Training und Aufbau von Strategien zur Kompensation neuropsychologischer Defizite. Die Behandlung basiert auf der Theorie, dass kognitive Defizite zur Vulnerabilität der Betroffenen für schizophrene Erkrankungen beitragen, und durch die Korrektur dieser Defizite die Rückfallschwelle heraufgesetzt wird.

Als kognitive Rehabilitation sollten therapeutische Programme bezeichnet werden die der Verbesserung spezifischer kognitiver Funktionen dienen, indem sie systematisch sinnvolle kognitive Wahrnehmungs-, Verarbeitungs- und Umsetzungs-Prozesse durch wiederholtes Training und Aufbau von Strategien zur Kompensation neuropsychologischer Defizite fördern.

(82) Empfehlungsstärke C.
Neuropsychologische Therapien wie die kognitive Rehabilitation mit dem Schwerpunkt der Wiederherstellung, Verbesserung oder Kompensation von Aufmerksamkeits-, Wahrnehmungs- und Gedächtnisleistungen können bei Patienten mit kognitiven Defiziten bezüglich definierter Zielkriterien zur Anwendung kommen. Auch zur Vorbereitung einer Rehabilitation können sie hilfreich sein. In der Rehabilitation spielen das Training von Kompensationsstrategien, die Einübung relevanter Wahrnehmungs- und Verhaltenskompetenzen in sozialen Situationen und die Beratung von Betroffenen und Angehörigen eine besondere Rolle.

(83) Empfehlungsstärke A.
Trotz deutlicher Hinweise auf eine Wirksamkeit der kognitiven Rehabilitation in der Verbesserung kognitiver Störungen können aufgrund vorläufiger wissen-

schaftlicher Evidenz zur Generalisierbarkeit der erreichten Ergebnisse Therapien zur kognitiven Rehabilitation derzeit noch nicht für die breite klinische Praxis empfohlen werden.

5.7 | Psychodynamische oder psychoanalytische Therapien bei Schizophrenie

(84) Empfehlungsstärke A.
Die Wirksamkeit psychodynamischer oder psychoanalytischer Psychotherapieverfahren zur Symptomreduktion oder Rückfallverhütung bei schizophrenen Erkrankungen ist bisher nicht nachgewiesen. Diese Verfahren können zur Routinebehandlung bei der Schizophrenie daher nicht empfohlen werden, sind aber in Einzelfällen durch sinnvoll.

5.8 | Gesprächstherapie und andere Psychotherapien bei Schizophrenie

(85) Empfehlungsstärke C.
Aufgrund unzureichender Evidenz für die Wirksamkeit im Sinne von Symptomreduktion oder Rückfallverhütung kann die Durchführung von Gesprächspsychotherapie zur Behandlung der Schizophrenie nicht empfohlen werden.

5.9 | Ergotherapie

Ziele ergotherapeutischer Interventionen sind u. a. die Behandlung psychopathologischer Symptome, welche den Verlust von Handlungskompetenzen nach sich ziehen, die Erhöhung der Kompetenz für die Bewältigung von Alltagsaufgaben und sinnvoller Freizeitgestaltung sowie die Erhaltung oder Wiederherstellung von Fähigkeiten und Fertigkeiten, welche für eine Berufstätigkeit relevant sind.

5.10 | Weitere Therapieformen

Zu weiteren bei der Schizophrenie angewendeten Verfahren gehören u. a. Kreativtherapie wie die gestaltende Kunsttherapie, Musiktherapie, Tanztherapie, Drama und Bewegungstherapie. Hauptsächliche Ziele dieser Therapieformen sind u. a. eine Wiedergewinnung des Selbst- und Realitätsbezuges, Entwicklung der Körper- und Raumwahrnehmung, Verbesserung der kognitiven Funktionen, der Autonomie und des Gefühlsausdrucks.

6 Hilfesysteme und soziotherapeutische Interventionen

6.1 | Allgemeines

(86) Good Clinical Practice.
Eine wichtige Komponente psychiatrischen Managements ist die Erleichterung des Zugangs zum Versorgungssystem einschließlich einer Ressourcenkoordination im psychiatrisch-psychotherapeutischen und allgemeinen medizinischen und rehabilitativen Bereich.

(87) Good Clinical Practice.
Partizipation der Betroffenen und aller am Versorgungssystem Beteiligten sollten erklärte Merkmale der Behandlung der Schizophrenie sein.

(88) Good Clinical Practice.
Wohnort- und Gemeindenähe sollten, soweit möglich und sinnvoll, Merkmal jeder psychiatrischen Behandlung sein.

(89) Good Clinical Practice.
Alle Hilfeansätze sollten zum Ziel haben, die Betroffenen in soziale Bezüge zu integrieren. Selbsthilfe der Betroffenen wie der Angehörigen sollte gefördert werden, das Selbstbewusstsein der Betroffenen gestärkt, ihre Wünsche nach Informationen und ihr Einbezug bei Therapieentscheidungen nachdrücklich unterstützt werden.

6.2 | Integrierte gemeindenahe Hilfesysteme

▪ Teambasierte gemeindepsychiatrische Behandlung

(90) Empfehlungsgrad A.
Teambasierte und gemeindenahe Versorgungsstrukturen, die aus Psychiatern, Pflegekräften, Sozialarbeitern und ggf. Psychologen und Ergotherapeuten bestehen, können zur Koordination und Kooperation der Versorgung von schwer erkrankten Menschen mit Schizophrenie, Gewährleistung therapeutischer Kontinuität und zur Reduktion der Krankenhausaufnahmen beitragen. Wesentliche Aufgaben dieser integrierten Teams sollten neben der psychiatrischen Standard-

behandlung die Gewährleistung von Hausbesuchen und die gemeinsame Verantwortung für die gesundheitliche als auch die soziale Versorgung der Betroffenen sein.

■ **Case Management und Soziotherapie**

(91) Empfehlungsgrad A.
Die Etablierung von Strukturen des Case Management oder der Soziotherapie, die auf einen einzelnen Arzt, einzelne Sozialarbeiter oder Fachkrankenpflegepersonal als Schlüsselpersonen zentriert sind, wird nicht für die Routineversorgung von Menschen mit schweren schizophrenen Psychosen empfohlen.

6.3 | Facharztzentrierte ambulante Behandlung und Überweisungskriterien zum Facharzt

■ **Überweisung bei Prodromalsymptomen**

(92) Good Clinical Practice.
Die Erkrankung Schizophrenie beginnt in drei Viertel der Fälle mit einer mehrjährigen Prodromalphase vor Auftreten des ersten psychotischen Symptoms. In diesem Frühstadium der Krankheit werden die Betroffenen oft zuerst vom Hausarzt gesehen. Zu den Prodromalsymptomen zählen: Depression, Angst, zunehmende Negativsymptomatik und funktionelle Beeinträchtigung begleitet von sozialen Dysfunktionen.

Soweit Prodromalsymptome krankheitswertiges Ausmaß und Progredienz zeigen, sollte die Überweisung zur weiteren Abklärung von Diagnose und Psychoserisiko an einen kompetenten psychiatrischen Dienst (Facharzt, psychiatrische Ambulanz, Früherkennungszentrum) erfolgen.

■ **Fachärztliche psychiatrische Behandlung bei psychotischen Symptomen**

(93) Good Clinical Practice.
Geht die Prodromalsymptomatik in die beginnende psychotische Episode über, was sich in abgeschwächten psychotischen Symptomen, etwa Beeinträchtigungserleben, überwertigen Ideen und Wahn, aber auch durch akute Formen der Psychoseentwicklung zeigen kann, ist die Überweisung an einen kompetenten psychiatrischen Dienst (Facharzt, psychiatrische Ambulanz, Früherkennungszentrum) dringend. Bei einer voll entwickelten psychotischen Symptomatik ist eine sofortige Überweisung erforderlich.

▮ Gesamtbehandlungsplan

(94) Good Clinical Practice.
Bei eindeutiger Diagnose einer Schizophrenie in Form einer voll entwickelten Psychose ist regelmäßig fachärztlich psychiatrische Behandlung, bei entsprechender Schwere der Krankheit oder Risiken der Selbst- und Fremdgefährdung eine stationäre psychiatrische Behandlung notwendig.

Die Erarbeitung eines Gesamtbehandlungsplans, der die medizinische und psychiatrische Intervention einschließlich Medikation, psychotherapeutischer und soziotherapeutischer Maßnahmen umfasst, und für Krisenintervention bei drohenden Rückfällen Vorsorge trifft, ist erforderlich. Im Rahmen dieses Plans sind die Kontakte zu Angehörigen und gesetzlichen Betreuern zu berücksichtigen und für die Rehabilitation des Kranken Vorkehrungen zu treffen.

▮ Kriterien der Überweisung in stationäre Behandlung

(95) Good Clinical Practice.
Eine ambulante wohnortnahe Behandlung ist einer stationären Behandlung vorzuziehen. Wenn eine ambulante Behandlung nicht ausreichend erscheint, sollten für die Überweisung in eine stationäre oder teilstationäre Einrichtung folgende Aspekte berücksichtigt werden:
1. Anamnese: Vorherige erfolgreiche ambulante Behandlungen bei psychotischen Episoden.
2. Einschätzungen und Präferenzen des Betroffenen: Falls der Betroffene ambulant behandelt werden möchte, sollte eine Zusammenarbeit mit Angehörigen oder Teilen des sozialen Umfeldes angestrebt werden.
3. Compliance: Unter Berücksichtigung von Nebenwirkungen kann eine Optimierung der medikamentösen Therapie die Compliance erhöhen und eine stationäre Behandlung vermieden werden. Bei fehlender Compliance ist eine niederschwelligere Einweisung in eine stationäre oder teilstationäre Institution sinnvoll.
4. Vorheriges Ansprechen auf medikamentöse Therapie.
5. Komorbidität, Alkohol- und Drogenmissbrauch: Die Berücksichtigung und Behandlung komorbider somatischer Erkrankungen und insbesondere Alkohol- und Drogenmissbrauch.
6. Risiko von Selbst- und Fremdgefährdung: Das Selbstgefährdungsrisiko ist bei Menschen mit Schizophrenie erhöht, zudem sind sie einer erhöhten Gefahr des körperlichen und seelischen Missbrauchs durch andere ausgesetzt. Bei Vorliegen deutlicher Hinweise darauf oder Gefahr von Aggression und Fremdgefährdung sollte eine stationäre Behandlung in Betracht gezogen werden.

6.4 │ Tageskliniken, Nachtkliniken und andere Übergangseinrichtungen

Tageskliniken bieten als multidisziplinäre Einrichtungen eine umfassende dem stationären Setting entsprechende psychiatrische Behandlung (d.h. medizinische, diagnostische, psychiatrische, psychosoziale und ergotherapeutische Maßnahmen) und bestehen zumindest aus Psychiatern, Krankenschwestern und Sozialarbeiter. Sie sind an Wochentagen tagsüber geöffnet und führen keine Betten.

▌ Tagesklinik als Alternative zur stationären Behandlung

(96) Empfehlungsgrad A.
Eine vollstationäre Behandlung kann einen erheblichen Eingriff in die Lebenskontinuität bedeuten. Deshalb ist eine tagesklinische Behandlung als Alternative zur stationären Behandlung dann zu bevorzugen, wenn es sowohl der besonderen diagnostischen und therapeutischen Mittel des Krankenhauses bedarf, der Patient aber auch selbständig oder mit Unterstützung Dritter eine tagesklinische Einrichtung regelmäßig aufsuchen kann.

Eine tagesklinische Behandlung setzt voraus, dass der besondere Schutz des Krankenhauses wegen der Gefahr selbtschädigender Handlungen oder Suizidalität oder wegen Gefährdung Dritter nicht notwendig ist. Zudem kann eine tagesklinische Behandlung in der Akutphase nur dann realisiert werden, wenn eine ausreichende Betreuung in der Nacht im häuslichen Umfeld zur Verfügung steht.

▌ Übergangseinrichtungen und Nachtkliniken bei bestimmten Patienten

(97) Empfehlungsgrad C.
Bei Patienten, die aufgrund von Ängsten oder in Ermangelung eines tragfähigen Milieus zuhause nicht übernachten können oder wollen, oder bei denen noch keine vollständig ambulante Therapie möglich ist, kann die Behandlung in einer Nachtklinik oder anderen Übergangseinrichtungen erwogen werden.

6.5 │ Stationäre Behandlung

Trotz der sinnvollen zunehmend wohnort- und gemeindenahen Behandlung der Schizophrenie erscheint ein Mindestmaß an stationären Betten für Menschen mit schizophrenen Psychosen zur Krisenintervention, für besondere Therapien und zur gesetzlichen Unterbringung notwendig.

▌ Indikation zur stationären Therapie

(98) Good Clinical Practice.
Eine stationäre Behandlung kann einen erheblichen Eingriff in die Lebenskontinuität bedeuten. Alternativen zur stationären Aufnahme sollten in jedem Fall von Wiedererkrankung geprüft werden.

Stationäre Behandlung ist dann inidziert, wenn der Patient der besonderen diagnostischen und therapeutischen Mittel oder des Schutzes des Krankenhauses wegen Selbst- oder Fremdgefährdung bedarf. Dies kann z. B. der Fall sein bei Therapieresistenz, manifester Suizidgefahr, ausgeprägten Wahn- oder Angstzuständen, nicht gewährleisteter Ernährung und Pflege, ausgeprägter Antriebshemmung oder Adynamie, die Remission behindernden familiären Konflikten, die Behandlung komplizierenden Begleiterkrankungen oder sonstigen nicht ambulant zu versorgenden Problemen.

(99) Good Clinical Practice
Bei Erfordernis stationärer Behandlung sollten wenn möglich kurze, geplante Aufenthalte angestrebt werden.

▌ **Kriseninterventionsteams im Gemeindeumfeld**

(100) Empfehlungsgrad A.
Psychiatrische Notdienste, sozialpsychiatrische Dienste, Netzwerke niedergelassener Fachärzte und/oder Ambulanzen von Kliniken sollten die Funktion von gut erreichbaren und möglichst mobilen Kriseninterventionsteams in definierten Versorgungsregionen übernehmen, um den Bedürfnissen von Menschen mit schizophrener Psychose an ihrem Wohnort zu entsprechen und stationäre Aufnahmen wenn möglich zu vermeiden.

▌ **Soteria und Therapie ohne Antipsychotika bei Ersterkrankung**

(101) Empfehlungsstärke B.
Es existiert eine Subgruppe von Patienten, die nach einer ersten psychotischen Episode ohne Antipsychotika remittieren Eine klare Identifikation dieser Patienten ist derzeit nicht möglich. Eine generelle Empfehlung zur Therapie ohne Antipsychotika kann daher nicht gegeben werden. Eine Übernahme von Soteria-Elementen in die Routineversorgung zur Stärkung der psychosozialen Behandlung, Verbesserung der Behandlungsatmosphäre und Gemeindeorientierung sollte erwogen werden. Dies gilt insbesondere für die empathische und einfühlsame Haltung der Mitarbeiter gegenüber den Patienten.

6.6 | Rehabilitation- und Arbeitsförderungsstrukturen

▌ **Hauptfürsorgestellen zur Arbeitsreintegration**

(102) Good Clinical Practice.
 Bei Menschen, die noch im Erwerbsleben stehen, sollte noch während der stationären Behandlung der psychosoziale Fachdienst der Hauptfürsorgestellen eingeschaltet werden, um den bestehenden Arbeitsplatz auf dem ersten Arbeitsmarkt zu erhalten.

▌ Beschäftigungsförderung

(103) Empfehlungsstärke A.
Zur beruflichen Rehabilitation bei schizophrenen Menschen, die arbeiten möchten, sollten Programme mit einer raschen Beschäftigungsförderung direkt auf einem Arbeitsplatz und unterstützendem Training genutzt und ausgebaut werden.

▌ Wohnen

(104) Empfehlungsstärke C.
Für Erkrankte, die nicht selbständig leben können, sollten für sie akzeptable Wohnformen gefunden werden.

▌ Rehabilitationsprogramme

(105) Empfehlungsstärke C.
Menschen mit schizophrener Psychose sollten nach der Akutphase in Rehabilitationsprogramme eingeschlossen werden, wenn sie dies wünschen und dies für ihre Rehabilitation notwendig erscheint.

▌ Selbsthilfegruppen

(106) Empfehlungsstärke C.
Selbsthilfegruppen können im Aufspüren der eigenen Frühwarnzeichen durch Erfahrungsaustausch und im Aufbau eines individuellen Krisennetzes eine bedeutende Rolle spielen. Im Rahmen der Behandlung sollten Betroffene zum Besuch von Selbsthilfegruppen ermutigt werden.

7 Behandlung unter besonderen Bedingungen

7.1 | Behandlung in der initialen Prodromalphase

In den weitaus meisten Fällen gehen der psychotischen Erstmanifestation uncharakteristische Störungen von Antrieb und Emotionalität, von Denk- und Sprechweisen, von Wahrnehmung und Propriozeption sowie Anzeichen erhöhter Anspannung und herabgesetzter Belastbarkeit voraus. Solche subjektiven, häufig subklinischen Beeinträchtigungen des Denkens, Wahrnehmens und Empfindens können retrospektiv als Vorläufersymptome (initiale Prodrome) bei über 70% der schizophrenen Ersterkrankten beobachtet werden.

▌ Therapieelemente der Frühintervention

(107) Good Clinical Practice.
Der vollentwickelten schizophrenen Psychose gehen in ca. 75% der Fälle eine präpsychotische Prodromalphase im Mittel von mehrjähriger Dauer und nachfolgend eine mehr oder weniger rasche Entwicklung psychotischer Symptome von einem Jahr mittlerer Dauer als psychotische Frühphase voraus. Deswegen sollten die während der Frühphase bereits in Behandlung kommenden Kranken
▪ eine durchgehende Betreuung und fortlaufende Verlaufsbeobachtung erfahren
▪ bei relevanter krankheitswertiger Symptomatik in der präpsychotischen Prodromalphase das Angebot einer kognitiven Verhaltenstherapie und soziotherapeutischer Hilfen bekommen, um die Krankheitssymptome zu mildern, das Risiko für eine Verschlimmerung des Krankheitsprozesses und des Auftretens einer Psychose sowie die frühen sozialen Folgen zu reduzieren
▪ eine Behandlung mit antipsychotischer Medikation bei Auftreten psychotischer Symptome und mit einer antidepressiven Medikation bei ausgeprägter depressiver Verstimmung (möglichst ohne erhebliche adrenerge Wirkkomponente) angeboten bekommen.

▌ Diagnostik/Therapie komorbider Störungen

(108) Empfehlungsgrad C.
Bei Kranken, die in der Prodromalphase oder in der ersten psychotischen Episode in Behandlung kommen, ist ein sorgfältiges Screening auf den Konsum psychoaktiver Substanzen (Missbrauch oder Abhängigkeit), insbesondere auf noradrenerg und dopaminerg wirkame Drogen (Amphetamine, Cannabis, Kokain) so-

wie die Beachtung depressiver Verstimmungen und einer eventuellen Komorbidität mit körperlichen Erkrankungen erfoderlich.

▮ Vorgehen bei der Frühintervention

(109) Good Clinical Practice.
Kranke, die in der präpsychotischen Prodromalphase oder in der beginnenden psychotischen Episode zur Behandlung kommen, sollten

▮ über die Erkrankung mit vertretbarem therapeutischem Optimismus und psychologischer Unterstüzung bei der Verarbeitung dieses Wissens informiert werden

▮ nicht mit der vorzeitigen Diagnose einer Schizophrenie belastet und stigmatisiert werden, zumal sie in der Prodromalphase nicht mit ausreichender Wahrscheinlichkeit gestellt werden kann. Es sollte z. B von einem erhöhten „Risiko einer weiteren Verschlechterung der seelischen Gesundheit" gesprochen werden.

▮ Angehörige sollten in den Informationsprozess mit einbezogen werden.

Pharmakotherapie

▮ Therapie mit Antipsychotika

(110) Empfehlungsgrad C.
Der Einsatz von Antipsychotika in der Prodromalphase ist noch Gegenstand der Forschung und sollte nur bei vorliegen von zumindest abgeschwächten (attenuierten) oder kurzdauernden psychotischen Symptomen unter Berücksichtigung der Gesamtsituation durchgeführt werden.

▮ Auswahl und Dosis des Antipsychotikums

(111) Empfehlungsgrad C.
Eine pharmakotherapeutische Intervention in der Frühphase der psychotischen Episode sollte aufgrund des besseren Risiko-Nutzen-Verhältnisses mit einem nach Wirkprofil geeigneten atypischen Antipsychotikum in niedriger Dosis durchgeführt werden.

▮ Therapie mit anderen Psychopharmaka

(112) Empfehlungsgrad C.
Bei entsprechender Indikation – erhebliche depressive Verstimmung oder innere Unruhe und krankhafte Angst in der präpsychotischen Prodromalphase – sollte nach den üblichen Richtlinien eine **antidepressive oder anxiolytische Pharmakotherapie** erfolgen.

Psychotherapeutische Intervention

▌ Elemente in der Psychotherapie

(113) Empfehlungsgrad C.
Zur psychotherapeutischen Interventionen im Frühverlauf, d.h. in der präpsychotischen Prodromalphase und im Frühstadium der ersten psychotischen Episode
sollten entweder eine kognitive Verhaltenstherapie oder eine psychoedukative Intervention unter Einschluss einer individuellen Lösung aktueller Konfliktsituationen, supportiver Gespräche und dem Angebot einer Einbeziehung der Angehörigen (bei Zustimmung des Patienten) zur Anwendung kommen.

Verhaltenstherapeutische Elemente im Gruppensetting und ein Training kognitiver Fertigkeiten können diese Therapieelemente ergänzen.

Hilfesysteme, soziotherapeutische und ergotherapeutische Interventionen

▌ Sozio- und Ergotherapie

(114) Empfehlungsgrad C.
Sozio- und ergotherapeutische Interventionen zur Verringerung oder Vermeidung
sozialer Folgen sollten dem Patienten in der präpsychotischen Phase oder mit beginnender psychotischer Störung ergänzend angeboten werden.

7.2 | Therapie bei Erregungszuständen

Die Einschätzung von Aggressivität und Gewalttätigkeit gehört zu den Kernkompetenzen psychiatrischer Tätigkeit. Vergleichbar gute Gewaltprädiktoren sind die
kriminologische Anamnese, jüngeres Alter, eine hohe Anzahl an Voraufenthalten
in psychiatrischen Kliniken ein komorbider Substanzmissbrauch und eine antisoziale Persönlichkeitsstörung.

Für die stationäre Behandlung sind klinische Faktoren von größerer Bedeutung. Hier erwies sich eine ausgeprägte Positivsymptomatik als bester Gewaltprädiktor, insbesondere Denkstörungen und Feindseligkeit. Eine große Bedeutung
haben in der stationären Therapie auch die Atmosphäre der Einrichtung, die Personalausstattung und -qualifikation und organisatorische Abläufe.

▌ Vorgehen bei gewalttätigem Verhalten

(115) Good Clinical Practice.
Die Reaktion auf gewalttätiges Verhalten sollte zunächst in der Strukturierung
der Umgebung, einer Reizabschirmung und verbaler Beruhigung bei sicherem
Auftreten der Therapeuten bestehen. Ziel der Behandlung sollte eine Beruhigung
des Patienten sein, durch die eine Partizipation am weiteren Behandlungsprozess
weitestgehend ermöglicht wird.

Maßnahmen wie Isolierung oder Fixierung sollten lediglich nach Scheitern aller anderen Deeskalationsversuche angewendet werden. Die rasche medikamentöse Sedierung zur Verhaltenskontrolle kann notwendig sein, sollte jedoch unter Wahrung alle rechtlicher Vorgaben und enger Überwachung nur bei entsprechender Indikation oder erst dann erfolgen, wenn andere Maßnahmen nicht erfolgreich waren.

▌ Medikation bei Fremdaggressivität

(116) Good Clinical Practice.
Eine orale Gabe von Medikamenten bei Erregungszuständen ist, wenn möglich, einer parenteralen Gabe vorzuziehen. Die geringste wirksame Dosis sollte verabreicht und, falls notwendig, schrittweise höher dosiert werden.

Wenn eine rasche medikamentöse sedierende Therapie angewendet wird, sollte der Arzt und das beteiligte Personal über die Risiken der Medikamente, insbesondere bei schneller Benzodiazepin- und Antipsychotikagabe, Bescheid wissen und Reanimationstechniken beherrschen. Insbesondere ist die Gefahr des Bewusstseinsverlustes, der Übersedierung, eines ungünstigen Einflusses auf die therapeutische Beziehung und die Kumulation psychotroper Wirkungen durch Kombination mit anderen Medikamenten zu berücksichtigen. Außerdem sollten Notfallinstrumente und -medikamente unter Einschluss des Benzodiazepinantagonisten Flumazenil vor Ort verfügbar sein.

Alle Berufsgruppen, die an der Behandlung agitierter Menschen mit Schizophrenie beteiligt sind, sollten in therapeutischen Beruhigungs- und Deeskalationstechniken geschult sein, die Drogen- und Alkoholvorgeschichte und somatische Erkrankungen und Störungen in der Akuttherapie berücksichtigen und regelmäßig in Reanimationstechniken unterwiesen werden.

▌ Medikamentöse Therapie bei psychomotorischer Erregung

(117) Empfehlungsstärke B.
Bei vergleichbarer Wirksamkeit von Lorazepam und konventionellen Antipsychotika in der Akutbehandlung von Aggression und psychomotorischer Erregung sollte bei Patienten, für die eine Entscheidung für eine definitive medikamentöse oder nicht-medikamentöse Strategie oder für die Art der antipsychotischen Behandlung noch nicht gefallen ist, aufgrund des günstigeren Nebenwirkungsprofils zunächst eine Behandlung mit Lorazepam erfolgen.

(118) Empfehlungsstärke C.
Die Gabe von Diazepam oder von anderen langwirksamen Benzodiazepinen oder von niederpotenten konventionellen Antipsychotika ohne Vorliegen besonderer Gründe gegen Benzodiazepine wird zur Behandlung von Erregungszuständen aufgrund des ungünstigen Nebenwirkungsspektrums nicht empfohlen.

(119) Empfehlungsstärke A.
Bei Patienten, deren aggressives Verhalten eindeutig auf psychotische Symptome zurückzuführen ist, ist eine Kombinationsbehandlung von Lorazepam mit einem Antipsychotikum zu empfehlen.

∎ **Fixierung und Isolierung**

(120) Empfehlungsstärke C.
Maßnahmen wie Fixierung und Isolierung sollten nur im Notfall ausnahmsweise ergriffen werden, sind zu dokumentieren und dem Betroffenen zu erklären. Der Betroffene sollte in jedem Fall die Möglichkeit zur Äußerung seiner Meinung und Diskussion seiner Erfahrungen haben.

7.3 | Suizidalität

∎ **Einschätzung und Vorgehen bei Selbstgefährdung**

Risikofaktoren, die sich als starke Prädiktoren suizidalen Verhaltens bei schizophrenen Patienten erwiesen haben, und die in der Einschätzung der Suizidalität berücksichtigt werden sollten, sind:
1. Depressive Symptome
2. Vorherige Suizidversuche
3. Schwere der Erkrankung, insbesondere Halluzinationen und Denkstörung
4. Panikattacken und Angstsymptomatik
5. Inadäquate antipsychotische Medikation
6. Geringe Compliance
7. Wiederholte kurze Krankenhausaufenthalte
8. Hohe prämorbide Intelligenz und größere Einsicht in die Natur der Erkrankung und ihre Konsequenzen
9. Substanzmissbrauch
10. Vorhandensein medikamenteninduzierter Akathisie
11. Frühe Erkrankungsstadien
12. Belastende Lebensereignisse
13. Geringe soziale Unterstützung

(121) Good Clinical Practice.
Während der Akutphase, jedoch auch in der Stabilisierungs- und Erhaltungsphase der Schizophrenie-Behandlung sollte eine kontinuierliche Einschätzung suizidaler Gedanken, Pläne und suizidalen Verhaltens erfolgen. Insbesondere imperative Stimmen, Verfolgungsängste, Fremdbeeinflussungserleben, depressive Symptome und Angstzustände sollten dahingehend überprüft werden, ob sie Auswirkungen auf Suizidgedanken oder selbstschädigendes Verhalten haben. Auch die Vermeidung von Akathisie und anderen belastenden medikamentösen Nebenwirkungen und die Reduktion von Substanzmissbrauch sind anzustreben.

▌ Unterbringung und Betreuung

(122) Good Clinical Practice.
Bei fehlender Krankheitseinsicht und Selbst- oder Fremdgefährdung, die anderweitig nicht abgewendet werden kann, muss gegebenenfalls von dem Instrument der Zwangseinweisung mit Hilfe länderspezifischer Unterbringungsgesetze (PsychKG oder UBG) oder von der Einrichtung einer Betreuung Gebrauch gemacht werden.

▌ Aufklärung

(123) Empfehlungsstärke C.
Bei der Durchführung psychoedukativer Maßnahmen und in der Patientenaufklärung ist darauf zu achten, dass durch die Einsicht in den chronischen Verlauf der Erkrankung keine Verstärkung der Suizidalität durch Stigmatisierung und ein Gefühl der Aussichtslosigkeit auftritt. Die Betroffenen sollten mit den behandelnden Therapeuten Ängste in Bezug auf die Diagnose besprechen können.

▌ Clozapin

(124) Empfehlungsstärke A.
Bei stark und kontnuierlich erhöhtem Suizidrisiko wird eine Therapie mit Clozapin zur Reduzierung der Suizidalität empfohlen. Bei erheblicher depressiver Symptomatik ist eine ergänzende Behandlung mit Antidepressiva sinnvoll.

7.4 | Psychiatrische Komorbidität

7.4.1 Depression und Angstsymptomatik

(125) Good Clinical Practice.
Menschen mit Schizophrenie sollten regelmäßig mittels Selbst- und Fremdbeurteilungsskalen auf depressive Symptome befragt und untersucht werden.
Die Diagnose einer schizoaffektiven Störung nach ICD-10 sollte nur dann erfolgen, wenn die Symptome einer Schizophrenie und einer Depression zur gleichen Zeit begonnen haben und eine vergleichbare Ausprägung haben. Falls schizophrene Symptome eindeutig vor den affektiven Symptomen präsent waren, ist die Diagnose einer Schizophrenie zu stellen. Bei Vorliegen synthymer Wahnsymptome oder Halluzinationen während einer Depression sollte keine schizoaffektive Störung diagnostiziert werden.

▌ Vorgehen bei depressiver Symptomatik

(126) Good Clinical Practice.
Bei Vorliegen depressiver Symptome sollte zunächst sichergestellt sein, dass eine antipsychotische Behandlung in ausreichender Dosis erreicht wurde und medika-

mentöse Nebenwirkungen erfasst und berücksichtigt wurden. Bei Vorliegen von belastenden Nebenwirkungen sollten diese zunächst behandelt oder auf ein atypisches Antipsychotikum umgestellt werden.

▌ Antidepressive Therapie

(127) Empfehlungsgrad A.
Bei persistierenden depressiven Symptomen trotz Optimierung der antipsychotischen Therapie sollte eine zusätzliche medikamentöse antidepressive Therapie begonnen und über mindestens 9 Wochen fortgeführt werden. Bei der Auswahl der Antidepressiva sollte das erhöhte psychotische Exazerbationsrisiko bei Noradrenalin-Wiederaufnahmehemmern und die begrenzte Datenlage zu SSRIs berücksichtigt werden.

▌ Phasenprophylaktika bei depressiver Symptomatik

(128) Empfehlungsgrad B.
Lithium, Carbamazepin oder Valproinsäure können zur Standardtherapie depressiver oder psychotischer Symptomatik bei der Schizophrenie nicht empfohlen werden. Eine Therapie mit Lithium, Carbamazepin oder Valproinsäure kann jedoch bei unzureichender Wirksamkeit adäquater antipsychotischer Therapie und gleichzeitig vorliegender Therapieresistenz der depressiven Symptomatik auf Antidepressiva als Alternative zu Antidepressiva erwogen werden.

7.4.2 Substanzmissbrauch und Substanzabhängigkeit

▌ Allgemeines

In verschiedenen Untersuchungen zeigte sich bei Menschen mit Schizophrenie eine hohe Lebenszeitprävalenz von ca. 15–69% für das gemeinsame Vorkommen von schizophrener Erkrankung und Substanzmissbrauch. Der ätiologische Zusammenhang zwischen beiden Störungen ist allerdings bislang nicht abschließend geklärt. Neben Alkohol stellt zumeist Cannabis die am häufigsten konsumierte Substanz bei schizophrenen Patienten dar. Ein multipler Substanzgebrauch ist die Regel.

▌ Exploration von Drogenkonsum

(129) Good Clinical Practice.
Bei schizophrener Erkrankung sollte gezielt nach Drogenkonsum gefragt und dieser ausführlich exploriert werden. Bei klinischem Verdacht auf das Vorliegen eines zusätzlichen Substanzgebrauches sollte, wenn möglich, eine toxikologische Untersuchung erfolgen.

█ **Integratives Behandlungskonzept**

(130) Good Clinical Practice.
Bei Patienten mit schizophrener Psychose und komorbider Substanzstörung sollte ein *integrativer Therapieansatz* gewählt werden, bei dem in einem Setting und durch das selbe Therapeutenteam angemessene Interventionen für beide Störungen angeboten werden. Wichtig ist eine konstante Betreuungsperson, die ambulant langfristig verfügbar ist und eine niederschwellige Zugangsmöglichkeit zum Versorgungssystem darstellt.

█ **Therapie von Intoxikationen**

(131) Empfehlungsgrad C.
Die Behandlung von Intoxikationen bei Patienten mit Schizophrenie und komorbidem Substanzkonsum unterscheidet sich nicht von der Therapie von intoxizierten Patienten ohne schizophrene Erkrankung. Allerdings sind Wechselwirkungen mit einer eventuell vorbestehenden antipsychotischen Medikation zu berücksichtigen.

█ **Therapie von Entzugssymptomen**

(132) Empfehlungsgrad C.
Die Behandlung von Entzugssymptomen sollte in erster Linie mit Benzodiazepinen erfolgen, da sie relativ geringe pharmakologische Wechselwirkungen mit anderen Psychopharmaka aufweisen, eine günstige Steuerbarkeit und auch Antagonisierbarkeit durch z.B. Flumazenil zeigen sowie eine Schutzwirkung vor entzugsbedingten Krampfanfällen und der Entwicklung eines Delirs bieten.

█ **Auswahl und Dosierung des Antipsychotikums**

(133) Empfehlungsgrad C.
Bei Patienten mit komorbidem Substanzkonsum sollten Antipsychotika mit hoher antisychotischer Potenz und eher niedriger anticholinerger Begleitwirkung eingesetzt werden, da sich ansonsten anticholinerge Drogenwirkungen verstärken können. Die Dosierung ist ähnlich wie bei schizoprhenen Patienten ohne begleitende Substanzstörung zu wählen.

█ **Antidepressive Therapie**

(134) Empfehlungsgrad B.
Bei schizophren Erkrankten mit komorbidem Substanzgebrauch sollte bei andauerndem depressivem Syndrom nach der Detoxifikation eine antidepressive Pharmakotherapie z.B. mit trizyklischen Antidepressiva (TZA) wie Imipramin und Desipramin in einer Dosierung von 150–200 mg/d erfolgen, da hierdurch neben der Verbesserung der depressiven Symptome auch eine Reduktion des Substanzkonsums erfolgen kann.

▌ Einsatz von Anticholinergika

(135) Empfehlungsgrad C.
Bei erhöhter Rate von Dyskinesien bei schizophrenen Patienten mit komorbidem Substanzgebrauch ist eine begleitende frühzeitig einsetzende Antiparkinson-Medikation mit z. B. Biperiden zu erwägen.

▌ Einsatz von Depotmedikation

(136) Empfehlungsgrad C.
Bei Patienten mit Doppeldiagnose ist vor dem Hintergrund einer reduzierten Compliance der Einsatz einer Depotmedikation mit z. B. Flupentixoldecanoat sinnvoll. Darüberhinaus kann dies auch zur Reduktion des Verlangens (Craving) und des Substanzgebrauches insbesondere bei komorbider Alkoholabhängigkeit beitragen.

▌ Einsatz von atypischen Antipsychotika

(137) Empfehlungsgrad C.
Aufgrund zumindest gleichwertiger Wirksamkeit der atypischen Antipsychotika auf Positiv-Symptome und deutlichen Hinweisen auf überlegene Wirkung auf Negativ- sowie kognitive Symptome bei schizophrenen Patienten ohne komorbiden Substanzkonsum, sollten bei Vorliegen komorbider Substanzstörung Atypika bevorzugt werden. Es gibt ebenfalls Hinweise für eine bessere Wirksamkeit oraler Atypika (Clozapin, Olanzapin, Risperidon) gegenüber konventionellen oralen Antipsychotika bei Komorbidität mit Substanzstörungen hinsichtlich einiger psychopathologischer Symptome und in Bezug auf eine Reduktion des Verlangens nach Drogen und des tatsächlichen Drogenkonsums.

▌ Einsatz von Anti-Craving-Substanzen

(138) Empfehlungsgrad C.
Zur Reduktion des Verlangens nach der Einnahme der Substanz (Craving) können bei schizophren Erkrankten mit komorbider Kokainabhängigkeit oder -missbrauch trizyklische Antidepressiva (TZA) wie z. B. Desipramin oder Imipramin zusätzlich zur neuroleptischen Erhaltungstherapie eingesetzt werden. Für die zusätzliche Gabe von Acamprosat bei komorbider Alkoholabhängigkeit liegen keine Erfahrungen vor. Disulfiram kann wegen seiner potentiell psychose-induzierenden Eigenschaft bei dieser Patientengruppe nicht generell empfohlen werden.

▌ Behandlungselemente Psychotherapie

(139) Good Clinical Practice.
Bei der Wahl der therapeutischen Ziele (Schadensbegrenzung, Drogen-Konsumreduktion und Abstinenz) sollte der aktuelle motivationale und gesundheitliche Zustand des Patienten berücksichtigt und die Interventionen darauf ausgerichtet werden. Behandlungselemente zu folgenden Punkten sollten enthalten sein:

▌ Erhöhung der Therapiemotivation
▌ Verbesserung der Compliance
▌ Dauerhafte Einbindung der Patienten und ihrer Bezugspersonen in das Therapieprogramm

▌ Behandlungselemente der integrativen Therapieprogramme

(140) Good Clinical Practice.
Die integrativen Therapieprogramme sollten folgende verschiedene Behandlungselemente enthalten:
▌ Motivationsfördernde Strategien (z.B. motivationals Interview)
▌ Psychoedukative Elemente
▌ Kognitive Verhaltenstherapie
▌ Familienintervention
▌ Sonstige Therapieinterventionen

▌ Bestandteile des Therapieprogramms: Motivationales Interview, Psychoedukation, kognitive Verhaltenstherapie, Familienintervention

(141) Empfehlungsgrad B.
Psychotherapeutische Maßnahmen sollten im Rahmen eines integrativen, multimodalen Ansatzes durchgeführt werden und Techniken des motivationalen Interviews enthalten. Weitere Bestandteile sollten die Vermittlung von störungsrelevantem Wissen unter Einbeziehung der Angehörigen, der selbstverantwortlichen Umgang mit der Erkrankung und die Krisenbewältigung im Sinne psychoeduaktiver Maßnahmen sein. Kognitive Verhaltenstherapie sollte ebenfalls mit ein zentraler Bestandteil bei der Behandlung sein. Ergänzend können Familieninterventionen eingesetzt werden.

Für die Wirksamkeit eines solchen Programms im Sinne der Reduktion des Drogenkonsums, der Verbesserung der schizophrenen Symptomatik, der Behandlungscompliance, der sozialen Funktion und der Lebensqualität gegenüber der Routinebehandlung liegt ausreichende Evidenz vor.

Der Zugang sollte niederschwellig und die Therapie langfristig angelegt sein.

▌ Aufsuchende gemeindenahe Behandlung

(142) Empfehlungsgrad B.
Im Lebensumfeld der Patienten sollte eine aufsuchende gemeindenahe Behandlung (Assertive Community Treatment) implementiert werden, da diese sowohl hinsichtlich der sozialen Situation und der Lebensqualität als auch einer Verbesserung der Psychopathologie und einer Reduktion des Substanzkonsums Vorteile gegenüber der Standardbehandlung verspricht.

▌ Wohnmöglichkeit, Rehabilitation

(143) Empfehlungsgrad C.
Rehabilitation und Wohnsituation sollten in ein integriertes Therapieangebot eingebettet sein, wobei bei Doppeldiagnose ähnliche Grundsätze gelten sollten wie bei schizophrenen Patienten ohne Substanzstörung.

7.5 │ Somatische Komormidität

▌ Berücksichtigung somatischer Erkrankungen

(144) Good Clinical Practice.
Bei der Behandlung der Schizophrenie sollte eine besondere Sensibilität für somatische Erkrankungen vorhanden sein, eine adäquate Diagnostik somatischer Erkrankungen erfolgen und Überweisungen in somatische Fachabteilungen und Konsile nicht aufgrund psychischer Symptome verzögert werden. Für die medikamentöse Therapie somatischer Erkrankungen bei der Schizophrenie sind eine gute Kenntnis der Nebenwirkungen und Interaktionen der eingesetzten Medikamente wichtig.

▌ Diabetes-Screening

(145) Empfehlungsgrad C.
Bei der Therapiekontrolle im Rahmen der Behandlung der Schizophrenie, vor allem bei Therapie mit einem atypischen Antipsychotikum, sollte in regelmäßigen Abständen von maximal 1 Jahr, insbesondere jedoch während des ersten halben Jahres der Behandlung, bei allen Patienten ein Diabetes-Screening durchgeführt werden.

▌ Diabetes-Screening bei Therapie mit Clozapin und Olanzapin

(146) Empfehlungsgrad C.
Bei Behandlung mit Clozapin oder Olanzapin ist ein regelmäßiges Diabetes-Screening obligat.

▌ Vorgehen bei Diabetes

(147) Empfehlungsgrad C.
Bei Vorliegen eines Diabetes mellitus sollte eine Stufentherapie nach aktuellen evidenzbasierten Diabetes-Leitlinien erfolgen. Außerdem sollte bei Antipsychotika-induziertem Diabetes eine Umstellung der antipsychotischen Therapie oder eine Dosisreduktion erwogen werden.

▮ Vorgehen bei Übergewicht

(148) Empfehlungsgrad C.
Bei übergewichtigen Patienten sollte zu Therapiebeginn und im weiteren Verlauf eine Ernährungsberatung und -therapie mit dem Ziel einer hypokalorischen Kost und einer Anleitung zu vermehrter körperlicher Bewegung durchgeführt werden.

▮ Antipsychotika bei kardialen Erkrankungen

(149) Empfehlungsgrad C.
Bei kardial erkrankten Menschen sollten nur Psychopharmaka gegeben werden, die keine wesentlichen kardialen Nebenwirkungen wie eine relevante QT-Verlängerung aufweisen (z.B. Thioridazin, Ziprasidon u.a.), und solche, welche den Blutdruck nicht relevant senken.
   Antidepressiva, welche die QT-Zeit verlängern, sind vor allem trizyklische Substanzen.

▮ Antipsychotische Therapie bei somatischen Erkrankungen

(150) Empfehlungsgrad C.
Bei Auftreten einer behandlungsbedürftigen somatischen Erkrankung sollte, sofern keine Verschlechterung durch Nebenwirkungen psychotroper Medikamente zu erwarten sind, die psychopharmakologische Behandlung ohne Unterbrechung fortgesetzt werden.

▮ Dosisreduktion bei Leberzirrhose

(151) Empfehlungsgrad C.
Bei Patienten mit nachgewiesener Leberzirrhose sollte geprüft werden, ob die Dosierung der Antidepressiva und der Antipsychotika aufgrund der höheren Arzneimittelspiegel reduziert (ggf. halbiert) und bei Bedarf vorsichtig aufdosiert werden kann.

7.6 | Schwangerschaft und Stillzeit

▮ Beratung von Frauen mit Schizophrenie

(152) Good Clinical Practice.
Für Frauen mit chronischer Schizophrenie, die sich im reproduktiven Alter befinden, sollten Familienplanungs- und -beratungsmaßnahmen, Aufklärung über HIV-Übertragungswege und Informationen über die Früherkennung von Schwangerschaften angeboten und gegebenenfalls vom behandelnden Psychiater in die Wege geleitet werden.

▊ Risikofaktoren in der Schwangerschaft

(153) Good Clinical Practice.
Bei schwangeren Frauen mit Schizophrenie sollte eine aktive Beratung mit dem Ziel der Reduktion oder Vermeidung von Rauchen, Alkoholgenuss oder Drogenkonsum erfolgen. Die Stabilität der Familie und des sozialen Netzes sollte eingeschätzt und gegebenenfalls Unterstützungssysteme mobilisiert werden.

▊ Psychotrope Medikation in der Schwangerschaft

(154) Empfehlungsgrad C.
Die Behandlung mit psychotropen Medikamenten in der Schwangerschaft sollte auf Situationen beschränkt sein, bei denen die Folgen der medikamentös unbehandelten Erkrankung die möglichen Gefahren der kindlichen Medikamenten-Exposition überwiegen. Hierbei sollten die Schwere der Symptome, der bisherige Krankheitsverlauf und das soziale Netz berücksichtigt werden.

▊ Dosierung in der Schwangerschaft

(155) Empfehlungsgrad C.
In der Schwangerschaft sollte generell die niedrigst mögliche Dosis von Antipsychotika, unter der eine psychische Stabilität erreichbar ist, verwendet werden.

▊ Absetzen der Medikation in der Schwangerschaft

(156) Empfehlungsgrad B.
Ein abruptes Absetzen antipsychotischer Medikation bei Vorliegen einer Schwangerschaft sollte aufgrund der erhöhten Rezidivgefahr vermieden werden. Bei der Entscheidung für ein Absetzen der antipsychotischen Therapie sollte schrittweise und kontrolliert reduziert werden.

▊ Phenothiazine in der Schwangerschaft

(157) Empfehlungsgrad C.
Während der Schwangerschaft, insbesondere jedoch während des ersten Trimesters, sollten keine Phenothiazine gegeben werden.

▊ Gewichtszunahme und Diabetes bei Antipsychotika

(158) Empfehlungsgrad C.
Aufgrund der erhöhten Gefahr von Gewichtszunahme und Diabetes und des erhöhten Anfalls- und Agranulozytose-Risikos bei Clozapin sollte, wenn möglich, eine Clozapintherapie in der Schwangerschaft vermieden werden.

▮ **Stillen bei Therapie mit Antipsychotika**

(159) Empfehlungsgrad C.
Aufgrund unzureichender Evidenz für eine Unbedenklichkeit kann Müttern, die Antipsychotika erhalten, nicht empfohlen werden, ihr Kind zu stillen.

7.7 │ Geschlechtsspezifische Aspekte

▮ **Veränderung klinischer Symptome bei Frauen mit Schizophrenie**

(160) Empfehlungsgrad B/C.
Menstruationszyklus, Schwangerschaft, Postpartalperiode und Menopause führen zu hormonellen Umstellungen, die mit einer Veränderung der klinischen Symptomatik bei Frauen mit Schizophrenie einhergehen und eine Veränderung der Medikation und der Dosis erfordern können. Während dieser Zeit sollte die Entwicklung der klinischen Symptome besonderes beobachtet werden. In der prä- und perimenstruellen Phase kann eine temporäre Erhöhung der Medikation, in der Mitte des Zyklus eine Dosiserniedrigung erforderlich sein.

▮ **Adjuvante Östrogentherapie**

(161) Empfehlungsgrad C.
Eine adjuvante Östrogentherapie bei postmenopausalen Frauen mit Schizophrenie sollte erwogen werden, wenn sie auch medizinisch indiziert ist, da hierdurch klinische Symptome gebessert werden, die Antipsychotika-Dosis ernierigt und das Risiko für Spätdyskinesien vermindert werden kann.

▮ **Brustkrebs-Screening**

(162) Empfehlungsgrad C.
Bei Frauen mit Schizophrenie sollte ein regelmäßiges Screening auf Brustkrebs erfolgen.

▮ **Erfassung medikamentöser Nebenwirkungen**

(163) Empfehlungsgrad C.
Außerdem sollte eine regelmäßige Erfassung und Behandlung insbesondere folgender medikamentöser Nebenwirkungen stattfinden: Hyperprolaktinämie, Galaktorrhoe, andere Zyklusstörungen, sexuelle Dysfunktion, Libidoverlust, Dyslipidämie und Störungen des Glucose-Stoffwechsels.

∎ Empfängnisverhütung

(164) Empfehlungsgrad C.
Frauen mit Schizophrenie sollten regelmäßig über Methoden der Empfängnis-
verhütung informiert werden.

∎ Missbrauch

(165) Empfehlungsgrad C.
Frauen mit Schizophrenie sind einem erhöhten Risiko von sexuellem und ande-
rem Missbrauch ausgesetzt. Bei Hinweisen auf Missbrauch sollte eine adäquate
Behandlung angeboten werden.

7.8 | Höheres Lebensalter

∎ Pharmakotherapie im Alter

(166) Empfehlungsgrad C.
Bei alten Menschen mit Schizophrenie sollte die Zahl der eingesetzten Pharmaka
so weit als möglich beschränkt werden.

∎ Nutzen-Risiko-Bewertung im Alter

(167) Empfehlungsgrad C.
Bei Schizophrenie im höheren Alter ist für jedes einzelne neu zu verordnende
Medikament die Indikation und die mögliche Nutzen-Risiko-Bewertung kritisch
zu hinterfragen.

∎ Niedrigere Erhaltungsdosis im Alter

(168) Empfehlungsgrad C.
Da die Erhaltungsdosis psychotroper Medikamente im Alter häufig zu hoch ist,
sollte bei Antidepressiva, Antipsychotika, Benzodiazepinen und Phasenprophylaktika in der Regel eine im Vergleich zur Standarddosis deutlich niedrigere Erhaltungsdosis – häufig die Hälfte der Standarddosis – zur Anwendung kommen.

∎ Einfache Behandlungsschemata im Alter

(169) Good Clinical Practice.
Im Interesse einer guten Compliance sollten im Alter die Behandlungsschemata
möglichst einfach und verständlich gestaltet werden.

8 Kosten-Effektivität der Behandlung

▮ Gesundheitsökonomische Evidenz zu Atypika

(170) Good Clinical Practice.
Aufgrund der vorliegenden gesundheitsökonomischen Evidenz können keine validen Schlussfolgerungen zur Therapie mit Atypika gegeben werden. Während ältere Studien deutliche Einsparpotenziale durch eine Therapie mit Atypika im Vergleich zu typischen Antipsychotika insbesondere über eine Reduktion der stationären Wiedereinweisungsrate zeigen konnten, wurde dies in etlichen neueren Studien nicht mehr repliziert. Weitere Studien zur vergleichenden Kosten-Effektivität der Behandlung mit Atypika in Deutschland und Europa sind notwendig.

D. Algorithmen

Die Algorithmen dienen der Darstellung wesentlicher Entscheidungsschritte in der Diagnose und Therapie der Schizophrenie. Sie zielen nicht darauf ab, die Inhalte der Langversion komplett abzubilden. Die anliegende Legende stellt eine Hilfe für die Intepretation der Entscheidungsschritte dar.

∎ **Bedeutung der Zeichen:**

Klärung wichtiger Punkte vor Beginn
der Therapie bzw. klinischer Zustand

Direkte Handlungsempfehlung

Entscheidungssituation: Abfrage
vor Entscheidung für eine Handlungsoption

⟶ Logische Sequenz

Algorithmus 1: Differentialdiagnostik der Schizophrenie nach ICD 10

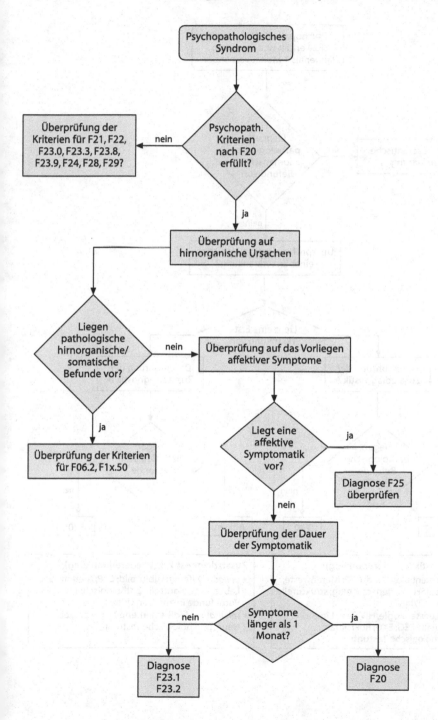

Algorithmus 2: Zusatzdiagnostik bei Schizophrenie

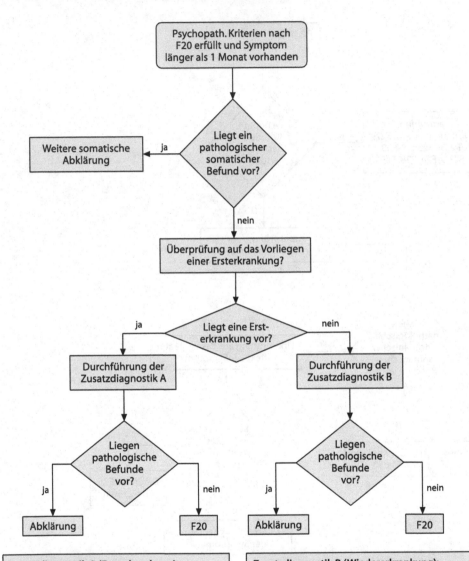

Zusatzdiagnostik A (Ersterkrankung):
- *obligat*: Differentialblutbild; CRP; Nierenwerte; Leberwerte; TSH; Drogenscreening; strukturelle Bildgebung (CT/MRT)
- *fakultativ*: Luesserologie, HIV-Test; Liquor cerebrospinalis; EEG; EKG; Rö-Thorax; Neuropsychologische Testung

Zusatzdiagnostik B (Wiedererkrankung):
- *obligat*: Differentialblutbild; CRP; Nierenwerte; Leberwerte; Kontrolle pathologischer Vorbefunde in anderen Untersuchungen
- *fakultativ*: Medikamentenplasmaspiegel; Neuropsychologische Testung

Algorithmus 3: Therapie in der Akutphase

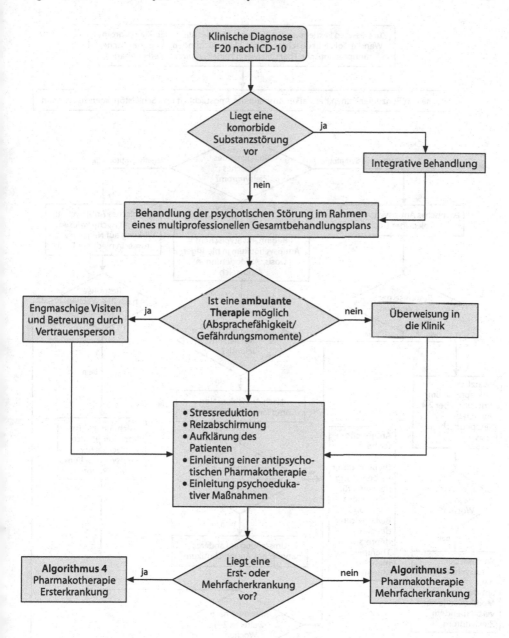

Algorithmus 4: Pharmakotherapie bei Ersterkrankung

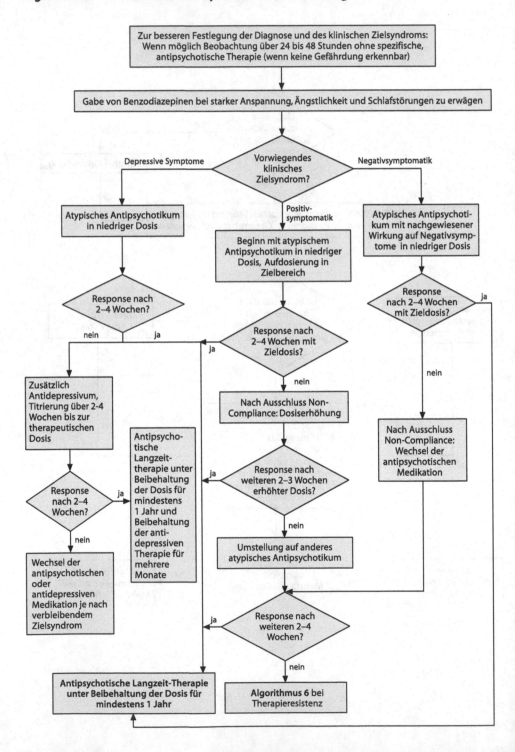

Algorithmus 5: Pharmakotherapie bei Mehrfacherkrankung (akute Exazerbation)

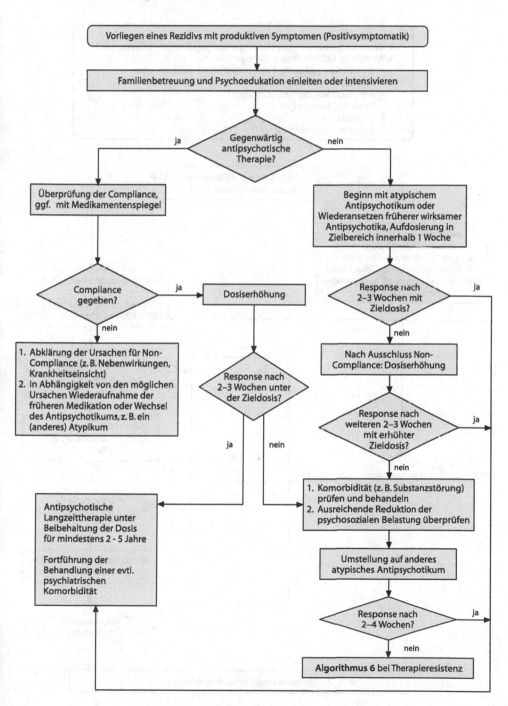

Algorithmus 6: Pharmakologische Behandlung bei medikamentöser Therapieresistenz

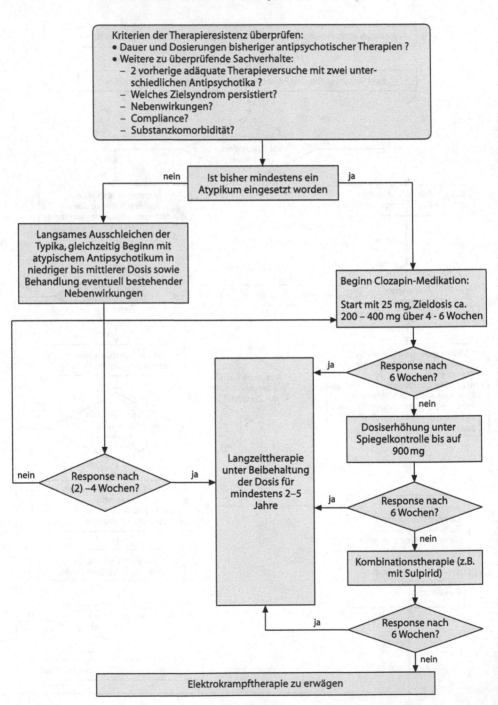

Kriterien der Therapieresistenz überprüfen:
• Dauer und Dosierungen bisheriger antipsychotischer Therapien ?
• Weitere zu überprüfende Sachverhalte:
  – 2 vorherige adäquate Therapieversuche mit zwei unter-
    schiedlichen Antipsychotika ?
  – Welches Zielsyndrom persistiert?
  – Nebenwirkungen?
  – Compliance?
  – Substanzkomorbidität?

nein   Ist bisher mindestens ein Atypikum eingesetzt worden   ja

Langsames Ausschleichen der Typika, gleichzeitig Beginn mit atypischem Antipsychotikum in niedriger bis mittlerer Dosis sowie Behandlung eventuell bestehender Nebenwirkungen

Beginn Clozapin-Medikation:
Start mit 25 mg, Zieldosis ca. 200 – 400 mg über 4 - 6 Wochen

ja   Response nach 6 Wochen?   nein

Dosiserhöhung unter Spiegelkontrolle bis auf 900 mg

Langzeittherapie unter Beibehaltung der Dosis für mindestens 2–5 Jahre

nein   Response nach (2) –4 Wochen?   ja

ja   Response nach 6 Wochen?   nein

Kombinationstherapie (z.B. mit Sulpirid)

ja   Response nach 6 Wochen?   nein

Elektrokrampftherapie zu erwägen

Algorithmus 7: Therapie bei psychotischen Erregungszuständen

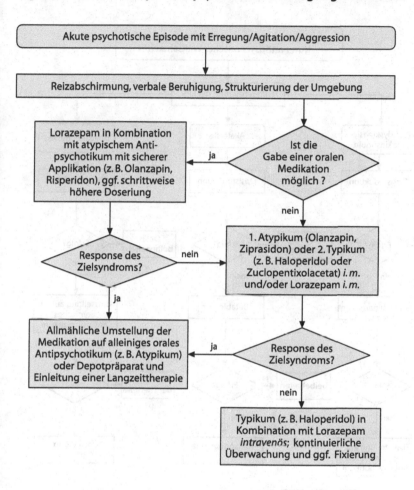

Algorithmus 8: Pharmakotherapie von Nebenwirkungen – EPS

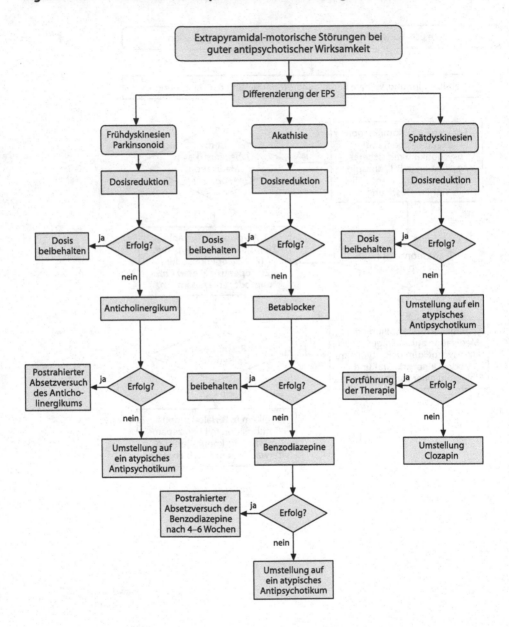

Algorithmus 9: Pharmakotherapie – ausgewählte Nebenwirkungen

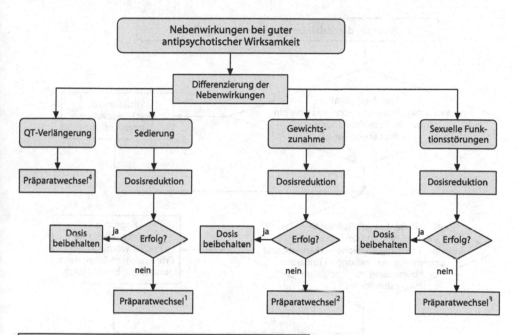

---

[1] bevorzugt Risperidon, Ziprasidon, hochpotente typische Neuroleptika
[2] bevorzugt Ziprasidon, alternativ Aripiprazol, Quetiapin, Risperidon
[3] bevorzugt Clozapin, Olanzapin, Quetiapin, Ziprasidon,
[4] bevorzugt Amisulprid, Aripiprazol, Olanzapin, Quetiapin, Risperidon

Algorithmus 10: Psychotherapeutische Intervention zur Rückfallverhütung

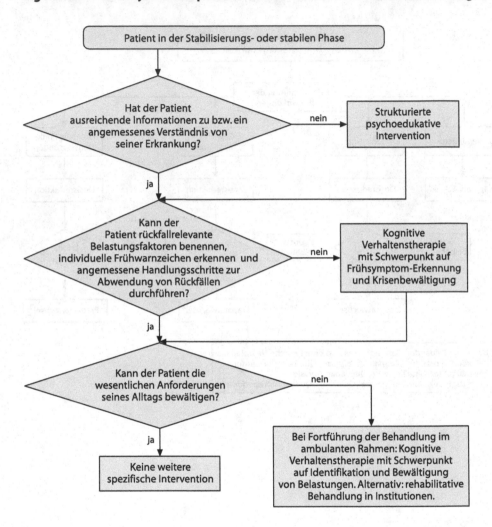

Algorithmus 11: Einbeziehung der Angehörigen mit dem Ziel der Rückfallverhütung

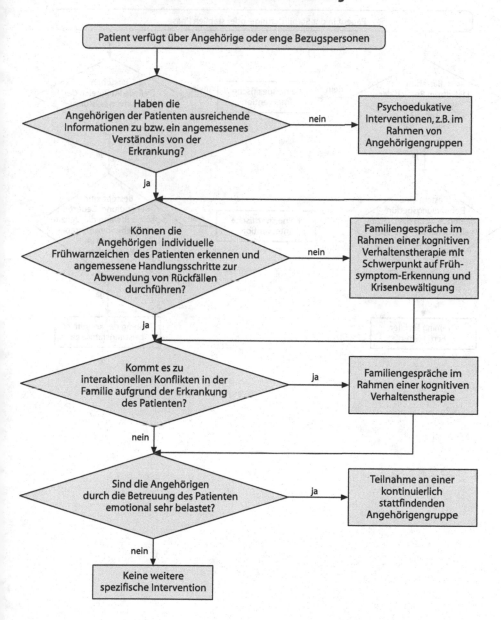

Algorithmus 12: Funktionsorientierte psychotherapeutische Behandlung

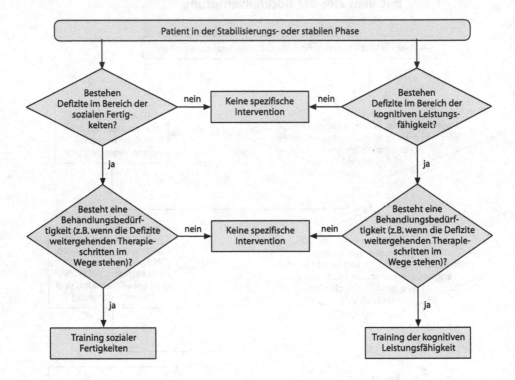

Algorithmus 13: Sozialtherapeutische Maßnahmen und Rehabilitation

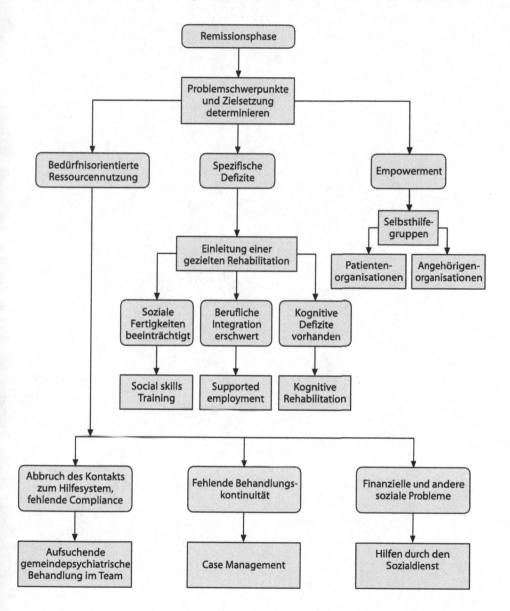

Literatur zur Langversion der Leitlinie

1. Moher D, Jadad AR, Nichol G, Penman M, Tugwell P, Walsh S: Assessing the quality of randomized controlled trials: an annotated bibliography of scales and checklists. Control Clin Trials 1995; 16:62–73
2. Jablensky A. Schizophrenia: recent epidemiologic issues. Epidemiol Rev 1995; 17(1):10–20
3. Häfner H, an der Heiden HW: Epidemiology of schizophrenia. Can J Psychiatry 1997; 42(2):139–151
4. Brown S, Inskip H, Barraclough B: Causes of the excess mortality of schizophrenia. Br J Psychiatry 2000; 177:212–217
5. Babidge NC, Buhrich N, Butler T: Mortality among homeless people with schizophrenia in Sydney, Australia: a 10-year follow-up. Acta Psychiatr Scand 2001; 103:105–110
6. Nordentoft M, Jeppesen P, Abel M, Kassow P, Petersen L, Thorup A, Krarup G, Hemmingsen R, Jorgensen P: OPUS study: suicidal behaviour, suicidal ideation and hopelessness among patients with first-episode psychosis. One-year follow-up of a randomised controlled trial. Br J Psychiatry Suppl 2002; 43:s98–106
7. Ho BC, Andreasen NC, Flaum M, Nopoulos P, Miller D: Untreated Initial Psychosis: Its Relation to Quality of Life and Symptom Remission in First-Episode Schizophrenia. Am J Psychiatry 2000; 157(5):808–815
8. Norman RM, Townsend L, Malla AK: Duration of untreated psychosis and cognitive functioning in first-episode patients. Br J Psychiatry 2001; 179:340–345
9. de Haan L, Linszen DH, Lenior ME, de Win ED, Gorsira R: Duration of untreated psychosis and outcome of schizophrenia: delay in intensive psychosocial treatment versus delay in treatment with antipsychotic medication. Schizophr Bull 2003; 29(2):341–348
10. Fowler RC, McCabe MS, Cadoret RJ, Winokur G: The validity of good prognosis schizophrenia. Arch Gen Psychiatry 1972; 26:182–185
11. Kendler KS, Tsuang MT: Outcome and familial psychopathology in schizophrenia. Arch.Gen.Psychiatry 1988; 45:338–346
12. Goldman RS, Axelrod BN, Tandon R, Ribeiro SC, Craig K, Berent S: Neuropsychological prediction of treatment efficacy and one-year outcome in schizophrenia. Psychopathology 1993; 26:122–126
13. Ciompi L: Catamnestic long-term study on the course of life and aging of schizophrenics. Schizophr Bull 1980; 6:606–618
14. Bebbington P, Wilkins S, Jones P, Foerster A, Murray R, Toone B, Lewis S: Life events and psychosis. Initial results from the Camberwell Collaborative Psychosis Study. Br J Psychiatry 1993; 162:72–79
15. McKenzie K, van Os J, Fahy T, Jones P, Harvey I, Toone B, Murray R: Psychosis with good prognosis in Afro-Caribbean people now living in the United Kingdom. BMJ 1995; 311:1325–1328

16. Swanson JW, Holzer CE III, Ganju VK, Jono RT: Violence and psychiatric disorder in the community: evidence from the Epidemiologic Catchment Area surveys. Hosp Community Psychiatry 1990; 41:761–770

17. Engel GL: The clinical application of the biopsychosocial model. Am J Psychiatry 1980; 137(5):535–544

18. Nuechterlein KH, Dawson ME: A heuristic vulnerability/stress model of schizophrenic episodes. Schizophr Bull 1984; 10(2):300–312

19. Gottesman II, Shields J: Schizophrenia, the epigenetic puzzle. Cambridge University Press, Cambridge 1982

20. Falkai P, Bogerts B: The neuropathology of schizophrenia. In: Hirsch SW, Weinberger DR (Hrsg.) Schizophrenia. Blackwell Science, Oxford 1995, S. 275–292

21. Schultz SK, Andreasen NC: Schizophrenia. Lancet 1999; 353(9162):1425–1430

22. Salize HJ, Rössler W: The cost of comprehensive care of people with schizophrenia living in the community. A cost evaluation from a German catchment area. Br J Psychiatry 1996; 169(1):42–48

23. Kissling W, Höffler J, Seemann U, Müller P, Rüther E, Trenckmann U et al: Die direkten und indirekten Kosten der Schizophrenie. Fortschr Neurol Psychiatr 1998; 67:29–36

24. Knapp M, Chisholm D, Leese M, Amaddeo F, Tansella M, Schene A et al: Comparing patterns and costs of schizophrenia care in five European countries: the EPSILON study. European Psychiatric Services: Inputs Linked to Outcome Domains and Needs. Acta Psychiatr Scand 2002; 105(1):42–54

25. Salize HJ, Rössler W: Steigen die Versorgungskosten von Patienten mit Schizophrenie überproportional? Nervenarzt 1999; 70(9):817–822

26. Möller HJ, Müller WE, Volz HP: Psychopharmakotherapie. Ein Leitfaden für Klinik und Praxis. 2. Auflage, Kohlhammer-Verlag, 2000, Seiten 90–112

27. Benkert O, Hippius H: Kompendium der Psychiatrischen Pharmakotherapie. 4. Auflage, Springer-Verlag, Berlin/New York 2003

28. Lehman AF, Lieberman JA, Dixon LB, McGlashan TH, Miller AL, Perkins DO, Kreyenbuhl J: Practice guideline for the treatment of patients with schizophrenia, second edition. Am J Psychiatry 2004; 161:1–56

29. Hirsch SR, Barnes TRE: The clinical treatment of schizophrenia with antipsychotic medication. In: Hirsch SR, Weinberger DR (Hrsg.) Schizophrenia. Oxford: Blackwell Science 1995

30. Meltzer HY, Matsubara S, Lee JC: Classification of typical and atypical antipsychotic drugs on the basis of dopamine D-1, D-2 and serotonin2 pKi values. J Pharmacol Exp Ther 1989; 251:238–246

31. Kinon BJ, Lieberman JA: Mechanisms of action of atypical antipsychotic drugs: a critical analysis. Psychopharmacology (Berl) 1996; 124:2–34

32. Lieberman JA, Kane JM, Johns CA: Clozapine: Guidelines for clinical management. J Clin Psychiatry 1989; 50:329–338

33. Woods SW: Chlorpromazine equivalent doses for the newer atypical antipsychotics. J Clin Psychiatry 2003; 64:663–667

34. Seeman P, Lee T, Chau-Wong M, Wong K: Antipsychotic drug doses and neuroleptic/dopamine receptors. Nature 1976; 261:717–719

35. Creese I, Burt DR, Snyder SH: Dopamine receptor binding predicts clinical and pharmacological potencies of antischizophrenic drugs. Science 1976; 192:481–483

36. National Institutes of Health Psychopharmacology Service Center Collaborative Study Group. Phenothiazine treatment in acute schizophrenia. Arch Gen Psychiatry 1964; 10:246–261

37. Davis JM: Overview: maintenance therapy in psychiatry: I. Schizophrenia. Am J Psychiatry 1975; 132:1237–1245

38. Schooler NR, Keith SJ, Severe JB, Matthews SM, Bellack AS, Glick ID, Hargreaves WA, Kane JM, Ninan PT, Frances A, Jacobs M, Lieberman JA, Mance R, Simpson GM, Woerner MG: Relapse and rehospitalization during maintenance treatment of schizophrenia.The effects of dose reduction and family treatment. Arch Gen Psychiatry 1997; 54:453–463

39. Geddes J, Freemnatla N, Harrison P, Bebbington P: Atypical antipsychotics in the treatment of schizophrenia. A systematic review and meta-regression analysis. BMJ 2000; 321 (7273):1371–1376

40. Davis JM, Chen N, Glick ID: A Meta-analysis of the Efficacy of Second-Generation Antipsychotics. Arch Gen Psychiatry 2003; 60(6):553–564

41. Leucht S, Barnes TR, Kissling W, Engel RR, Corell C, Kane JM: Relapse Prevention in Schizophrenia With New-Generation Antipsychotics: A Systematic Review and Exploratory Meta-Analysis of Randomized, Controlled Trials. Am J Psychiatry 2003; 160(7): 1209–1222

42. Kapur S, Zipursky RB, Remington G: Clinical and theoretical implication of 5-HT2 and D2 receptor occupancy of clozapine, risperidone, and olanzapine in schizophrenia. Am J Psychiatry 1999; 156:286–293

43. Kapur S, Zipursky RB, Jones C, Remington G, Houle S: Relationship between dopaminc D2 occupancy, clinical response, and side effects: a double-blind PET study of first-episode schizophrenia. Am J Psychiatry 2000; 157:514–520

44. Nyberg S, Farde L, Halldin C, Dahl ML, Bertilsson L: D2 dopamine receptor occupancy during low-dose treatment with haloperidol decanoate. Am J Psychiatry 1995; 152:173–178

45. Kinon BJ, Lieberman JA: Mechanisms of action of atypical antipsychotic drugs: a critical analysis. Psychopharmacology (Berl) 1996; 124:2–34

46. Brooks GW: Withdrawal from neuroleptic drugs. Am J Psychiatry 1959; 115:931–932

47. Judah LN, Josephs ZM, Murphree OD. Results of simultaneous abrupt withdrawal of ataractics in 500 chronic psychotic patients. Am J Psychiatry 1961; 118:156–158

48. Wyatt RJ: Risks of withdrawing antipsychotic medications. Arch Gen Psychiatry 1995; 52:205–208

49. Luchins DJ, Freed WJ, Wyatt RJ: The role of cholinergic supersensitivity in the medical symptoms associated with withdrawal of antipsychotic drugs. Am J Psychiatry 1980; 137:1395–1398

50. Keks NA, Copolov Dl, Burrows D: Discontinuing antipsychotic therapy: a practical guide. CNS Drugs 1995; 4:351–356

51. Kane JM, Leucht S, Carpenter D, Docherty JP: The Expert Consensus Guideline Series. Optimizing Pharmacologic Treatment of Psychotic Disorders. J Clin Psychiatry 2003; 63 (Suppl 12):1–100

52. Casey DE, Carson WH, Saha AR, Liebeskind A, Ali MW, Jody D, Ingenito GG: Switching patients to aripiprazole from other antipsychotic agents: a multicenter randomized study. Psychopharmacology (Berl) 2003; 166:391–399

53. Lee CT, Conde BJ, Mazlan M, Visanuyothin T, Wang A, Wong MM, Walker DJ, Roychowdhury SM, Wang H, Tran PV: Switching to olanzapine from previous antipsychotics: a regional collaborative multicenter trial assessing 2 switching techniques in Asia Pacific. J Clin Psychiatry 2002; 63:569–576

54. Wolkowitz OM, Pickar D: Benzodiazepines in the treatment of schizophrenia: a review and reappraisal. Am J Psychiatry 1991; 148:714–726

55. Johns CA, Thompson JW: Adjunctive treatments in schizophrenia: pharmacotherapies and electroconvulsive therapy. Schizophr Bull 1995; 21:607–619

56. Marder SR: Management of treatment-resistant patients with schizophrenia. J Clin Psychiatry 1996; 57 Suppl 11:26–30

57. Leucht S, Kissling W, McGrath J: Lithium for schizophrenia revisited: a systematic review and meta-analysis of randomized controlled trials. J Clin.Psychiatry 2004; 65:177–186

58. Ereshefsky L: Pharmacokinetics and drug interactions: update for new antipsychotics. J Clin Psychiatry 1996; 57 Suppl 11:12–25

59. Shiloh R, Zemishlany Z, Aizenberg D, Radwan M, Schwartz B, Dorfman-Etrog P, Modai I, Khaikin M, Weizman A: Sulpiride augmentation in people with schizophrenia partially responsive to clozapine. A double-blind, placebo-controlled study. Br J Psychiatry 1997; 171:569–573

60. Freudenreich O, Goff DC: Antipsychotic combination therapy in schizophrenia. A review of efficacy and risks of current combinations. Acta Psychiatr Scand 2002; 106: 323–330

61. Miller AL, Craig CS: Combination antipsychotics: pros, cons, and questions. Schizophr Bull 2002; 28:105–109

62. Tharyan P, Adams CE: Electroconvulsive therapy for schizophrenia (Cochrane Review). In: The Cochrane Library 2004 , Issue 2,. Chichester, UK: John Wiley & Sons, Ltd

63. Smesny S, Sauer H: Wirksamkeitsnachweis der Elektrokonvulsionstherapie. In: Baghai TC, Frey R, Kasper S, Möller HJ (Hrsg.): Elektrokonvulsionstherapie. Klinische und wissenschaftliche Aspekte. Springer-Verlag, Wien, New York, 2004, S. 43–46

64. Fink M, Sackeim HA: Convulsive therapy in schizophrenia? Schizophr Bull 1996; 22:27–39

65. Agarwal A, Winny G: Role of ECT-phenothiazine combination in schizophrenia. Indian J Psychiatry 1985; 27:233–236

66. Dodwell D, Goldberg D: A study of factors associated with response to electroconvulsive therapy in patients with schizophrenic symptoms. Br J Psychiatry 1989; 154:635–639

67. American Psychiatric Association. The Practice of Electroconvulsive Therapy: Recommendations for Treatment, Training, and Privileging: A Task Force Report of the American Psychiatric Association. Washington DC, American Psychiatric Association 2001

68. Hawkins JM, Archer KJ, Strakowski SM, Keck PE: Somatic treatment of catatonia. Int J Psychiatry Med 1995; 25:345–369

69. Davis JM, Janicak PG, Sakkas P, Gilmore C, Wang Z: Electroconvulsive therapy in the treatment of the neuroleptic malignant syndrome. Convuls Ther 1991; 7:111–120

70. Chanpattana W, Chakrabhand ML, Sackheim HA, Kitaroonchai W, Kongsakon R, Techakasem P: Continuation ECT in treatment-resistant schizophrenia: a controlled study. J ECT 1999; 15:178–192

71. Chanpattana W, Chakrabhand ML, Buppanharun W, Sackheim HA: Effects of stimulus intensity on the efficacy of bilateral ECT in schizophrenia: a preliminary study. Biol Psychiatry 2000; 48:222–228

72. Wissenschaftlicher Beirat der Bundesärztekammer. Stellungnahme zur Elektrokrampftherapie (EKT) als psychiatrische Behandlungsmaßnahme. Deutsches Ärzteblatt 2003, PP, 3:141–143

73. Devanand DP, Dwork AJ, Hutchinson ER, Bolwig TG, Sackheim HA: Does ECT alter brain structure? Am J Psychiatry 1994; 151:957–970

74. Donahue AB: Electroconvulsive therapy and memory loss: a personal journey. J ECT 2000; 16:133–143

75. Datto CJ: Side effects of electroconvulsive therapy. Depress Anxiety 2000; 12:130–134

76. Wassermann EM, Lisanby SH: Therapeutic application of repetitive transcranial magnetic stimulation: a review. Clin Neurophysiol 2001; 112:1367–1377

77. Hoffman RE, Hawkins KA, Gueorguieva R, Boutros NN, Rachid F, Carroll K, Krystal JH: Transcranial magnetic stimulation of left temporoparietal cortex and medication-resistant auditory hallucinations. Arch Gen Psychiatry 2003; 60:49–56

78. Poulet E, Brunelin J, Bediou B, Bation R, Forgeard L, Dalery J, d'Amato T, Saoud M: Slow transcranial magnetic stimulation can rapidly reduce resistant auditory hallucinations in schizophrenia. Biol Psychiatry 2005 ; 57(2):188–191

79. McIntosh AM, Semple D, Tasker K, Harrison LK, Owens DG, Johnstone EC, Ebmeier KP: Transcranial magnetic stimulation for auditory hallucinations in schizophrenia. Psychiatry Res 2004; 127(1–2):9–17

80. Lee SH, Kim W, Chung YC, Jung KH, Bahk WM, Jun TY, Kim KS, George MS, Chae JH: A double blind study showing that two weeks of daily repetitive TMS over the left or right temporoparietal cortex reduces symptoms in patients with schizophrenia who are having treatment-refractory auditory hallucinations. Neurosci Lett. 2005; 376(3): 177–181

81. Rollnik JD, Huber TJ, Mogk H, Siggelkow S, Kropp S, Dengler R, Emrich HM, Schneider U: High frequency repetitive transcranial magnetic stimulation (rTMS) of the dorsolateral prefrontal cortex in schizophrenic patients. Neuroreport 2000; 11(18):4013–4015

82. Hajak G, Marienhagen J, Langguth B, Werner S, Binder H, Eichhammer P: High-frequency repetitive transcranial magnetic stimulation in schizophrenia: a combined treatment and neuroimaging study. Psychol Med 2004; 34(7):1157–1163

83. Holi MM, Eronen M, Toivonen K, Toivonen P, Marttunen M, Naukkarinen H: Left prefrontal repetitive transcranial magnetic stimulation in schizophrenia. Schizophr Bull 2004; 30(2):429–434

84. Klein E, Kolsky Y, Puyerovsky M, Koren D, Chistyakov A, Feinsod M: Right prefrontal slow repetitive transcranial magnetic stimulation in schizophrenia: a double-blind sham-controlled pilot study. Biol Psychiatry 1999; 46:1451–1454

85. Plewnia C: Nebenwirkungen, Kontraindikationen und Sicherheitsrichtlinien der repetitiven transkraniellen Magnetstimulation. In: Eschweiler GW, Wild B, Bartels M (Hrsg). Elektromagnetische Therapien in der Psychiatrie. Steinkopff-Verlag, Darmstadt, 2003, S 179–184

86. National Collaborating Centre for Mental Health: Schizophrenia: Core interventions in the treatment and management of schizophrenia in primary and secondary care. NICE Clinical Guideline 1 London, Abba Litho Sales Ltd. 2002

87. Geddes J, Freemnatla N, Harrison P, Bebbington P: Atypical antipsychotics in the treatment of schizophrenia. A systematic review and meta-regression analysis. BMJ 2000; 321 (7273):1371–1376

88. McGorry PD, Edwards J, Mihalopoulos C: EPPIC : an evolving system of early detection and optimal management. Schizophr Bull 1996; 22:305–322

89. Cohen LJ, Test MA, Brown RL: Suicide and schizophrenia: data from a prospective community treatment study. Am J Psychiatry 1990; 147:602–607

90. Angermeyer MC: Schizophrenia and violence. Acta Pychiatr Scand 2000; 102 (Suppl): 63–67

91. Corell CU, Malhotra AK, Kaushik S, McMeniman M, Kane JM: Early prediction of antipsychotic response in schizophrenia. Am J Psychiatry 2003; 160:2063–2065

92. Feifel D: Rationale and guideline for the inpatient treatment of acute psychosis. J Clin Psychiatry 2000; 61 (Suppl 14):27–32

93. Lieberman JA: Atypical antipsychotic drugs as a first-line treatment of schizophrenia: a rationale and hypothesis. J Clin Psychiatry 1996; 57 (Suppl 11):68–71

94. Lieberman JA, Jody D, Geisler S, Alvir JM, Loebel A, Szymanski S, Woerner M, Borenstein M: Time course and biologic correlates of treatment response in first-episode schizophrenia. Arch Gen Psychiatry 1993; 50:369

95. Robinson DG, Woerner MG, Alvir JM, Geisler S, Koreen A, Sheitman B, Chakos M, Mayerhoff D, Bilder R, Goldman R, Lieberman JA: Predictors of treatment response from a first episode of schizophrenia or schizoaffective disorder. Am J Psychiatry 1999a; 156:544–549

96. Norman RM, Malla AK: Duration of untreated psychosis: a critical examination of the concept and its importance. Psychol Med 2001; 31(3):381–400

97. McGorry P, Killackey E, Elkins K, Lambert M, Lambert T for the RANZCP Clinical Practice Guideline Team for the treatment of schizophrenia. Summary Australian and New Zealand clinical practice guideline for the treatment of schizophrenia. Australasian Psychiatry 2003; 11, 2:136–147

98. The Scottish First Episode Schizophrenia Study. II. Treatment: pimozide versus flupenthixol. The Scottish Schizophrenia Research Group. Br J Psychiatry 1987; 150:334–338

99. Emsley RA: Risperidone in the treatment of first-episode psychotic patients: a double-blind multicenter study. Risperidone Working Group. Schizophr Bull 1999; 25:721–729

100. Sanger TM, Lieberman JA, Tohen M, Grundy S, Beasley C, Tollefson GD: Olanzapine versus haloperidol treatment in first-episode psychosis. Am J Psychiatry 1999; 156: 79–87

101. Lieberman JA, Tollefson G, Tohen M, Green AI, Gur RE, Kahn R et al: Comparative efficacy and safety of atypical and conventional antipsychotic drugs in first-episode psychosis: a randomized, double-blind trial of olanzapine versus haloperidol. Am J Psychiatry 2003; 160(8):1396–1404

102. Lieberman JA, Phillips M, Gu H, Stroup S, Zhang P, Kong L et al: Atypical and conventional antipsychotic drugs in treatment-naive first-episode schizophrenia: a 52-week randomized trial of clozapine vs chlorpromazine. Neuropsychopharmacology 2003; 28(5):995–1003

103. Rummel C, Hamann J, Kissling W, Leucht S: New generation antipsychotics for first-episode schizophrenia (Cochrane Review). In: The Cochrane Library, Issue 2, Chichester, UK: John Wiley & Sons, Ltd

104. Van Bruggen J, Tijssen J, Dingemans P, Gersons B, Linszen D: Symptom response and side-effects of olanzapine and risperidone in young adults with recent onset schizophrenia. Int Clin Psychopharmacol 2003; 18:341–346

105. Lehmann AF, Steinwachs DM and PORT Co-investigators. Translating research into practice: the Schizophrenia Patient Outcomes Research Team (PORT) treatment recommendations. Schizophr Bull 1998; 24:1–10

106. Dixon LB, Lehman AF, Levine J: Conventional antipsychotic medications for schizophrenia. Schizophr Bull 1995; 21(4):567–577

107. Merlo MC, Hofer H, Gekle W, Berger G, Ventura J, Panhuber I, Latour G, Marder SR: Risperidone, 2 mg/day vs. 4 mg/day, in first-episode, acutely psychotic patients: treatment efficacy and effects on fine motor functioning. J Clin Psychiatry 2002; 63:885–891

108. Kopala LC, Good KP, Honer WG: Extrapyramidal signs and clinical symptoms in first-episode schizophrenia: response to low dose risperidone. J Clin Psychopharmacol 1997; 17:308–313

109. Davis JM, Barter JT, Kane JM: Antipschotic drugs. In: Kaplan HI, Sadock BJ (Hrsg). Comprehensive textbook of psychiatry, fifth edition, Baltimore, Williams & Wilkins 1989, S 1591–1626

110. Joy CB, Adams CE, Lawrie SM: Haloperidol versus placebo for schizophrenia (Cochrane Review). In: The Cochrane Library, Issue 2, Chichester, UK: John Wiley & Sons, Ltd, 2004

111. Centre for Outcomes Research and Effectiveness of the British Psychological Society. Systematic Review Haloperidol (Pharmacology Group of the National Institute for Clinical Excellence). In: National Institute for Clinical Excellence. Schizophrenia: core interventions in the treatment and management of schizophrenia in primary and secondary care. 2002

112. Centre for Outcomes Research and Effectiveness of the British Psychological Society. Systematic Review Flupentixol (Pharmacology Group of the National Institute for Clinical Excellence). In: National Institute for Clinical Excellence. Schizophrenia: core interventions in the treatment and management of schizophrenia in primary and secondary care. 2002

113. Centre for Outcomes Research and Effectiveness of the British Psychological Society. Systematic Review Fluphenazine (Pharmacology Group of the National Institute for Clinical Excellence). In: National Institute for Clinical Excellence. Schizophrenia: core interventions in the treatment and management of schizophrenia in primary and secondary care. 2002

114. Leucht S, Hartung B: Perazine for schizophrenia (Cochrane Review). In: The Cochrane Library, Issue 2, Chichester, UK: John Wiley & Sons, Ltd, 2004

115. Sultana A, McMonagle T: Pimozide for schizophrenia or related (Cochrane Review). In: The Cochrane Library, Issue 2, Chichester, UK: John Wiley & Sons, Ltd, 2004

116. Soares BG, Fenton MK, Chue P: Sulpiride for schizophrenia (Cochrane Review). In: The Cochrane Library, Issue 2, Chichester, UK: John Wiley & Sons, Ltd, 2004

117. Waraich P, Adams CE, Roque M, Hamill KM, Marti J: Haloperidol dose for the acute phase of schizophrenia (Cochrane Review). In: The Cochrane Library, Issue 2, Chichester, UK: John Wiley & Sons, Ltd, 2004

118. Leucht S, Hartung B: Perazine for schizophrenia (Cochrane Review). In: The Cochrane Library, Issue 2, Chichester, UK: John Wiley & Sons, Ltd, 2004

119. Fenton MK, Coutinho ESF, Campbell C: Zuclopenthixol acetate in the treatment of acute schizophrenia and similar serious mental illlnesses (Cochrane Review). In: The Cochrane Library, Issue 2, Chichester, UK: John Wiley & Sons, Ltd, 2004

120. Sultana A, McMonagle T: Pimozide for schizophrenia or related psychosis (Cochrane Review). In: The Cochrane Library, Issue 2, Chichester, UK: John Wiley & Sons, Ltd, 2004

121. Leucht S, Hartung B: Benperidol for Schizophrenia (Cochrane Review). In: The Cochrane Library, Issue 2, Chichester, UK: John Wiley & Sons, Ltd, 2004

122. Mota Neto JIS, Lima MS, Soares BGO: Amisulpride for schizophrenia (Cochrane Review). In: The Cochrane Library, Issue 2, Chichester, UK: John Wiley & Sons, Ltd, 2004

123. Wahlbeck K, Cheine M, Essali MA: Clozapine versus typical neuroleptic medication for schizophrenia (Cochrane Review). In: The Cochrane Library, Issue 2, Chichester, UK: John Wiley & Sons, Ltd, 2004

124. Duggan L, Fenton M, Dardennes RM, El-Dosoky A, Indran S: Olanzapine for (Cochrane Review). In: The Cochrane Library, Issue 2, Chichester, UK: John Wiley & Sons, Ltd, 2004

125. Srisurapanont M, Maneeton B, Maneeton N: Quetiapine for (Cochrane Review). In: The Cochrane Library, Issue 2, Chichester, UK: John Wiley & Sons, Ltd, 2004

126. Hunter RH, Joy CB, Kennedy E, Gilbody SM, Song F: Risperidone versus typical antipsychotic medication for schizophrenia (Cochrane Review). In: The Cochrane Library, Issue 2, Chichester, UK: John Wiley & Sons, Ltd, 2004

127. Bagnall A-M, Lewis RA, Leitner ML: Ziprasidone for schizophrenia and severe mental illness (Cochrane Review). In: The Cochrane Library, Issue 2, Chichester, UK: John Wiley & Sons, Ltd, 2004

128. Beasley CM, Sanger T, Satterlee W, Tollefson G, Tran P, Hamilton S: Olanzapine versus placebo: Results of double-blind, fixed dose olanzapine trial. Psychopharmacology 1996; 124:159–167

129. Borison RL, Arvanitis LA, Miller BG: ICI 204,636: an atypical antipsychotic: efficacy and safety in a multicenter, placebo-controlled trial in patients with schizophrenia. U.S. Seroquel Study Group. J Clin Psychopharmacol 1996; 16:158–169

130. Daniel DG, Zimbroff DL, Potkin SG, Reeves KR, Harrigan EP, Lakshminarayanan M: Ziprasidone 80 mg/day and 160 mg/day in the acute exacerbation of schizophrenia and schizoaffective disorder: a 6-week placebo-controlled trial. Ziprasidone Study Group. Neuropsychopharmacology 1999; 20:491–505

131. Keck P, Buffenstein A, Ferguson J, Feighner J, Jaffe W, Harrigan EP et al: Ziprasidone 40 and 120 mg/day in the acute exacerbation of schizophrenia and schizoaffective disorder: a 4-week placebo-controlled trial. Psychopharmacology (Berl) 1998; 140:73–184

132. Marder S, Meibach R: Risperidone in the treatment of schizophrenia. American Journal of Psychiatry 1994; 151:825–835

133. Shopsin B, Klein H: Clozapine, chlorpromazine and placebo in newly hospitalised, acutely schizophrenic patients. Arch Gen Psychiatry 1979; 36:657–664

134. Kane JM, Carson WH, Saha AR, McQuade RD, Ingenito GG, Zimbroff DL, Ali MW: Efficacy and safety of aripiprazole and haloperidol versus placebo in patients with schizophrenia and schizoaffective disorder. J Clin Psychiatry. 2002 Sep; 63(9):763–771

135. Potkin SG, Saha AR, Kujawa MJ, Carson WH, Ali M, Stock E, Stringfellow J, Ingenito G, Marder SR: Aripiprazole, an antipsychotic with a novel mechanism of action, and risperidone vs placebo in patients with schizophrenia and schizoaffective disorder. Arch Gen Psychiatry. 2003 Jul; 60(7):681–690

136. Fenton MK, Morris S, Bagnall AM, Cooper SJ, Gammelin G, Leitner ML: Zotepine for schizophrenia. (Cochrane Review). In: The Cochrane Library, Issue 2, Chichester, UK: John Wiley & Sons, Ltd, 2004

137. Leucht S, Pitschel-Walz G, Abraham D, Kissling W: Efficacy and extrapyramidal side-effects of the new antipsychotics olanzapine, quetiapine, risperidone, and sertindole compared to conventional antipsychotics and placebo: a meta-analysis of randomized controlled trials. Schizophrenia Research 1999; 35(1):51–68

138. Leucht S, Wahlbeck K, Hamann J, Kissling W: New generation antipsychotics versus low-potency conventional antipsychotics: a systematic review and meta-analysis. Lancet 2003; 361:1581–1589

139. Zygmunt A, Olfson M, Boyer CA, Mechanic D: Interventions to improve medication adherence in schizophrenia. Am J Psychiatry 2002; 159:1653–1664

140. Sartorius N, Fleischhacker W, Gjerris A, Kern U, Knapp M, Leonhard BE, Lieberman A, López-Ibor JJ, van Raay B, Tornquist E, Twomey E: The Usefulness and Use of Second-Generation Antipsychotic Medications – an Update. Curr Opin Psychiatry 2002; 15 (Suppl. 1):S1–S51

141. McGorry P, Killackey E, Elkins K, Lambert M, Lambert T for the RANZCP Clinical Practice Guideline Team for the treatment of schizophrenia. Summary Australian and New Zealand clinical practice guideline for the treatment of schizophrenia. Australasian Psychiatry 2003; 11, 2:136–147

142. Corell CU, Malhotra AK, Kaushik S, McMeniman M, Kane JM: Early prediction of antipsychotic response in schizophrenia. Am J Psychiatry 2003; 160:2063–2065

143. Lehmann AF, Steinwachs DM and PORT Co-investigators: Translating research into practice: the Schizophrenia Patient Outcomes Research Team (PORT) treatment recommendations. Schizophr Bull 1998; 24:1–10

144. National Institutes of Health Psychopharmacology Service Center Collaborative Study Group. Phenothiazine treatment in acute schizophrenia. Arch Gen Psychiatry 1964; 10:246–261

145. Baldessarini RJ, Cohen BM, Teicher MH: Significance of neuroleptic dose ans plasma level in the pharmacological treatment of psychoses. Arch Gen Psychiatry 1988; 45:79–91

146. Coffman JA, Nasrallah HA, Lyskowski J, McCalley-Whitters M, Dunner FJ: Clinical effectiveness of oral and parenteral rapid neuroleptization. J Clin Psychiatry 1987; 48:20–24

147. Volavka J, Cooper TB, Czobor P, Lindenmayer JP, Citrome LL, Mohr P, Bark N: High-dose treatment with haloperidol: the effect of dose reduction. J Clin Psychopharmacol 2000; 20:252–256

148. Coryell W, Miller DD, Perry PJ: Haloperidole plasma levels and dose optimization. Am J Psychiatry 1998; 155:48–53

149. Stone CK, Garve DL, Griffith J, Hirshowitz J, Benett J: Further evidence of a dose-response threshold for haloperidol in psychosis. Am J Psychiatry 1995; 152:1210–1212

150. Waraich P, Adams CE, Roque M, Hamill KM, Marti J: Haloperidol dose for the acute phase of schizophrenia. Cochrane Database Syst Rev 2002

151. Casey DE, Daniel DG, Wassef AA, Tracy LA, Wozniak P, Sommerville KW: Reply effect of divalproex combined with olanzapine or risperidone in patients with an acute exacerbation of schizophrenia. Neuropsychopharmacology 2003; 28:2052–2053

152. Wassef A, Dott SG, Harris A, Brown A, O'Boyle M, Meyer WJ 3rd, Rose RM: Randomized, placebo-controlled pilot study of divalproex sodium in the treatment of acute exacerbations of chronic schizophrenia. J Clin Psychopharmacol 2000; 20:357–361

153. Dose M, Hellweg R, Yassouridis A, Theison M, Emrich HM: Combined treatment of schizophrenic psychoses with haloperidol and valproate. Pharmacopsychiatry 1998; 31:122–125

154. Hesslinger B, Normann C, Langosch JM, Klose P, Berger M, Walden J: Effects of carbamazepine and valproate on haloperidol plasma levels and on psychopathologic outcome in schizophrenic patients. J Clin Psychopharmacol 1999; 19:310–315

155. Leucht S, McGrath J, White P, Kissling W: Carbamazepine for schizophrenia and schizoaffective psychoses (Cochrane Review). In: The Cochrane Library, Issue 2, Chichester, UK: John Wiley & Sons, Ltd, 2004

156. Carpenter Jr WT, Heinrichs DW, Alphs LD: Treatment of negative symptoms. Schizophr Bull 1985; 11:440–452

157. Möller HJ: Management of the negative symptoms of schizophrenia. New treatment options. CNS Drugs 2003; 17 (11):793–823

158. Davis JM, Barter JT, Kane JM: Antipsychotic drugs, in Comprehensive Textbook of Psychiatry, 5th ed. Edited by Kaplan HI, Sadock BJ. Baltimore, Williams & Wilkins, 1989, pp 1591–1626

159. Danion JM, Rein W, Fleurot O: Improvement of schizophrenic patients with primary negative symptoms treated with amisulpride. Amisulpride Study Group. Am J Psychiatry 1999; 156:610–616

160. Carriere P, Bonhomme D, Lemperiere T: Amisulpride has a superior benefit/risk profile to haloperidol in schizophrenia: results of a multicentre double-blind study (the Amisulpride Study Group). European Psychiatry 2000; 15:321–329

161. Leucht S, Pitschel-Walz G, Engel RR, Kissling W: Amisulpride, an anusual atypical antipsychotic : a meta-analysis of randomized controlled trials. Am J Psychiatry 2002; 159:180–190

162. Kane JM, Carson WH, Saha AR, McQuade RD, Ingenito GG, Zimbroff DL, Ali MW: Efficacy and safety of aripiprazole and haloperidol versus placebo in patients with schizophrenia and schizoaffective disorder. J Clin Psychiatry 2002; 63:763–771

163. Potkin SG, Saha AR, Kujawa MJ, Carson WH, Ali M, Stock E, Stringfellow J, Ingenito G, Marder SR: Aripiprazole, an antipsychotic with a novel mechanism of action, and risperidone vs placebo in patients with schizophrenia and schizoaffective disorder. Arch Gen Psychiatry 2003; 60(7):681–690

164. Pigott TA, Carson WH, Saha AR, Torbeyns AF, Stock EG, Ingenito GG: Aripiprazole Study Group. Aripiprazole for the prevention of relapse in stabilized patients with chronic schizophrenia: a placebo-controlled 26-week study. J Clin Psychiatry 2003; 64(9):1048–1056

165. Kasper S, Lerman MN, McQuade RD, Saha A, Carson WH, Ali M, Archibald D, Ingenito G, Marcus R, Pigott T: Efficacy and safety of aripiprazole vs haloperidol for long-term maintenance treatment following acute relapse of schizophrenia. Int J Neuropsychopharmacol 2003; 6(4):325–337

166. Volavka J, Czobor P, Sheitman B, Lindenmayer JP, Citrome L, McEvoy JP, Cooper TB, Chakos M, Lieberman JA: Clozapine, olanzapine, risperidone, and haloperidol in the treatment of patients with chronic schizophrenia and schizoaffective disorder. Am J Psychiatry 2002; 159(2):255–262

167. Wahlbeck K, Cheine M, Tuisku K, Ahokas A, Joffe G, Rimon R: Risperidone versus clozapine in treatment-resistant schizophrenia: a randomised pilot study. Prog Neuro Psychopharmacol Biol Psychiatry 2000; 24:911–922

168. Chakos M, Lieberman J, Hoffman E, Bradford D, Sheitman B: Effectiveness of second-generation antipsychotics in patients with treatment-resistant schizophrenia: a review and meta-analysis of randomized trials. Am J Psychiatry 2001; 158(4):518–526

169. Beasley CM Jr, Tollefson G, Tran P, Satterlee W, Sanger T, Hamilton S & the Olanzapine HGAD study group. Olanzapine versus placebo and haloperidol: acute phase results of the North American double-blind olanzapine trial. Neuropsychopharmacology 1996; 14:111–123

170. Beasley CM, Hamilton SH, Crawford AM, Dellva MA, Tollefson G, Tran PV, et al: Olanzapine versus haloperidol: acute phase results of the international double-blind olanzapine trial. Eur Neuropsychopharmacol 1997; 7:125–137

171. Tollefson GD, Beasley CM, Tran PV, Street JS, Krueger JA, Tamura RN, et al: Olanzapine versus haloperidol. In the treatment of schizophrenia and schizoaffective and schizophreniform disorders: results of an international collaborative trial. Am J Psychiatry 1997; 154:457–465

172. Tran PV, HamIton SH, Kuntz AJ, Potvin JH, Andersen SW, Beasley C Jr, Tollefson GD: Double-blind comparison of olanzapine versus risperidone in the treatment of schizophrenia and other psychotic disorders. Journal of Clinical Psychopharmacology 1997; 17:407–418

173. Small JG, Hirsch SR, Arvanitis LA, Miller BG, Link CG: Quetiapine in patients with schizophrenia. A high- and low-dose double-blind comparison with placebo. Seroquel Study Group. Arch Gen Psychiatry 1997; 54:549–557

174. Arvanitis LA, Miller BG: Multiple fixed doses of "Seroquel" (quetiapine) in patients with acute exacerbation of schizophrenia: a comparison with haloperidol and placebo. The Seroquel Trial 13 Study Group. Biol Psychiatry 1997; 42:233–246

175. Peuskens J, Link CGG: A comparison of quetiapine and chlorpromazine in the treatment of schizophrenia. Acta Psychiatr Scand 1997; 96:265–273

176. Peuskens J, Donnoli VF, Portnoy ME, Stingo NR, Duarte A et al: Risperidone in the treatment of patients with chronic schizophrenia: a multi-national, multi-centre, double-blind, parallel-group study versus haloperidol. Br J Psychiatry 1995; 166:712–726

177. Carman J, Peuskens J, Vangeneugden A: Risperidone in the treatment of negative symptoms of schizophrenia: a meta-analysis. Int Clin Psychopharmacol 1995; 10(4): 207–213

178. Conley RR, Mahmoud R: A randomised double-blind study of risperidone and olanzapine in the treatment of schizophrenia or schizoaffective disorder. Am J Psychiatry 2001; 158:765–774

179. Daniel DG, Zimbroff DL, Potkin SG, Reeves KR, Harrigan EP, Lakshminarayanan M: Ziprasidone 80 mg/day and 160 mg/day in the acute exacerbation of schizophrenia and schizoaffective disorder: a 6-week placebo-controlled trial. Ziprasidone Study Group. Neuropsychopharmacology 1999; 20:491–505

180. Keck P, Buffenstein A, Ferguson J, Feighner J, Jaffe W, Harrigan EP, et al: Ziprasidone 40 and 120 mg/day in the acute exacerbation of schizophrenia and schizoaffective disorder: a 4-week placebo-controlled trial. Psychopharmacology (Berl) 1998; 140:73–184

181. Arato M, O'Connor R, Meltzer HY: A 1-year, double-blind, placebo-controlled trial of ziprasidone 40, 80 and 160 mg/day in chronic schizophrenia: the Ziprasidone Extended Use in Schizophrenia (ZEUS) study. Int Clin Psychopharmacol. 2002; 17:207–215

182. Petit M, Raniwalla J, Tweed J, Leutenegger E, Dollfus S, Kelly F: A comparison of an atypical and typical antipsychotic, zotepine versus haloperidol in patients with acute exacerbation of schizophrenia: a parallel-group double-blind trial. Psychopharmacology Bulletin 1996; 32:81–87

183. Cooper SJ, Butler A, Tweed J, Welch C, Raniwalla J: Zotepine in the prevention of recurrence: a randomised, double-blind, placebo-controlled study for chronic schizophrenia. Psychopharmacology (Berl) 2000; 150:237–243

184. Puech A, Fleurot O, Rein W, Amisulpride Study Group. Amisulpride, an atypical antipsychotic, in the treatment of acute episodes of schizophrenia: a dose-ranging study versus haloperidol. Acta Psychiatr Scand 1998; 98:65–72

185. Goff DC, Midha KK, Sarid-Segal O, Hubbard JW, Amico E: A placebo-controlled trial of fluoxetine added to neuroleptic in patients with schizophrenia. Psychopharmacology (Berl) 1995; 117:417–423

186. Spina E, De Domenico P, Ruello C, Longobardo N, Gitto C, Ancione M, Di Rosa AE, Caputi AP: Adjunctive fluoxetine in the treatment of negative symptoms in chronic schizophrenic patients. Int Clin Psychopharmacol 1994; 9 (4):281–285

187. Silver H, Shmugliakov N: Augmentation with fluvoxamine but not maprotiline improves negative symptoms in treated schizophrenia: evidence for a specific serotonergic effect from a double-blind study. J Clin Psychopharmacol 1998; 18:208–211

188. Silver H, Barash I, Aharon N, Kaplan A, Poyurovsky M: Fluvoxamine augmentation of antipsychotics improves negative symptoms in psychotic chronic schizophrenic patients: a placebo-controlled study. Int Clin Psychopharmacol 2000; 15:257–261

189. Silver H: Selective serotonin reuptake inhibitor augmentation in the treatment of negative symptoms of schizophrenia. Int Clin Psychopharmacol 2003; 18:305–313

190. Siris SG, Bermanzohn PC, Mason SE, Shuwall MA: Maintenance imipramine therapy for secondary depression in schizophrenia: a controlled trial. Arch Gen Psychiatry 1994; 51:109–115

191. Siris S, Pollack S, Bermanzohn P, Stronger R: Adjunctive imipramine for a broader group of post-psychotic depressions in schizophrenia. Schizophr Res 2000; 44:187–192

192. Berk M, Ichim C, Brook S: Efficacy of mirtazapine add on therapy to haloperidol in the treatment of the negative symptoms of schizophrenia: a double-blind randomized placebo-controlled study. Int Clin Psychopharmacol 2001; 16 (2):87–92

193. Arango C, Kirkpatrick B, Buchanan RW: Fluoxetine as an adjunct to conventional antipsychotic treatment of schizophrenia patients with residual symptoms. J Nerv Ment Dis 2000; 188:50–53

194. Möller HJ: Non-neuroleptic approaches to treating negative symptoms in schizophrenia. Eur Arch Psychiatry Clin Neurosci 2004; 254:108–116

195. Mishara AL, Goldberg TE: A meta-analysis and critical review of the effects of conventional neuroleptic treatment on cognition in schizophrenia: opening a closed book. Biol Psychiatry 2004; 55 (10):1013–1022

196. Weiss EM, Bilder RM, Fleischhacker WW: The effects of second-generation antipsychotics on cognitive functioning and psychosocial outcome in schizophrenia. Psychopharmacology (Berl) 2002; 162 (1):11–17

197. Harvey PD, Keefe RSE: Studies of cognitive change in patients with schizophrenia following novel antipsychotic treatment. Am J Psychiatry 2001; 158:176–184

198. Hawkins JM, Archer KJ, Strakowski SM, Keck PE: Somatic treatment of catatonia. Int J Psychiatry Med 1995; 25 (4):345–369

199. French K, Eastwood D: Response of catatonic schizophrenia to amisulpride: a case report. Can J Psychiatry 2003; 48 (8):570

200. Gaszner P, Makkos Z: Clozapine maintenance therapy in schizophrenia. Prog Neuropsychopharmacol Biol Psychiatry 2004; 28 (3):465–469

201. Martenyi F, Metcalfe S, Schausberger B, Dossenbach MR: An efficacy analysis of olanzapine treatment data in schizophrenia patients with catatonic signs and symptoms. J Clin Psychiatry 2001; 62 (Suppl 2):25–27

202. Valevski A, Loebl T, Keren T, Bodinger L, Weizman A: Response of catatonia to risperidone: two case reports. Clin Neuropharmacol 2001; 24 (4):228–231

203. Harada T, Otsuki S, Fujiwara Y: Effectiveness of zotepine in therapy-refractory psychoses. An open, multicenter study in eight psychiatric clinics. Fortschr Neurol Psychiatr 1991; 59 (Suppl 1):41–44

204. Ungvari GS, Chiu HF, Cho LY, Lau BS, Tsang WK: Lorazepam for chronic catatonia: a randomised, double-blind, placebo-controlled cross-over study. Psychopharmacology 1999; 142:393–398

205. Siris S, Pollack S, Bermanzohn P, Stronger R: Adjunctive imipramine for a broader group of post-psychotic depressions in schizophrenia. Schizophr Res 2000; 44:187–192

206. Dufresne RL, Valentino D, Kass DJ: Thioridazine improves affective symptoms in schizophrenic patients. Psychopharmacol Bull 1993; 29(2):249–255

207. Krakowski M, Czobor P, Volavka J: Effect of neuroleptic treatment on depressive symptoms in acute schizophrenic episodes. Psychiatry Res 1997; 71(1):19–26

208. Abuzzahab FS Sr, Zimmerman RL: Psychopharmacological correlates of post-psychotic depression: a double-blind investigation of haloperidol vs thiothixene in outpatient schizophrenia. J Clin Psychiatry 1982; 43(3):105–110

209. McElroy SL, Dessain EC, Pope HG Jr, COLE JO, Keck PE, Jr, Frankenberg FR et al: Clozapine in the treatment of psychotic mood disorders, schizoaffective disorder, and schizophrenia. J Clin Psychiatry 1991; 52(10):411–414

210. Banov MD, Zarate CA Jr, Tohen M, Scialabba D, Wines JD Jr, Kolbrener M et al: Clozapine therapy in refractory affective disorders: polarity predicts response in long-term follow-up. J Clin Psychiatry 1994; 55(7):295–300

211. Tollefson GD, Sanger TM, Beasley CM, Tran PV: A double-blind, controlled comparison of the novel antipsychotic olanzapine versus haloperidol or placebo on anxious

and depressive symptoms accompanying schizophrenia. Biol Psychiatry 1998; 43(11): 803–810

212. Bieniek SA, Ownby RL, Penalver A, Dominguez RA: A double-blind study of lorazepam versus the combination of haloperidol and lorazepam in managing agitation. Pharmacotherapy 1998; 18(1):57–62

213. Garza-Trevino ES, Hollister LE, Overall JE, Alexander WF: Efficacy of combinations of intramuscular antipsychotics and sedative-hypnotics for control of psychotic agitation. Am J Psychiatry 1989; 146(12):1598–1601

214. Cheine M, Ahonen J, Wahlbeck K: Beta-blocker supplementation of standard drug treatment for schizophrenia (Cochrane Review). In: The Cochrane Library, Issue 2, Chichester, UK: John Wiley & Sons, Ltd, 2004

215. Potter WZ, Ko GN, Zhang LD, Yan WW: Clozapine in China: a review and preview of US/PRC collaboration. Psychopharmacology (Berl)1989; 99 (Suppl):S87–91

216. Gupta S, Sonnenberg SJ, Frank B: Olanzapine augmentation of clozapine. Ann Clin Psychiatry 1998; 10:113–115

217. Allouche G, Joober R, Vanelle JM, Brochier T, Olie JP: Sequence in prescribing neuroleptics: a therapeutic alternative in refractory schizophrenia? Encephale 1994; 20(6):777–780

218. Kaye NS: Ziprasidone augmentation of clozapine in 11 patients. J Clin Psychiatry 2003; 64:215–216

219. Raskin S, Durst R, Katz G, Zislin J: Olanzapine and sulpiride: a preliminary study of combination/augmentation in patients with treatment-resistant schizophrenia. J Clin Psychopharmacol 2000; 20:500–503

220. Lerner V, Chudakova B, Kravets S, Polyakova I: Combined use of risperidone and olanzapine in the treatment of patients with resistant schizophrenia: a preliminary case series report. Clin Neuropharmacol 2000; 23:284–286

221. Kotler M, Strous RD, Reznik I, Shwartz S, Weizman A, Spivak B: Sulpiride augmentation of olanzapine in the management of treatment-resistant chronic schizophrenia: evidence for improvement of mood symptomatology. Int Clin Psychopharmacol 2004; 19:23–26

222. Anil Yagcioglu AE, Kivircik Akdede BB, Turgut TI, Tumuklu M, Yazici MK, Alptekin K, Ertugrul A, Jayathilake K, Gogus A, Tunca Z, Meltzer HY: A double-blind controlled study of adjunctive treatment with risperidone in schizophrenic patients partially responsive to clozapine: efficacy and safety. J Clin Psychiatry 2005; 66 (1):63–72

223. Josiassen RC, Joseph A, Kohegyi E, Stokes S, Dadvand M, Paing WW, Shaughnessy RA: Clozapine augmented with risperidone in the treatment of schizophrenia: a randomized, double-blind, placebo-controlled trial. Am J Psychiatry 2005; 162 (1):130–136

224. Davis JM, Andriukaitis S: The natural course of schizophrenia and effective maintenance drug treatment. J Clin Psychopharmacol 1986; 6:2S–10S

225. Hogarty GE, Goldberg SC, Schooler NR, Ulrich RF: Drug and sociotherapy in the aftercare of schizophrenic patients. II. Two-year relapse rates. Arch Gen Psychiatry 1974; 31(5):603–608

226. Gaebel W: Strategien der pharmakologischen Langzeitbehandlung schizophrener Störungen. Fortschr Neurol Psychiatr 2001; 69 Suppl 2:S113–S119

227. Kissling W: Guidelines for neuroleptic relapse prevention. Springer-Verlag, 1991

228. Thornley B, Rathbone J, Adams CE, Awad G: Chlorpromazine versus placebo for schizophrenia. (Cochrane Review). In: The Cochrane Library, Issue 2, Chichester, UK: John Wiley & Sons, Ltd, 2004

229. Sultana A, McMonagle T: Pimozide for schizophrenia or related psychosis (Cochrane Review). In: The Cochrane Library, Issue 2, Chichester, UK: John Wiley & Sons, Ltd, 2004

230. Schooler NR, Levine J, Severe JB, Brauzer B, DiMascio A, Klerman GL, Tuason VB: Prevention of relapse in schizophrenia: an evaluation of fluphenazine decanoate. Arch Gen Psychiatry 1980; 37:16–24

231. Hogarty GE, Schooler NR, Ulrich R, Mussare F, Ferro P, Herron E: Fluphenazine and social therapy in the aftercare of schizophrenic patients: relapse analyses of a two-year controlled study of fluphenazine decanoate and fluphenazine hydrochloride. Arch Gen Psychiatry 1979; 36:1283–1294

232. Donlon PT, Swaback DO, Osborne ML: Pimozide versus fluphenazine in ambulatory schizophrenics: A 12-month comparison study. Dis Nerv Syst 1977; 38(2):119–123

233. Leucht S, Barnes TR, Kissling W, Engel RR, Corell C, Kane JM: Relapse Prevention in Schizophrenia With New-Generation Antipsychotics: A Systematic Review and Exploratory Meta-Analysis of Randomized, Controlled Trials. Am J Psychiatry 2003; 160(7):1209–1222

234. Dellva MA, Tran P, Tollefson GD, Wentley AL, Beasley CM Jr: Standard olanzapine versus placebo and ineffective-dose olanzapine in the maintenance treatment of schizophrenia. Psychiatr Serv 1997; 48(12):1571–1577

235. Beasley C, Jr., Hamilton S, Dossenbach M: Relapse prevention with olanzapine. Eur Neuropsychopharmacol 2000; 10(Suppl 3):S304

236. Arato M, O'Connor R, Meltzer HY: A 1-year, double-blind, placebo-controlled trial of ziprasidone 40, 80 and 160 mg/day in chronic schizophrenia: the Ziprasidone Extended Use in Schizophrenia (ZEUS) study. Int Clin Psychopharmacol 2002; 17(5):207–215

237. Cooper SJ, Tweed J, Raniwalla J, Butler A, Welch C: A placebo-controlled comparison of zotepine versus chlorpromazine in patients with acute exacerbation of schizophrenia. Acta Psychiatr Scand 2000; 101(3):218–225

238. Loo H, Poirier-Littre MF, Theron M, Rein W, Fleurot O: Amisulpride versus placebo in the medium-term treatment of the negative symptoms of schizophrenia. Br J Psychiatry 1997; 170:18–22

239. Marder SR, Glynn SM, Wirshing WC, Wirshing DA, Ross D, Widmark C et al: Maintenance treatment of schizophrenia with risperidone or haloperidol: 2-year outcomes. Am J Psychiatry 2003; 160(8):1405–1412

240. Csernansky JG, Mahmoud R, Brenner R: A comparison of risperidone and haloperidol for the prevention of relapse in patients with schizophrenia. N Engl J Med 2002; 346(1):16–22

241. Tran PV, Dellva MA, Tollefson GD, Wentley AL, Beasley CM Jr: Oral olanzapine versus oral haloperidol in the maintenance treatment of schizophrenia and related psychoses. Br J Psychiatry 1998; 172:499–505

242. Essock SM, Hargreaves WA, Covell NH, Goethe J: Clozapine's effectiveness for patients in state hospitals: results from a randomized trial. Psychopharmacol Bull 1996; 32:683–697

243. Rosenheck R, Chang S, Choe Y, Cramer J, Xu W, Thomas J, Henderson W, Charney D: Medication continuation and compliance: a comparison of patients treated with clozapine and haloperidol. J Clin.Psychiatry 2000; 61:382–386

244. Tamminga CA, Thaker GK, Moran M, Kakigi T, Gao XM: Clozapine in tardive dyskinesia: observations from human and animal model studies. J Clin Psychiatry 1994; 55 Suppl B:102–106

245. Speller JC, Barnes TR, Curson DA, Pantelis C, Alberts JL: One-year, low-dose neuro-leptic study of in-patients with chronic schizophrenia characterised by persistent negative symptoms. Amisulpride v. haloperidol. Br J Psychiatry 1997; 171:564–568

246. Hunter RH, Joy CB, Kennedy E, Gilbody S, Song F: Risperidone versus typical atipsy-chotic medication for schizophrenia (Cochrane Review). In: The Cochrane Library, Issue 2, Chichester, UK: John Wiley & Sons, Ltd, 2004

247. Kane JM, Woerner M, Lieberman J: Tardive dyskinesia: prevalence, incidence, and risk factors. J Clin Psychopharmacol 1988; 8(4 Suppl):52S–56S

248. Casey DE: Tardive dyskinesia and atypical antipsychotic drugs. Schizophr Res 1999; 35 Suppl:S61–S66

249. Keefe RS, Silva SG, Perkins DO, Lieberman JA: The effects of atypical antipsychotic drugs on neurocognitive impairment in schizophrenia: a review and meta-analysis. Schizophr Bull 1999; 25(2):201–222

250. Leucht S, Pitschel-Walz G, Abraham D, Kissling W: Efficacy and extrapyramidal side-effects of the new antipsychotics olanzapine, quetiapine, risperidone, and sertindole compared to conventional antipsychotics and placebo: a meta-analysis of randomized controlled trials. Schizophrenia Research 1999; 35(1):51–68

251. Adams CE, Fenton MK, Quraishi S, David AS: Systematic meta-review of depot anti-psychotic drugs for people with schizophrenia. Br J Psychiatry 2001; 179:290–299

252. Kane JM, Eerdekens M, Lindenmayer JP, Keith SJ, Lesem M, Karcher K: Long-acting injectable risperidone. Efficacy and safety of the first long-acting atypical antipsycho-tic. American Journal of Psychiatry 2003; 160:1125–1132

253. Schooler NR, Keith SJ, Severe JB, Matthews SM, Bellack AS, Glick ID, Hargreaves WA, Kane JM, Ninan PT, Frances A, Jacobs M, Lieberman JA, Mance R, Simpson GM, Woerner MG: Relapse and rehospitalization during maintenance treatment of schizo-phrenia. The effects of dose reduction and family treatment. Arch Gen Psychiatry 1997; 54:453–463

254. Gaebel W, Janner M, Frommann N, Pietzcker A, Kopcke W, Linden M, Müller P, Müller-Spahn F, Tegeler J: First vs multiple episode schizophrenia: two-year outcome of inter-mittent and maintenance medication strategies. Schizophr Res 2002; 53:145–159

255. Hogarty GE, McEvoy JP, Munetz M, DiBarry AL, Bartone P, Cather R, Cooley SJ, Ul-rich RF, Carter M, Madonia MJ: Dose of fluphenazine, familial expressed emotion, and outcome in schizophrenia. Results of a two-year controlled study. Arch Gen Psy-chiatry 1988; 45:797–805

256. Marder SR, Wirshing WC, Van Putten T, Mintz J, McKenzie J, Johnston-Cronk K, Lebell M, Liberman RP: Fluphenazine vs placebo supplementation for prodromal signs of relapse in schizophrenia. Arch Gen Psychiatry 1994; 51:280–287

257. Robinson DG, Woerner MG, Alvir JM, Bilder R, Goldman R, Geisler S, Koreen A, Sheitman B, Chakos M, Mayerhoff D, Lieberman JA: Predictors of relapse following response from a first episode of schizophrenia or schizoaffective disorder. Arch Gen Psychiatry 1999b; 56:241–247

258. Kane JM, Rifkin A, Quitkin F, Nayak D, Ramos-Lorenzi J: Fluphenazine vs placebo in patients with remitted, acute first-episode schizophrenia. Arch Gen Psychiatry 1982; 39:70–73

259. Brenner HD, Dencker SJ, Goldstein MJ, Hubbard JW, Keegan DL, Kruger G, Kulhanek F, Liberman RP, Malm U, Midha KK: Defining treatment refractoriness in schizophre-nia. Schizophr Bull 1990; 16:551–561

260. Essock SM, Hargreaves WA, Dohm FA, Goethe J, Carver L, Hipshman L: Clozapine eligibility among state hospital patients. Schizophr Bull 1996; 22:15–25

261. Hegarty JD, Baldessarini RJ, Tohen M, Waternaux C, Oepen G: One hundred years of schizophrenia: a meta-analysis of the outcome literature. American Journal of Psychiatry 1994; 151:1409–1416

262. Helgason L: Twenty years' follow-up of first psychiatric presentation for schizophrenia: what could have been prevented? Acta Psychiatr Scand 1990; 81:231–235

263. Chakos M, Lieberman J, Hoffman E, Bradford D, Sheitman B: Effectiveness of second-generation antipsychotics in patients with treatment-resistant schizophrenia: a review and meta-analysis of randomized trials. Am J Psychiatry 2001; 158(4):518–526

264. Wirshing DA, Marshall BD Jr, Green MF, Mintz J, Marder SR, Wirshing WC: Risperidone in treatment-refractory schizophrenia. Am J Psychiatry 1999; 156(9):1374–1379

265. Zhang XY, Zhou DF, Cao LY, Zhang PY, Wu GY, Shen YC: Risperidone versus haloperidol in the treatment of acute exacerbations of chronic inpatients with schizophrenia: a randomized double-blind study. Int Clin Psychopharmacol 2001; 16(6):325–330

266. Breier A, Hamilton SH: Comparative efficacy of olanzapine and haloperidol for patients with treatment-resistant schizophrenia. Biol Psychiatry 1999; 45(4):403–411

267. Basan A, Leucht S: Valproate for schizophrenia (Cochrane Review). In: The Cochrane Library, Issue 2, Chichester, UK: John Wiley & Sons, Ltd, 2004

268. Tiihonen J, Hallikainen T, Ryynanen OP, Repo-Tiihonen E, Kotilainen I, Eronen M et al: Lamotrigine in treatment-resistant schizophrenia: a randomized placebo-controlled crossover trial. Biol Psychiatry 2003; 54(11):1241–1248

269. Simhandl C, Meszaros K, Denk E, Thau K, Topitz A: Adjunctive carbamazepine or lithium carbonate in therapy-resistant chronic schizophrenia. Can J Psychiatry 1996; 41(5):317

270. Morinigo A, Martin J, Gonzalez S, Mateo I: Treatment of resistant schizophrenia with valproate and neuroleptic drugs. Hillside J Clin Psychiatry 1989; 11(2):199–207

271. National Institue for Clinical Excellence. Guidance on the use of electroconvulsive therapy. April 2003, ABBO Litho Sales. Verfügbar unter www.nice.ac.uk

272. Pilling S, Bebbington P, Kuipers E, Garety P, Geddes J, Orbach G et al: Psychological treatments in schizophrenia: I. Meta-analysis of family intervention and cognitive behaviour therapy. Psychol Med 2002; 32(5):763–782

273. Wetzel H, von Bardeleben U, Holsboer F, Benkert O: [Zotepine versus perazine in patients with paranoid schizophrenia: a double-blind controlled trial of its effectiveness]. Fortschr Neurol Psychiatr 1991; 59 Suppl 1:23–29

274. Kane JM, Woerner M, Lieberman J: Tardive dyskinesia: prevalence, incidence, and risk factors. J Clin Psychopharmacol 1988; 8:52S–56S

275. Goetz CG, Klawans HL: Drug-induced extrapyramidal disorders: a neuropsychiatric interface. J Clin Psychopharmacol 1983; 1:297–303

276. Rupniak NM, Jenner P, Marsden CD: Acute dystonia induced by neuroleptic drugs. Psychopharmacology (Berl) 1986; 88:403–419

277. Braude WM, Barnes TR, Gore SM: Clinical characteristics of akathisia: a systematic investigation of acute psychiatric inpatient admissions. Br J Psychiatry 1983; 143:139–150

278. Grebb JA: Medication induced movement disorders. In: Kaplan HI, Sadock BJ, editor(s). Comprehensive textbook of psychiatry. New York: Williams & Wilkins, 1995

279. Halstead SM, Barnes TR, Speller JC: Akathisia: prevalence and associated dysphoria in an inpatient population with chronic schizophrenia. Br J Psychiatry 1994; 164:177–183

280. Glazer WM: Review of incidence studies of tardive dyskinesia associated with typical antipsychotics. J Clin Psychiatry 2000; 61(Suppl 4):1520

281. Jeste DV: Tardive dyskinesia in older patients. J Clin Psychiatry 2000; 61 (Suppl. 4):27–32

282. Fenton WS: Prevalence of spontaneous dyskinesia in schizophrenia. J Clin Psychiatry 2000; 61(Suppl. 4):10–14

283. Addonizio G, Susman VL, Roth SD: Symptoms of neuroleptic malignant syndrome in 82 consecutive inpatients. Am J Psychiatry 1986; 143:1587–1590

284. Gelenberg J, Bellinghausen B, Wojcik JD, Falk WE, Sachs GS: A prospective survey of neuroleptic malignant syndrome in a short-term psychiatric hospital. Am J Psychiatry 1988; 145:517–518

285. Spivak B, Maline DI, Kozyrev VN, Neduva SA, Ravilov RS, Weizman A: Frequency of neuroleptic malignant syndrome in a large psychiatric hospital in Moscow. Eur Psychiatry 2000; 15:330–333

286. Levenson J: Neuroleptic malignant syndrome. Am J Psychiatry 1985; 142:137–1145

287. Mann SC, Caroff SN, Keck E, Lazarus A: Neuroleptic malignant syndrome and related conditions. Am Psychiat Pub, Washington London, 2003

288. Devinsky O, Honigfeld G, Patin J: Clozapine-related seizures. Neurology 1991; 41:369–371

289. Hori M, Suzuki T, Sasaki M, Shiraishi H, Koizumi J: Convulsive seizures in schizophrenic patients induced by zotepine administration. Jpn J Psychiatry Neurol 1992; 46:161–167

290. Wesensten NJ, Belenky G, Kautz MA, Thorne DR, Reichardt RM, Balkin TJ: Maintaining alertness and performance during sleep deprivation: modafinil versus coffeine. Psychopharmacology (Berl) 2002; 159:238–247

291. Consensus Development Conference on Antipsychotic Drugs and Obesity and Diabetes. J Clin Psychiatry 2004; 65:267–272

292. Allison DB, Mentore JL, Heo M, Chandler LP, Cappelleri JC, Infante MC, Weiden PJ: Antipsychotic-induced weight gain: a comprehensive research synthesis. Am J Psychiatry 1999; 156:1686–1696

293. Bustillo JR, Buchanan RW, Irish D, Breier A: Differential effect of clozapine on weight: a controlled study. Am J Psychiatry 1996; 153:817–819

294. Baymiller SP, Ball P, McMahon RP, Buchanan RW: Serum glucose and lipid changes during the course of clozapine treatment: the effect of concurrent beta-adrenergic antagonist treatment. Schizophr Res 2003; 59(1):49–57

295. Koro CE, Fedder DO, L'Italien GJ, Weiss SS, Magder LS, Kreyenbuhl J, Revicki DA, Buchanan RW: Assessment of independent effect of olanzapine and risperidone on risk of diabetes among patients with schizophrenia: population based nested case-control study. BMJ 2002; 325:243

296. Kohen D: Diabetes mellitus and schizophrenia: historical perspective. Br J Psychiatry 2004; 184 (Suppl 47):s64–66

297. American Diabetes Association; American Psychiatric Association; American Association of Clinical Endocrinologists; North American Association for the Study of Obesity. Consensus development conference on antipsychotic drugs and obesity and diabetes. J Clin Psychiatry 2004; 65 (2):267–272

298. Henderson DC: Clozapine: diabetes mellitus, weight gain, and lipid abnormalities. J Clin Psychiatry 2001; 62 (Suppl 23):3944

299. Lindenmayer JP, Czobor P, Volavka J, Citrome L, Sheitman B, McEvoy JP, Cooper TB, Chakos M, Lieberman JA: Changes in glucose and cholesterol levels in patients with schizophrenia treated with typical or atypical antipsychotics. Am J Psychiatry 2003; 160(2):290–296

300. Glassman AH, Bigger JT Jr.: Antipsychotic drugs: prolonged QTc interval, torsade de pointes, and sudden death. Am J Psychiatry 2001; 158:1774–1782

301. Melamed E, Achiron A, Shapira A, Davidovicz S: Persistent and progressive parkinsonism after discontinuation of chronic neuroleptic therapy: an additional tardive syndrome? Clin Neuropharmacol 1991; 14:273–278

302. Lima AR, Weiser KVS, Bacaltchuk J, Barnes TRE: Anticholinergics for neuroleptic-induced acute akathisia (Cochrane Review). In: The Cochrane Library, Issue 2, Chichester, UK: John Wiley & Sons, Ltd, 2004

303. Kutcher S, Williamson, Mackenzie S, Marton P, Ehrlich M: Successfull clonazepam treatment of neuroleptic-induced akathisia in older adolescents and young adults: a double-blind, placebo controlled study. J Clin Psychopharmacol 1989; 9:403–406

304. Pujalte D, Bottai T, Hue B, Alric R, Pouget R, Blayac JP, Petit P: A double-blind comparision of clonazepam and placebo in the treatment of neuroleptic-induced akathisia. Clinical Neuropharmacology 1994; 17:236–242

305. Fleischhacker WW, Roth SD, Kane JM: The pharmacologic treatment of neuroleptic-induced akathisia. J Clin Psychopharmacol 1990; 10:1221

306. McGrath JJ, Soares-Weiser KVS: Neuroleptic reduction and/or cessation and neuroleptics as specific treatments for tardive dyskinesia (Cochrane Review). In: The Cochrane Library, Issue 2, Chichester, UK: John Wiley & Sons, Ltd, 2004

307. Cookson IB: The effects of a 50% reduction of cis(z)-flupenthixol decanoate in chronic schizophrenic patients maintained on a high dose regime. Int Clin Psychopharmacol 1987; 2:141–149

308. Gilbert PL, Harris MJ, McAdams LA, Jeste DV: Neuroleptic withdrawal in schizophrenic patients. A review of the literature. Arch Gen Psychiatry 1995; 52:173–188

309. Tammenmaa IA, McGrath JJ, Sailas E, Soares-Weiser K: Cholinergic medication for neuroleptic-induced tardive dyskinesia (Cochrane Review). In: The Cochrane Library, Issue 2, Chichester, UK: John Wiley & Sons, Ltd, 2004

310. Walker P, Soares KVS: Benzodiazepines for neuroleptic-induced tardive dyskinesia (Cochrane Review). In: The Cochrane Library, Issue 2, Chichester, UK: John Wiley & Sons, 2004

311. Weber SR, Dufresne RL, Becker RE, Mastrati P: Diazepam in tardive dyskinesia. Drug Intelligence and Clinical Pharmacy 1983; 17:523–527

312. Csernansky JG, Tacke U, Rusen D, Hollister LE: The effect of benzodiazepines on tardive dyskinesia symptoms. J Clin Psychopharmacol 1988; 8:154–155

313. Soares-Weiser K, Rathbone J: Calcium channel blockers for neuroleptic-induced tardive dyskinesia (Cochrane Review). In: The Cochrane Library, Issue 2, Chichester, UK: John Wiley & Sons, Ltd, 2004

314. Soares KVS, McGrath JJ, Deeks JJ: Gamma-aminobutyric acid agonists for neuroleptic-induced tardive dyskinesia (Cochrane Review). In: The Cochrane Library, Issue 2, Chichester, UK: John Wiley & Sons, Ltd, 2004

315. Gerlach J, Rye T, Kristjansen P: Effect of baclofen on tardive dyskinesia. Psychopharmacology (Berlin) 1978; 56:145–151

316. Ananth J, Djenderedjian A, Beshay M, Kamal M, Kodjian A, Barriga C: Baclofen in the treatment of tardive dyskinesia. Curr Ther Res 1987; 42:111–114

317. Linnoila M, Viukari M, Hietala O: Effect of sodium valproate on tardive dyskinesia. Br J Psychiatry 1976; 129:114–119

318. Thaker GK, Tamminga CA, Alphs LD, Lafferman J, Ferraro TN, Hare TA: Brain gamma-aminobutyric-acid abnormality in tardive dyskinesia: reduction in cerebrospinal fluid GABA levels and therapeutic response to GABA agonist treatment. Arch Gen Psychiatry 1987; 44:522–529

319. Nair NPV, Lal S, Schwartz G, Thavundayil JX: Effect of sodium valproate and baclofen in tardive dyskinesia: clinical and neuroendocrine studies. Advances Biochem Psychopharmacol 1980; 24:437–441

320. Supprian T: Therapie. In: Assion HJ, Volz HP (Hrsg): Malignes neuroleptisches Syndrom. Stuttgart New York, Thieme, 2004; 28–34

321. Sakkas P, Davis JM, Janicak PG, Wang ZY: Drug treatment of the neuroleptic malignant syndrome. Psychopharmacol Bull 1991; 27:381–384
322. Susman V: Clinical management of neuroleptic malignant syndrome. Psychiatr Q 2001; 72:325–336
323. Wang HC, Hsieh Y: Treatment of neuroleptic malignant syndrome with subcutaneous apomorphine monotherapy. Mov Disord 2001; 16:765–767
324. Shoop SA, Cernck PK: Carbidopa/levodopa in the treatment of the neuroleptic malignant syndrome. Ann Pharmacother 1997; 31:119
325. Sczesni B, Bittkau S, von Baumgarten F, von Schröder J, Suchy I, Przuntek H: Intravenous lisuride in the treatment of the neuroleptic malignant syndrome. J Clin Psychopharmacol 1991; 11:185–188
326. Kontaxakis VP, Christodoulou GN, Markidis MP, Havaki-Kontaxaki BJ: Treatment of a mild form of a neuroleptic malignant syndrome with oral diazepam. Acta Psychiatr Scand 1988; 78:396–398
327. Gregorakos L, Thomaides T, Stratouli S, Sakayanni E: The use of clonidine in the autonomic oveactivity in neuroleptic malignant syndrome. Clin Autonom Res 2000; 10:193–196
328. Caroff SN, Mann SC, Keck PE: Specific treatment of the neuroleptic malignant syndrome. Biol Psychiatry 1998; 44:378–381
329. Davis JM, Janicak PG, Sakkas P, Gilmor C, Wang Z: Electroconvulsive therapy in the treatment of the neuroleptic malignant syndrome. Convuls Ther 1991; 7:111–120
330. Nisijima K, Ishiguro T: Electroconvulsive therapy for the treatment of neuroleptic malignant syndrome with psychotic symptoms: a report of five cases. J ECT 1999; 15:158–163
331. Borovicka MC, Fuller MA, Konicki PE, White JC, Steele VM, Jaskiw GE: Phenylpropanolamine appears not to promote weight loss in patients with schizophrenia who have gained weight during clozapine treatment. J Clin Psychiatry 2002; 63(4):345–348
332. Atmaca M, Kuloglu M, Tezcan E, Ustundag B: Nizatidine treatment and its relationship with leptin levels in patients with olanzapine-induced weight gain. Hum Psychopharmacol 2003; 18(6):457–461
333. Atmaca M, Kuloglu M, Tezcan E, Ustundag B, Kilic N: Nizatidine for the treatment of patients with quetiapine-induced weight gain. Hum Psychopharmacol 2004; 19(1):37–40
334. Cavazzoni P, Tanaka Y, Roychowdhury SM, Breier A, Allison DB: Nizatidine for prevention of weight gain with olanzapine: a double-blind placebo-controlled trial. Eur Neuropsychopharmacol 2003; 13(2):81–85
335. Lopez-Mato A, Rovner J, Illa G, Vieitez A, Boullosa O: [Randomized, open label study on the use of ranitidine at different doses for the management of weight gain associated with olanzapine administration]. Vertex 2003; 14(52):85–96
336. Poyurovsky M, Tal V, Maayan R, Gil-Ad I, Fuchs C, Weizman A: The effect of famotidine addition on olanzapine-induced weight gain in first-episode schizophrenia patients: a double-blind placebo-controlled pilot study. Eur Neuropsychopharmacol 2004; 14(4):332–326
337. Bustillo JR, Lauriello J, Parker K, Hammond R, Rowland L, Bogenschutz M, Keith S: Treatment of weight gain with fluoxetine in olanzapine-treated schizophrenic outpatients. Neuropsychopharmacology 2003; 28(3):527–529
338. Poyurovsky M, Pashinian A, Gil-Ad I, Maayan R, Schneidman M, Fuchs C, Weizman A: Olanzapine-induced weight gain in patients with first-episode schizophrenia: a double-blind, placebo-controlled study of fluoxetine addition. Am J Psychiatry 2002; 159(6):1058–1060

339. Lu ML, Lane HY, Lin SK, Chen KP, Chang WH: Adjunctive fluvoxamine inhibits clozapine-related weight gain and metabolic disturbances. J Clin Psychiatry 2004; 65:766–771

340. Poyurovsky M, Isaacs I, Fuchs C, Schneidman M, Faragian S, Weizman R, Weizman A: Attenuation of olanzapine-induced weight gain with reboxetine in patients with schizophrenia: a double-blind, placebo-controlled study. Am J Psychiatry 2003; 160(2):297–302

341. Littrell KH, Hilligoss NM, Kirshner CD, Petty RG, Johnson CG: The effects of an educational intervention on antipsychotic-induced weight gain. J Nurs Scholarsh 2003; 35(3):237–241

342. Lean ME, Pajonk FG: Patients on atypical antipsychotic drugs: another high-risk group for type 2 diabetes. Diabetes Care 2003; 26(5):1597–1605

343. Bäuml J, Pitschel-Walz G: Psychoedukation bei schizophrenen Erkrankungen. Konsensuspapier der Arbeitsgruppe "Psychoedukation bei schizophrenen Erkrankungen". Stuttgart: Schattauer, 2003

344. Keith SJ, Kane JM: Partial compliance and patient consequences in schizophrenia: our patients can do better. J Clin Psychiatry 2003; 64(11):1308–1315

345. Lacro JP, Dunn LB, Dolder CR, Leckband SG, Jeste DV: Prevalence of and risk factors for medication nonadherence in patients with schizophrenia: a comprehensive review of recent literature. J Clin Psychiatry 2002; 63:892–909

346. Pekkala E, Merinder L: Psychoeducation for schizophrenia. Cochrane Database Syst Rev 2002

347. Zygmunt A, Olfson M, Boyer CA, Mechanic D: Interventions to improve medication adherence in schizophrenia. Am J Psychiatry 2002; 159:1653–1664

348. Buchkremer G, Klingberg S, Holle R, Schulze MH, Hornung WP: Psychoeducational psychotherapy for schizophrenic patients and their key relatives or care-givers: results of a 2-year follow-up. Acta Psychiatr Scand 1997; 96(6):483–491

349. Cunningham Owens DG, Carroll A, Fattah S, Clyde Z, Coffey I, Johnstone EC: A randomized, controlled trial of a brief interventional package for schizophrenic out-patients. Acta Psychiatr Scand. 2001; 103:362–369

350. O'Donnell C, Donohoe G, Sharkey L, Owens N, Migone M, Harries R et al: Compliance therapy: a randomised controlled trial in schizophrenia. BMJ 2003; 327(7419): 834–0

351. Kemp R, Hayward P, Applewhaite G, Everitt B, David A: Compliance therapy in psychotic patients: randomised controlled trial. BMJ 1996; 312(7027):345–349

352. Cunningham Owens DG, Carroll A, Fattah S, Clyde Z, Coffey I, Johnstone EC: A randomized, controlled trial of a brief interventional package for schizophrenic out-patients. Acta Psychiatr Scand. 2001; 103:362–369

353. Wiedemann G, Klingberg S: Psychotherapie der Positivsymptome bei der Behandlung von Patienten mit schizophrener Psychose. Nervenarzt 2003; 74:76–84

354. Cornblatt B: Early pharmacotherapeutic intervention in the prodromal phase of schizophrenia: is this a good idea? J Psychotic Disord 2000; 4:3–15

355. McGlashan TH: Psychosis treatment prior to psychosis onset: ethical issues. Schizophr Res 2001; 51:47–54

356. McGorry PD, Yung AR, Phillips LJ, Yuen HP, Francey S, Cosgrave EM, Germano D, Bravin J, McDonald T, Blair A, Adlard S, Jackson H: Randomized controlled trial of interventions designed to reduce the risk of progression to first-episode psychosis in a clinical sample with subthreshold symptoms. Arch Gen Psychiatry 2002; 59:921–928

357. Morrison AP, French P, Walford L, Lewis SW, Kilcommons A, Green J, Parker S, Bentall RP: Cognitive therapy for the prevention of psychosis in people at ultra-high risk: randomised controlled trial. Br J Psychiatry 2004; 185:291–297

358. Gould RA, Mueser KT, Bolton E, Mays V, Goff D: Cognitive therapy for psychosis in schizophrenia: an effect size analysis. Schizophr Res 2001; 48(2–3):335–342
359. Turkington D, Kingdon D, Turner T: Effectiveness of a brief cognitive-behavioural therapy intervention in the treatment of schizophrenia. Br J Psychiatry 2002; 180: 523–527
360. Garety P, Fowler D, Kuipers E, Freeman D, Dunn G, Bebbington P et al: London-East Anglia randomised controlled trial of cognitive-behavioural therapy for psychosis. II: Predictors of outcome. Br J Psychiatry 1997; 171:420–426
361. Cormac I, Jones C, Campbell C, Silveira da Moto Neto J: Cognitive behaviour therapy for schizophrenia. Cochrane Database Syst Rev Issue 1, 2003. 2001
362. Buchkremer G, Klingberg S, Holle R, Schulze MH, Hornung WP: Psychoeducational psychotherapy for schizophrenic patients and their key relatives or care-givers: results of a 2-year follow-up. Acta Psychiatr Scand 1997; 96(6):483–491
363. Hogarty GE, Greenwald D, Ulrich RF, Kornblith SJ, DiBarry AL, Cooley S et al: Three-year trials of personal therapy among schizophrenic patients living with or independent of family, II: Effects on adjustment of patients. Am J Psychiatry 1997; 154(11):1514–1524
364. Brown GW, Birley JL, Wing JK: Influence of family life on the course of schizophrenic disorders: a replication. The British Journal of Psychiatry 1972; 121:241–258
365. Bebbington P, Kuipers L: The predictive utility of expressed emotion in schizophrenia: an aggregate analysis. Psychol Med 1994; 24:707–718
366. Pharoah FM, Mari JJ, Streiner DL: Family Intervention in Schizophrenia. Cochrane Database Syst Rev 1999
367. Pitschel-Walz G, Leucht S, Bauml J, Kissling W, Engel RR: The effect of family interventions on relapse and rehospitalization in schizophrenia–a meta-analysis. Schizophr Bull 2001; 27(1):73–92
368. Schooler NR, Keith SJ, Severe JB, Matthews SM, Bellack AS, Glick ID et al: Relapse and rehospitalization during maintenance treatment of schizophrenia. The effects of dose reduction and family treatment. Arch Gen Psychiatry 1997; 54(5):453–463
369. Bellack AS, Mueser KT, Gingerich S: Social Skills Traing for Schizophrenia: A Step-By-Step-Guide: Social Skills Traing for Schizophrenia: A Step-By-Step-Guide: Social Skills Traing for Schizophrenia: A Step-By-Step-Guide 1997
370. Pilling S, Bebbington P, Kuipers E, Garety P, Geddes J, Martindale B et al: Psychological treatments in schizophrenia: II. Meta-analyses of randomized controlled trials of social skills training and cognitive remediation. Psychol Med 2002; 32(5):783–791
371. Glynn SM, Marder SR, Liberman RP, Blair K, Wirshing WC, Wirshing DA et al: Supplementing clinic-based skills training with manual-based community support sessions: effects on social adjustment of patients with schizophrenia. Am J Psychiatry 2002; 159(5):829–837
372. Cornblatt BA, Keilp JG: Impaired attention, genetics, and the pathophysiology of schizophrenia. Schizophr Bull 1994; 20:31–46
373. Liu SK, Chiu CH, Chang CJ, Hwang TJ, Hwu HG, Chen WJ: Deficits in sustained attention in schizophrenia and affective disorders: stable versus state-dependent markers. American Journal of Psychiatry 2002; 159:975–982
374. Saykin AJ, Gur RC, Gur RE, Mozley PD, Mozley LH, Resnick SM, Kester DB, Stafiniak P: Neuropsychological function in schizophrenia. Selective impairment in memory and learning. Arch Gen Psychiatry 1991; 48:618–624
375. Saykin AJ, Shtasel DL, Gur RE, Kester DB, Mozley LH, Stafiniak P, Gur RC: Neuropsychological deficits in neuroleptic naive patients with first-episode schizophrenia. Arch Gen Psychiatry 1994; 51:124–131

376. Bilder RM, Goldman RS, Volavka J, Czobor P, Hoptman M, Sheitman B, Lindenmayer JP, Citrome L, McEvoy J, Kunz M, Chakos M, Cooper TB, Horowitz TL, Lieberman JA: Neurocognitive effects of clozapine, olanzapine, risperidone, and haloperidol in patients with chronic schizophrenia or schizoaffective disorder. American Journal of Psychiatry 2002; 159:1018–1028

377. Potkin SG, Fleming K, Jin Y, Gulasekaram B: Clozapine enhances neurocognition and clinical symptomatology more than standard neuroleptics. J Clin Psychopharmacol. 2001; 21:479–483

378. Fenton WS, Dickerson F, Boronow J, Hibbeln JR, Knable M: A placebo-controlled trial of omega-3 fatty acid (ethyl eicosapentaenoic acid) supplementation for residual symptoms and cognitive impairment in schizophrenia. American Journal of Psychiatry 2001; 158:2071–2074

379. van der Gaag GM, Kern RS, van den Bosch RJ, Liberman RP: A controlled trial of cognitive remediation in schizophrenia. Schizophr Bull 2002; 28(1):167–176

380. Bellucci DM, Glaberman K, Haslam N: Computer-assisted cognitive rehabilitation reduces negative symptoms in the severely mentally ill: Schizophrenia Research 2993, 59 (2–3):225–232

381. Hayes RL, McGrath JJ: Cognitive rehabilitation for people with schizophrenia and related conditions (Cochrane Review). In: The Cochrane Library, Issue 1, 2004

382. Malmberg L, Fenton M: Individual psychodynamic psychotherapy and psychoanalysis for schizophrenia and severe mental illness (Cochrane Review). In: The Cochrane Library, Issue 2, Chichester, UK: John Wiley & Sons, Ltd, 2004

383. Deutsche Gesellschaft für Psychiatrie, Psychotherapie und Nervenheilkunde (Hrsg.). Leitlinie psychosoziale Therapien. Praxisleitlinien, Band 7, 2005

384. Bennett DH: Techniques of Industrial Therapy, Ergotherapy and Recreative Methods. In: Kisker KP et al (Hrsg.): Psychiatrie der Gegenwart, Band III. Berlin: Springer, 1975

385. Reker Th: Arbeitsrehabilitation in der Psychiatrie. Darmstadt: Steinkopff, 1998

386. Tang WH, Yao XW, Zheng ZP: Rehabilitative effect of music therapy for residual schizophrenia. British Journal of Psychiatry 1994; 165 (Suppl 24), 38–44

387. Ruddy R, Milnes D: Art therapy for schizophrenia or schizophrenia-like illnesses. The Cochrane Database of Systematic Reviews 2003, Issue 1

388. Thornicroft G, Wykes T, Holloway F, Johnson S, Szmukler G: From efficacy to effectiveness in community mental health services. PRiSM Psychosis Study. 10. Br J Psychiatry 1998; 173:423–427

389. Dixon LB, Lehman AF: Family interventions for schizophrenia. Schizophr Bull 1995; 21:631–643

390. Tyrer P, Coid J, Simmonds S, Joseph P, Marriott S: Community mental health teams (CMHTs) for people with severe mental illnesses and disordered personality. Cochrane Database Syst Rev 1998

391. Harrison-Read P, Lucas B, Tyrer P, Ray J, Shipley K, Simmonds S et al: Heavy users of acute psychiatric beds: randomized controlled trial of enhanced community management in an outer London borough. Psychol Med 2002; 32(3):403–416

392. Leese M, Johnson S, Slade M, Parkman S, Kelly F, Phelan M et al: User perspective on needs and satisfaction with mental health services. PRiSM Psychosis Study. 8. Br J Psychiatry 1998; 173:409–415

393. McCrone P, Thornicroft G, Phelan M, Holloway F, Wykes T, Johnson S: Utilisation and costs of community mental health services. PRiSM Psychosis Study. 5. Br J Psychiatry 1998; 173:391–398

394. Marshall M, Gray A, Lockwood A, Green R: Case Management for People With Severe Mental Disorders. Cochrane Database Syst Rev 1998

395. Burns T, Creed F, Fahy T, Thompson S, Tyrer P, White I: Intensive versus standard case management for severe psychotic illness: a randomised trial. UK 700 Group. Lancet 1999; 353(9171):2185–2189

396. Marshall M, Lockwood A: Assertive Community Treatment for People with Severe Mental Disorders. Cochrane Database Syst Rev 1998

397. Marshall M, Crowther R, Almaraz-Serrano A, Creed F, Sledge W, Kluiter H et al: Systematic reviews of the effectiveness of day care for people with severe mental disorders: (1) acute day hospital versus admission; (2) vocational rehabilitation; (3) day hospital versus outpatient care. Health Technol Assess 2001; 5(21):1–75

398. Johnstone P, Zolese G: Length of hospitalisation for people with severe mental illness. Cochrane Database Syst Rev 2000

399. Berhe T, Puschner B, Kilian R, Becker T: Home treatment für psychische Erkrankungen. Begriffsklärung und Wirksamkeit. Nervenarzt 2005; 76:822–831

400. Joy CB, Adams CE, Rice K: Crisis intervention for people with severe mental illness. Cochrane Database Syst Rev 2000

401. Mosher LR, Menn AZ: Community residential treatment for schizophrenia: two-year follow-up. Hosp Community Psychiatry 1978; 29(11):715–723

402. Lehtinen V, Aaltonen J, Koffert T, Rakkolainen V, Syvalahti E: Two-year outcome in first-episode psychosis treated according to an integrated model. Is immediate neuroleptisation always needed? Eur Psychiatry 2000; 15(5):312–320

403. Voges, B: Sozialpsychiatrie. In: Berger M (Hrsg) Psychiatrie und Psychotherapie. 1999 b: 219–238

404. Crowther R, Marshall M, Bond G, Huxley P: Vocational rehabilitation for people with severe mental illness. Cochrane Database Syst Rev 2001

405. Lehman AF, Goldberg R, Dixon LB, McNary S, Postrado L, Hackman A et al: Improving employment outcomes for persons with severe mental illnesses. Arch Gen Psychiatry 2002; 59(2):165–172

406. Elgeti H: Hilfen für Psychisch Kranke. Medizinische Hochschule Hannover 2001

407. Aktion Psychisch Kranke (Hrsg.) Die Zukunft hat begonnen – Personenzentrierte Hilfen, Erfahrungen und Perspektiven. Band 30 der Veröffentlichungsrhie Aktion Psychisch Kranke. Bonn: Psychiatrie Verlag 2003

408. Gartelmann A, Knuf A: Bevor die Stimmen wiederkommen. Vorsorge und Selbsthilfe bei psychotischen Krisen. Bonn: Psychiatrie Verlag 2003

409. Klosterkötter J, Schultze-Lutter F: Gibt es eine Primärprävention schizophrener Psychosen? Fortschr Neurol Psychiat 2001; 69 (Suppl. 2):S104–S112

410. Häfner H, Maurer K, Löffler W, Riecher-Rössler A: The influence of age and sex on the onset and early course of schizophrenia. Br J Psychiatry 1993; 162:80–86

411. McGlashan TH, Johannessen JO: Early detection and intervention in schizophrenia. Schizophr Bull 1996; 22:201–222

412. Häfner H, Maurer K, Löffler W, Nowotny B: Der Frühverlauf der Schizophrenie. Z Med Psychol 1996; 5:22–31

413. Beiser M, Erickson D, Fleming JA, Iacono WG: Establishing the onset of psychotic illness. Am J Psychiatry 1993; 150:1349–1354

414. Norman RMG, Malla AK: Duration of untreated psychosis: a critical examination of the concept and its importance. Psychol Med 2001; 31:381–400

415. Fuchs J, Steinert T: Inanspruchnahme professioneller Hilfe, Einweisungswege und Dauer der unbehandelten Psychose bei erstmals stationär aufgenommenen Patienten. Fortschr Neurol Psychiat 2002; 70:40–45

416. Craig TJ, Bromet EJ, Fenning S, Tanenberg-Karant M, Lavelle J, Galambos N: Is there an association between duration of untreated psychosis and 24-month clinical outcome in a first-admission series? Am J Psychiatry 2000; 157:60–66

417. Larsen TK, Friis S, Haahr U, Joa I, Johannessen JO, Melle I, Opjordsmoen S, Simonsen E, Vaglum P: Early detection and intervention in first-episode schizophrenia: a critical review. Acta Psychiatr Scand 2001; 103:323–334

418. Johnstone EC, Crow TJ, Johnson AL, McMillan JF: The Northwick Park study of first episodes of schizophrenia: I. Presentation of the illness and problems relating to admission. Br J Psychiatry 1986; 148:115–120

419. Birchwood M, McMillan JF: Early Intervention in schizophrenia. Aust NZJ Psychiatry 1993; 27:374–378

420. Loebel AD, Lieberman JA, Alvir JMJ, Mayerhoff DI, Geisler SH, Szymanski SR: Duration of psychosis and outcome in first-episode schizophrenia. Am J Psychiatry 1996; 149:1183–1188

421. McGorry PD, Edwards J, Mihalopoulos SM: EPPIC: An evolving system of early detection and optimal management. Schizophr Bull 1996; 22:305–326

422. Helgason L: Twenty years' follow-up of first psychiatric presentation for schizophrenia: What could have been prevented? Acta Psychiatr Scand 1990; 81:231–235

423. Stirling J et al: Expressed emotion and early onset schizophrenia: a one-year followup. Psychol Med 1991; 21:675–685

424. McGorry PD, Edwards J: Early psychosis training pack. Victoria Mill, Australia: Gardiner-Caldwell Communications 1997

425. Häfner H, Nowotny B, Löffler W, Heiden Wander, Maurer K: When and how does schizophrenia produce social deficits? Euro Arch Psychiatr Clin Neurosci 1995; 246:17–28

426. McGorry PD, Edwards J, Mihalopoulos SM: EPPIC: An evolving system of early detection and optimal management. Schizophr Bull 1996; 22:305–326

427. Larsen TK, Friis S, Haahr U, Joa I, Johannessen JO, Melle I, Opjordsmoen S, Simonsen E, Vaglum P: Early detection and intervention in first-episode schizophrenia: a critical review. Acta Psychiatr Scand 2001; 103:323–334

428. Klosterkötter J, Schultze-Lutter F: Gibt es eine Primärprävention schizophrener Psychosen? Fortschr Neurol Psychiat 2001; 69 (Suppl. 2):S104–S112

429. Yung AR, Phillips LJ, McGorry PD, McFarlane CA, Francey S, Harrigan S, Patton GC, Jackson HJ: Prediction of psychosis. Br J Psychiatry 1998; 172 (suppl. 33):14–20

430. Miller TJ, McGlashan TH, Woods SW, Stein K, Driesen N, Corcoran CM, Hoffman R, Davidson L: Symptom assessment in schizophrenic prodromal states. Psychiatr Q 1999; 70:273–287

431. Maurer K, Hörrmann F, Trendler G, Schmidt M, Häfner H: Screening und Frühdiagnostik mit dem Early Recognition Inventory (ERIraos): erste Ergebnisse zur prodromalen Symptomatik und zu Risikofaktoren einer Schizophrenie. Nervenarzt 2002; Suppl 1:8

432. Häfner H, Riecher-Rössler A, Hambrecht M, Maurer K, Meissner S, Schmidtke A, Fätkenheuer B, Löffler W, van der Heiden W: IRAOS: An instrument for the assessment of the onset and early course of schizophrenia. Schizophr Res 1999; 6:209–223

433. Gross G, Huber H, Klosterkötter J: Early diagnosis of schizophrenia, Neurology, Psychiatry and Brain Research 1992; 1:17–22

434. Klosterkötter J, Hellmich M, Steinmeyer EM, Schultze-Lutter F: Diagnosing schizophrenia in the initial prodromal phase. Archives of General Psychiatry 2001; 58:158–164

435. Phillips LJ, Yung AR, McGorry PD: Identification of young people at risk of psychosis: validation of Personal Assessment and Crisis Evaluation Clinic intake criteria. Aust NZJ Psychiatry 2000; 34 (Suppl.):S164–S169

436. Larsen TK, Friis S, Haahr U, Joa I, Johannessen JO, Melle I, Opjordsmoen S, Simonsen E, Vaglum P: Early detection and intervention in first-episode schizophrenia: a critical review. Acta Psychiatr Scand 2001; 103:323–334

437. Ruhrmann S, Kühn KU, Streit M, Bottlender R, Maier W, Klosterkötter J: Pharmakologische und psychologische Frühintervention bei Risikopersonen mit psychosenahen Prodromen: erste Ergebnisse einer kontrollierten Studie. Nervenarzt 2002; Suppl 1:9

438. Mojtabai R, Malaspina D, Susser E: The concept of population prevention: application to schizophrenia. Schizophr Bull 2003; 29:791–801

439. Woods SW, Breier A, Zipursky RB, Perkins DO, Addington J, Miller TJ, Hawkins KA, Marquez E, Lindborg SR, Tohen M, McGlashan TH: Randomized trial of olanzapine versus placebo in the symptomatic acute treatment of the schizophrenic prodrome. Biol Psychiatry 2003; 54:453–464

440. Ruhrmann S, Schultze-Lutter F, Klosterkötter J: Early detection and intervention in the initial prodromal phase of schizophrenia. Pharmacopsychiatry 2003; 36 (Suppl 3): S 162–S167

441. Cornblatt B: Early pharmacotherapeutic intervention in the prodromal phase of schizophrenia: is this a good idea? J Psychotic Disord 2000; 4:3–15

442. McGlashan TH: Psychosis treatment prior to psychosis onset: ethical issues. Schizophr Res 2001; 51:47–54

443. Brenner HD, Pfammatter M: Psychological therapy in schizophrenia: what is the evidence? Acta Psychiatr Scand 2000; 102:74–77

444. McGorry PD, Edwards J, Mihalopoulos SM: EPPIC: An evolving system of early detection and optimal management. Schizophr Bull 1996; 22:305–326

445. Taylor PJ, Gunn J: Homicides by people with mental illness: myth and reality. The British Journal of Psychiatry 1999; 174:9–14

446. Bieniek SA, Ownby RL, Penalver A, Dominguez RA: A double-blind study of lorazepam versus the combination of haloperidol and lorazepam in managing agitation. Pharmacotherapy 1998; 18(1):57–62

447. Garza-Trevino ES, Hollister LE, Overall JE, Alexander WF: Efficacy of combinations of intramuscular antipsychotics and sedative-hypnotics for control of psychotic agitation. Am J Psychiatry 1989; 146(12):1598–1601

448. Battaglia J, Moss S, Rush J, Kang J, Mendoza R, Leedom L et al: Haloperidol, lorazepam, or both for psychotic agitation? A multicenter, prospective, double-blind, emergency department study. Am J Emerg Med 1997; 15(4):335–340

449. Dorevitch A, Katz N, Zemishlany Z, Aizenberg D, Weizman A: Intramuscular flunitrazepam versus intramuscular haloperidol in the emergency treatment of aggressive psychotic behavior. Am J Psychiatry 1999; 156(1):142–144

450. Foster S, Kessel J, Berman ME, Simpson GM: Efficacy of lorazepam and haloperidol for rapid tranquilization in a psychiatric emergency room setting. Int Clin Psychopharmacol 1997; 12(3):175–179

451. TREC Collaborative Study Group. Rapid tranquillisation for agitated patients in emergency psychiatric rooms: a randomised trial of midazolam versus haloperidol plus promethazine. BMJ 2003; 327(7417):708–713

452. Breier A, Meehan K, Birkett M, David S, Ferchland I, Sutton V et al: A double-blind, placebo-controlled dose-response comparison of intramuscular olanzapine and haloperidol in the treatment of acute agitation in schizophrenia. Arch Gen Psychiatry 2002; 59(5):441–448

453. Wright P, Birkett M, David SR, Meehan K, Ferchland I, Alaka KJ et al : Double-blind, placebo-controlled comparison of intramuscular olanzapine and intramuscular haloperidol in the treatment of acute agitation in schizophrenia. Am J Psychiatry 2001; 158(7):1149–1151

454. Nordentoft M, Jeppesen P, Abel M, Kassow P, Petersen L, Thorup A et al: OPUS study: suicidal behaviour, suicidal ideation and hopelessness among patients with first-episode psychosis. One-year follow-up of a randomised controlled trial. Br J Psychiatry Suppl 2002; 43:s98–106

455. Beautrais AL: Suicides and serious suicide attempts: two populations or one? Psychol Med. 2001; 31:837–845

456. Khan A, Khan SR, Leventhal RM, Brown WA: Symptom reduction and suicide risk among patients treated with placebo in antipsychotic clinical trials: an analysis of the food and drug administration database. American Journal of Psychiatry 2001; 158:1449–1454

457. Meltzer HY, Alphs L, Green AI, Altamura AC, Anand R, Bertoldi A, Bourgeois M, Chouinard G, Islam MZ, Kane J, Krishnan R, Lindenmayer JP, Potkin S: Clozapine treatment for suicidality in schizophrenia: International Suicide Prevention Trial (InterSePT). Arch Gen Psychiatry 2003; 60:82–91

458. Siris SG: Diagnosis of secondary depression in schizophrenia: implications for DSM-IV. Schizophr Bull 1991; 17(1):75–98

459. Dufresne RL, Valentino D, Kass DJ: Thioridazine improves affective symptoms in schizophrenic patients. Psychopharmacol Bull 1993; 29(2):249–255

460. Krakowski M, Czobor P, Volavka J: Effect of neuroleptic treatment on depressive symptoms in acute schizophrenic episodes. Psychiatry Res 1997; 71(1):19–26

461. Abuzzahab FS Sr, Zimmerman RL: Psychopharmacological correlates of post-psychotic depression: a double-blind investigation of haloperidol vs thiothixene in outpatient schizophrenia. J Clin Psychiatry 1982; 43(3):105–110

462. McElroy SL, Dessain EC, Pope HG Jr, COLE JO, Keck PE Jr, Frankenberg FR et al: Clozapine in the treatment of psychotic mood disorders, schizoaffective disorder, and schizophrenia. J Clin Psychiatry 1991; 52(10):411–414

463. Banov MD, Zarate CA Jr, Tohen M, Scialabba D, Wines JD Jr, Kolbrener M et al: Clozapine therapy in refractory affective disorders: polarity predicts response in long-term follow-up. J Clin Psychiatry 1994; 55(7):295–300

464. Tollefson GD, Sanger TM, Beasley CM, Tran PV: A double-blind, controlled comparison of the novel antipsychotic olanzapine versus haloperidol or placebo on anxious and depressive symptoms accompanying schizophrenia. Biol Psychiatry 1998; 43(11): 803–810

465. Wistedt B, Palmstierna T: Depressive symptoms in chronic schizophrenic patients after withdrawal of long-acting neuroleptics. J Clin Psychiatry 1983; 44(10):369–371

466. Whitehead C, Moss S, Cardno A, Lewis G: Antidepressants for people with both schizophrenia and depression. Cochrane Database Syst Rev 2002

467. Mulholland C, Lynch G, King DJ, Cooper SJ: A double-blind, placebo-controlled trial of sertraline for depressive symptoms in patients with stable, chronic schizophrenia. J Psychopharmacol 2003; 17(1):107–112

468. Addington D, Addington J, Patten S, Remington G, Moamai J, Labelle A, Beauclair L: Double-blind, placebo-controlled comparison of the efficacy of sertraline as treatment for a major depressive episode in patients with remitted schizophrenia. J Clin Psychopharmacol. 2002; 22:20–25

469. Lerner Y, Mintzer Y, Schestatzky M: Lithium combined with haloperidol in schizophrenic patients. Br J Psychiatry 1988; 153:359–362

470. Sramek J, Herrera J, Costa J, Heh C, Tran-Johnson T, Simpson G: A carbamazepine trial in chronic, treatment-refractory schizophrenia. Am J Psychiatry 1988; 145(6): 748–750

471. Hayes SG: Long-term use of valproate in primary psychiatric disorders. J Clin Psychiatry 1989; 50 Suppl:35–39

472. Kovasznay B, Fleischer J, Tanenberg-Karant M, Jandorf L, Miller AD, Bromet E: Substance use disorder and the early course of illness in schizophrenia and affective psychosis. Schizophr Bull 1997; 23:195–201
473. Soyka M, Albus M, Kathmann N, Finelli A, Hofstetter S, Holzbach R, Immler B, Sand P: Prevalence of alcohol and drug abuse in schizophrenia inpatients. Eur Arch Psychiatry Clin Neuroscience 1993; 242:362–372
474. Linszen DH, Dingemans PM, Lenior ME: Cannabis abuse and course of recent-onset schizophrenic disorders. Arch Gen Psychiatry 1994; 51:273–279
475. Drake RE, Brunette MF: Complications of severe mental illness related to alcohol and drug use disorders. In: Galanter M (Ed) Recent Developments in Alcoholism: The Consequences of Alcohol, Vol. 14, New York: Plenum Press, 1998; pp 285–299
476. Regier DA, Farmer ME, Rae DS, Locke BZ, Keith SJ, Judd LL, Goodwin FK: Comorbidity of mental disorders with alcohol and other drug abuse: Results form the Epidemiologic Catchment Area (ECA) Study. JAMA 1990; 264:2511–2518
477. Bersani G, Orlandi V, Kotzalidis GD, Pancheri P: Cannabis and schizophrenia: impact on onset, course, psychopathology and outcomes. Eur Arch Psychiatry Clin Neurosci 2002; 252:86–92
478. Arndt S, Tyrrell G, Flaum M, Andreasen NC: Comorbidity of substance abuse in schizophrenia: the role of pre-morbid adjustment. Psychol Med 1992; 22:279–388
479. Drake RE, Wallach MA: Substance abuse among the chronic mentally ill. Hosp Com Psychiatry 1989; 40:1041–1046
480. Soyka M, Albus M, Kathmann N, Finelli A, Hofstetter S, Holzbach R, Immler B, Sand P: Prevalence of alcohol and drug abuse in schizophrenia inpatients. Eur Arch Psychiatry Clin Neuroscience 1993; 242:362–372
481. Drake RE, Mueser KT: Psychosocial approaches to dual diagnosis. Schizophr Bull 2000; 26:105–118
482. Dickey B, Azeni H: Persons with dual diagnosis of substance abuse and major mental illness: their excess costs of psychiatric care. Am J Pub Health 1996; 86:973–977
483. Owen C, Rutherford V, Jones M, Tennant C, Smallman A: Noncompliance in psychiatric aftercare. Com Ment Health J 1997; 33:25–34
484. McHugo GJ, Drake RE, Burton HL, Ackerson TH: A scale for assessing the stage of substance abuse treatment in persons with severe mental illness. J Nerv Ment Dis 1995; 183:762–767
485. Carey KB: Substance use reduction in the context of outpatient psychiatric treatment: a collaborative, motivational, harm reduction approach. Com Ment Health J 1996; 32:291–306
486. Rosenthal and Westreich: Treatment of persons with dual diagnosis of substance use disorders and others psychological problems. In: McCrady BS, Epstein EE (Eds.). Addictions. A comprehensive Guidebook. New York, 1999, Oxford University Press, pp 439–476
487. Soyka M: Dual diagnosis in patients with schizophrenia. Issues in pharmacological treatment. CNS Drugs 1996; 5:414–425
488. Dixon L, Haas G, Weiden PJ, Sweeney J, Frances AJ: Drug abuse in schizophrenic patients: Clinical correlates and reasons for use. Am J Psychiatry 1991; 14:224–230
489. Gawin FH: Neuroleptic reduction of cocaine-induced paranoia but not euphoria? Psychopharmacology 1986; 90:142–143
490. Lacro JP, Dunn LB, Dolder CR, Leckband SG, Jeste DV: Prevalence of and risk factors for medication nonadherence in patients with schizophrenia: a comprehensive review of recent literature. J Clin Psychiatry 2002; 63:892–909
491. Olivera AA, Kiefer MW, Manley NK: Tardive dyskinesia in psychiatric patients with substance abuse. Am J Alcohol Abuse 1990; 16:57–66

492. Soni SD, Brownlee M: Alcohol abuse in chronic schizophrenics: implications for management in the community. Acta Psychiatr Scand 1991; 84:272–276
493. Richard ML, Liskow BI, Perry PJ: Recent psychostimulant use in hospitalized schizophrenics. J Clin Psychiatry 1985; 46:79–83
494. Siris SG: Pharmacological treatment of substance-abusing schizophrenic patients. Schizophr Bull 1990; 16:111–122
495. Kosten TR, Kleber HD: Rapid death during cocain abuse: variant of the neuroleptic malignant syndrome? Am J Drug Alc Abuse 1988; 14:335–346
496. Farren CK, Hameedi FA, Rosen MA, Woods S, Jatlow P, Kosten TR: Significant interaction between clozapine and cocaine in cocaine addicts. Drug Alc Depens 2000; 59:153–163
497. Conley RR, Kelly DL, Gale EA: Olanzapine response in treatment-refractory schizophrenic patients with a history of substance abuse. Schizophr Res 1998; 33:95–101
498. Littrell KH, Petty RG, Hilligoss NM, Peabody CD, Johnson CG: Olanzapine treatment for patients with schizophrenia and substance abuse. J Subst Abuse Treat 2001; 21:217–221
499. Wilkins JN: Pharmacotherapy of schizophrenia patients with comorbid substance abuse. Schizophr Bull 1997; 23:215–228
500. Siris SG, Mason SE, Bermanzohn PC, Shuwall MA, Aseniero MA: Dual diagnosis/psychiatric comorbidity of drug dependence: epidemiology and treatment. Adjunctive imipramine in substance-abusing dysphoric schizophrenic patients. Psychopharmacol Bull 1993; 29:127–133
501. Kelly DL, Gale EA, Conley RR: Clozapine treatment in patients with prior substance abuse. Can J Psychiatry 2003; 48:111–114
502. Soyka M, Aichmüller C, von Bardeleben U, Beneke M, Glaser T, Hornung-Knobel S, Wegner U on behalf of the study group. Flupenthixol in relapse prevention in schizophrenics with comorbid alcoholism: results from an open clinical study. Eur Addict Res 2003; 9:65–72
503. Levin RF, Evans SM, Coomaraswammy S, Collins ED, Regent N, Kleber HD: Flupentixol treatment for cocaine abusers with schizophrenia: a pilot study. Am J Drug Alcohol Abuse 1998; 24:343–360
504. Buckley P, Thompson PA, Way L, Meltzer HY: Substance use among patients with treatment-resistant schizophrenia: characteristics and implication for clozapine therapy. Am J Psychiatry 1994a; 151:385–389
505. Buckley P, Thompson PA, Way L, Meltzer HY: Substance use and clozapine treatment. J Clin Psychiatry 1994b; 55 (Suppl B):114–116
506. Marcus P, Snyder R: Reduction of comorbid substance abuse with clozapine. Am J Psychiatry 1995; 152:959 (letter)
507. Lee ML, Dickson RA, Campbell M, Oliphant J, Gretton H, Dalby JT: Clozapine and substance abuse in patients with schizophrenia. Can J Psychiatry 1998; 43:855–856 (letter)
508. Zimmet S, Strous RD, Burgess E, Kohnstamm S, Green AI: Effects of clozapine on substance use in patients with schizophrenia and schizoaffective disorder. J Clin Psychopharmacol 2000; 20:94–98
509. Drake RE, Mueser KT: Psychosocial approaches to dual diagnosis. Schizophr Bull 2000; 26:105–118
510. Smelson DA, Losonczy MF, Davis CW, Kaune M, Williams J, Ziedonis D: Risperidone decreases craving and relapses in individuals with schizophrenia and cocain dependence. Can J Psychiatry 2002; 47:671–675
511. Tsuang J, Marder SR, Han A, Hsieh W: Olanzapine treatment for patients with schizophrenia and cocaine abuse. J Clin Psychiatry 2002; 63:1180–1181 (letter)

512. Littrell KH, Petty RG, Hilligoss NM, Peabody CD, Johnson CG: Olanzapine treatment for patients with schizophrenia and substance abuse. J Subst Abuse Treat 2001; 21:217–221
513. Noordsy DL, O'Keefe C: Effectiveness of combining atypical antipsychotics and psychosocial rehabilitation in a community mental health center setting. J Clin Psychiatry 1999; 60 (Suppl. 19):47–51
514. Ziedonis DM, Richardson T, Lee E, Petrakis I, Kosten TR: Adjunctive desipramine in the treatment of cocaine abusing schizophrenics. Psychopharmacol Bull 1992; 28:309–314
515. Wilkins JN: Pharmacotherapy of schizophrenia patients with comorbid substance abuse. Schizophr Bull 1997; 23:215–228
516. Siris SG, Mason SE, Bermanzohn PC, Shuwall MA, Aseniero MA: Dual diagnosis/psychiatric comorbidity of drug dependence: epidemiology and treatment. Adjunctive imipramine in substance-abusing dysphoric schizophrenic patients. Psychopharmacol Bull 1993; 29:127–133
517. Maxwell S, Shinderman MS: Use of naltrexone in the treatment of alcohol use disorders in patients with concomitant major mental illness. J Addict Dis 2000; 19:61–69
518. Ewing JA, Meuller RA, Rouse BA et al: Low levels of dopamine-beta-hydroxylase and psychosis. Am J Psychiatry 1977; 134:927–928
519. Major LF, Lerner P, Ballenger JC, Brown GL, Goodwin FK, Lovenberg W: Dopamine-β-hydroxylase in the cerebrospinal fluid: relationship to disulfiram-induced psychosis. Biol Psychiatry 1978; 14:337–343
520. Mead S, Copeland ME: What recovery means to us: Consumers' perspectives. Comm Ment Health J 2000; 36:315–328
521. Drake RE, Goldmann HH, Leff HS, Lehmann F, Dixon L, Mueser KT, Torrey WC: Implementing evidence-based practices in routine mental health service settings. Psychiatr Serv 2001; 52:179–182
522. Ziedonis DM, Trudeau K: Motivation to quit using substances among individuals with schizophrenia: implications for a motivation-based treatment model. Schizophr Bull 1997; 23:229–238
523. Barrowclough C, Haddock G, Tarrier N, Lewis SW, Moring J, O'Brien R, Schofield N, McGovern J: Randomized controlled trial of motivational interviewing, cognitive behavior therapy, and family intervention for patients with comorbid schizophrenia and substance use disorders. Am J Psychiatry 2001; 158:1706–1713
524. Owen C, Rutherford V, Jones M, Tennant C, Smallman A: Noncompliance in psychiatric aftercare. Com Ment Health J 1997; 33:25–34
525. Torrey WC, Wyzik P: The recovery vision as a service improvement guide for community mental health center providers. Com Ment Health J 2000; 36:209–216
526. Goff DC, Evins AE: Negative Symptoms in schizophrenia: neurobiological models and treatment response. Harv Rev Psychiatry 1998; 6:59–77
527. Mueser KT, Yarnold PR, Levinson DR, Singh H, Bellack AS, Kee K, Morrison RL, Yadalam DG: Prevalence of substance abuse in schizophrenia: demographic and clinical correlates. Schizophr Bull 1990; 16:31–56
528. Mercer-McFadden C, Drake RE, Brown NB, Fox RS: The community support program demonstrations of services for young adults with severe mental illness and substance use disorder. Psychiatr Rehab J 1997; 20:13–24
529. Baker A, Lewin T, Reichler H, Clancy R, Carr V, Garrett R, Sly K, Devir H, Terry M: Motivational interviewing among psychiatric in-patients with substance use disorders. Acta Psychiatr Scand 2002; 106:233–240
530. Behrendt B: Meine persönlichen Warnsignale. Ein Therapieprogramm zur Vorbeugung von Rückfällen bei schizophrenen und schizoaffektiven Erkrankungen. Tübingen, 2001, DGVT Verlag

531. Gouzoulis-Mayfrank E: Komorbidität Psychose und Sucht. Von den Grundlagen zur Praxis. Darmstadt, 2003, Steinkopff Verlag
532. D'Amelio R, Klein T, Behrendt B, Oest M: GOAL – Gesund ohne Abhängigkeit Leben. Ein Therapieprogramm für Patienten mit einer Psychose aus dem schizophrenen Formenkreis und Drogenabusus. Nervenarzt 2002; 73 (Suppl. 1):404
533. Roberts LJ, Shaner A, Eckman TA: Overcoming Addictions. Skills Training for People with Schizophrenia. New York, 1999, WW Norton & Company
534. Hellerstein DJ, Meehan B: Outpatient group therapy for schizophrenic substance abusers. Am J Psychiatry 1987; 144:1337–1339, Evidenz IIb
535. Addington J, el Guebaly N: Group treatment for substance abuse in schizophrenia. Can J Psychiatry 1998; 43:843–845
536. Ho AP, Tsuang JW, Liberman RP, Wang R, Wilkins JN, Eckman TA, Shaner AL: Achieving effective treatment of patients with chronic psychotic illness and comorbid substance dependence. Am J Psychiatry 1999; 156:1765–1770
537. Lehman AF, Herron JD, Schwartz RP, Myers CP: Rehabilitation for adults with severe mental illness and substance use disorders. J Nerv Ment Dis 1993; 181:86–90
538. Jerrell JM, Ridgely MS: Comparative effectiveness of three approaches to serving people with severe mental illness and substance abuse disorders. J Nerv Ment Dis 1995; 183:566–576
539. Shaner A, Roberts LJ, Eckman TA, Tucker DE, Tsuang JW, Wilkins JN, Mintz J: Monetary reinforcement of abstinence from cocaine among mentally ill patients with cocaine dependence. Psychiatr Serv 1997; 48:807–810
540. Dixon L, Adams C, Luckstedt A: Update on familiy psychoeducation for schizophrenia. Schizophr Bull 2000; 26:5–20
541. Clark RE: Family support and substance use outcome for persons with mental illness and substance use disorders. Schizophr Bull 2001; 27:93–101
542. Mueser KT, Fox L: A family intervention program for dual disorders. Com Ment Health J 2002: 38:253–270
543. Hellerstein DJ, Rosenthal RN, Miner CR: A prospective study of integrated outpatient treatment for substance-abusing schizophrenic patients. Am J Addict 1995; 4:33–42
544. Morse GA, Calsyn RJ, Allen G, Tempelhoff B, Smith R: Experimental comparison of the effects of three treatment programs for homeless mentally ill people. Hosp Com Psychiatry 1992; 43:1005–1010
545. Drake ED, McHugo GJ, Clark RE, Teague GB, Xie H, Miles K, Ackerson TH: Assertive community treatment for patients with co-occuring severe mental illness and substance use disorder. A clinical trial. Am J Orthopsychiatry 1998; 68:201–215
546. Durell J, Lechtenberg B, Corse S, Frances RJ: Intensive case management of persons with chronic mental illness who abuses substances. Hosp Com Psychiatry 1993; 44:415–416, 428
547. Meisler N, Blankertz L, Santos AB, McKay C: Impact of assertive community treatment on homeless persons with co-occuring severe psychiatric and substance use disorders. Comm Ment Health J 1997; 33:113–122
548. Jerrell JM, Ridgely MS: Impact of robustness of program implementation on outcomes of clients in dual diagnosis programs. Psychiatr Serv 1999; 50:109–112
549. McHugo GJ, Drake RE, Teague GB, Xie H, Sengupta A: The relationship between model fidelity and client outcomes in the New Hampshire Dual Disorders Study. Psychiatr Serv 1999; 50:818–824
550. Kofoed L, Kania J, Walsh T et al: Outpatient treatment of patients with substance abuse and coexisting psychiatric disorders. Am J Psychiatry 1986; 143:867–872
551. Hellerstein DJ, Meehan B: Outpatient group therapy for schizophrenic substance abusers. Am J Psychiatry 1987; 144:1337–1339

552. Godley SH, Godley MD, Pratt A, Wallace JL: Case management services for adolescent substance abusers: a program description. J Subst Abuse Treat 1994; 11(4):309–317
553. Bellack AS, Gearon JS: Substance abuse treatment for people with schizophrenia. Addict Behav 1998; 23:749–766
554. Drake RE, Yovetich NA, Bebout RR, Harris M, McHugo GJ: Integrated treatment for dually diagnosed homeless adults. J Nerv Ment Dis 1997; 185:298–305
555. Bebout RR: Housing solutions: the community connections housing program preventing homelessness by integrating housing and supports. Alc Treatment Quarterly 1999; 17:93–112
556. Brown S, Inskip H, Barraclough B: Causes of the excess mortality of schizophrenia. Br J Psychiatry 2000; 177:212–217
557. Dalmau A, Bergman B, Brismar B: Somatic morbidity in schizophrenia – a case control study. Public Health 1997; 111(6):393–397
558. Osby U, Correia N, Brandt L, Ekbom A, Sparen P: Mortality and causes of death in schizophrenia in Stockholm county, Sweden. Schizophr Res 2000; 45(1–2):21–28
559. Munk-Jorgensen P, Mors O, Mortensen PB, Ewald H: The schizophrenic patient in the somatic hospital. Acta Psychiatr Scand Suppl 2000; 102:96–99
560. Miller LJ: Sexuality, reproduction, and family planning in women with schizophrenia. Schizophr Bull 1997; 23(4):623–635
561. Bennedsen BE: Adverse pregnancy outcome in schizophrenic women: occurrence and risk factors. Schizophr Res 1998; 33(1–2):1–26
562. Walker A, Rosenberg M, Balaban-Gil K: Neurodevelopmental and neurobehavioural sequelae of selected substances of abuse and psychiatric medications in utero. Child Adolesc Psychiatr Clin N Am 1998; 8:845–867
563. Hanson JW, Oakley GP Jr: Letter: Haloperidol and limb deformity. JAMA 1975; 231(1):26
564. Kris EB: Children of mothers maintained on pharmacotherapy during pregnancy and postpartum. Curr Ther Res Clin Exp 1965; 7(12):785–789
565. Platt JE, Friedhoff AJ, Broman SH, Bond RN, Laska E, Lin SP: Effects of prenatal exposure to neuroleptic drugs on children's growth. Neuropsychopharmacology 1988; 1(3):205–212
566. Kirchheiner J, Berghofer A, Bolk-Weischedel D: Healthy outcome under olanzapine treatment in a pregnant woman. Pharmacopsychiatry 2000; 33(2):78–80
567. Henderson DC, Cagliero E, Gray C, Nasrallah RA, Hayden DL, Schoenfeld DA et al: Clozapine, diabetes mellitus, weight gain, and lipid abnormalities: A five-year naturalistic study. Am J Psychiatry 2000; 157(6):975–981
568. Yoshida K, Smith B, Craggs M, Kumar R: Neuroleptic drugs in breast-milk: a study of pharmacokinetics and of possible adverse effects in breast-fed infants. Psychol Med 1998; 28(1):81–91
569. Baldessarini RJ, Viguera AC: Neuroleptic withdrawal in schizophrenic patients. Arch Gen Psychiatry 1995; 52(3):189–192
570. Sartorius N, Jablensky A, Korten A, Ernberg G, Anker M, Cooper JE et al: Early manifestations and first-contact incidence of schizophrenia in different cultures. A preliminary report on the initial evaluation phase of the WHO Collaborative Study on determinants of outcome of severe mental disorders. Psychol Med 1986; 16(4):909–928
571. Häfner H: Gender differences in schizophrenia. In: Frank B (ed) Gender and its effects on psychopathology. Washington (DC): American Psychiatric Press, 2000:187–228
572. Seeman MV: Current outcome in schizophrenia: women vs men. Acta Psychiatr Scand 1986; 73(6):609–617

573. Castle DJ, Abel K, Takei N, Murray RM: Gender differences in schizophrenia: hormonal effect or subtypes? Schizophr Bull 1995; 21(1):1–12

574. Goldstein JM, Cohen LS, Horton NJ, Lee H, Andersen S, Tohen M, Crawford A, Tollefson G: Sex differences in clinical response to olanzapine compared with haloperidol. Psychiatry Res 2002; 110:27–37

575. Szymanski S, Lieberman JA, Alvir JM, Mayerhoff D, Loebel A, Geisler S, Chakos M, Koreen A, Jody D, Kane J et al: Gender differences in onset of illness, treatment response, course, and biologic indexes in first-episode schizophrenic patients. Am J Psychiatry 1995; 152:698–703

576. Goodman LA, Rosenberg SD, Mueser KT, Drake RE: Physical and sexual assault history in women with serious mental illness: prevalence, correlates, treatment, and future research directions. Schizophr Bull 1997; 23(4):685–696

577. Knapp M, Chisholm D, Leese M, Amaddeo F, Tansella M, Schene A et al: Comparing patterns and costs of schizophrenia care in five European countries: the EPSILON study. European Psychiatric Services: Inputs Linked to Outcome Domains and Needs. Acta Psychiatr Scand 2002; 105(1):42–54

578. Salize HJ, Rössler W: Steigen die Versorgungskosten von Patienten mit Schizophrenie überproportional? Nervenarzt 1999; 70(9):817–822

579. Marshall M, Lockwood A: Assertive Community Treatment for People with Severe Mental Disorders. Cochrane Database Syst Rev 1998

580. Rosenheck R, Perlick D, Bingham S, Liu-Mares W, Collins J, Warren S, Leslie D, Allan E, Campbell EC, Caroff S, Corwin J, Davis L, Douyon R, Dunn L, Evans D, Frecska E, Grabowski J, Graeber D, Herz L, Kwon K, Lawson W, Mena F, Sheikh J, Smelson D, Smith-Gamble V: Effectiveness and cost of olanzapine and haloperidol in the treatment of schizophrenia: a randomized controlled trial. JAMA 2003; 290:2693–2702